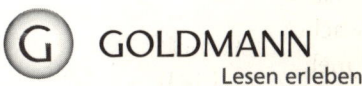

GOLDMANN
Lesen erleben

Dr. Michelle Harvie
Prof. Tony Howell

Die 2-Tage-Diät

2 Tage reduzieren, 5 Tage normal essen
Garantiert abnehmen

Aus dem Englischen
von Gabriele Lichtner

GOLDMANN

Alle Ratschläge in diesem Buch wurden von den Autoren und vom Verlag
sorgfältig erwogen und geprüft. Eine Garantie kann dennoch nicht
übernommen werden. Eine Haftung der Autoren beziehungsweise des
Verlags und seiner Beauftragten für Personen-, Sach- und Vermögensschäden
ist daher ausgeschlossen.

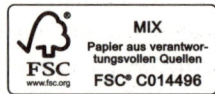

Verlagsgruppe Random House FSC® N001967
Das für dieses Buch verwendete FSC®-zertifizierte Papier *Classic 95*
liefert Stora Enso, Finnland.

1. Auflage
Deutsche Erstausgabe Februar 2014
Wilhelm Goldmann Verlag, München,
in der Verlagsgruppe Random House GmbH
© 2014 der deutschsprachigen Ausgabe
Wilhelm Goldmann Verlag, München,
in der Verlagsgruppe Random House GmbH
© 2013 der Originalausgabe Genesis Breast Cancer Prevention
Originaltitel: The 2 Day Diet. Diet two days a week. Eat normally for five
Originalverlag: Vermilion, an imprint of Ebury Publishing,
Random House Group Ltd., London
Umschlaggestaltung: Uno Werbeagentur, München
Umschlagillustration: FinePic®, München
Redaktion: Katharina Sporns-Schollmeyer
Satz: Uhl + Massopust, Aalen
Druck und Bindung: GGP Media GmbH, Pößneck
BK · Herstellung: IH
Printed in Germany
ISBN 978-3-442- 17437-9

www.goldmann-verlag.de

Besuchen Sie den Goldmann Verlag im Netz

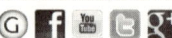

*Dieses Buch widme ich vier besonderen Personen, die mich
beständig inspirieren und unterstützen:
meinen Eltern, Mary und Terry Harvie,
meinem wunderbaren Partner Mark Garrod und
meinem Kollegen und Freund Tony Howell.*

Dr. Michelle Harvie

*Dieses Buch widme ich meiner Frau Shelagh für ihre Geduld und
Unterstützung.*

Professor Tony Howell

Inhalt

Einleitung

Wir sind dabei, immer dicker zu werden – diese Feststellung wird niemanden, der dieses Buch in der Hand hält, wirklich überraschen. Die Zahlen zu Fettleibigkeit haben epidemische Ausmaße angenommen, weltweit gibt es inzwischen mehr Übergewichtige als Menschen mit einem gesunden Normalgewicht. Obwohl viele Regierungen massiv in Kampagnen für gesundes Essverhalten investieren und trotz zahlreicher verschiedenster Diäten, die wirksames Abnehmen versprechen, steigt die Anzahl der Übergewichtigen immer weiter an.

Aber sagen wir es deutlich: Heutzutage sind Abnehmen oder schon das Vermeiden von Gewichtszunahme harte Arbeit. Wir sind genetisch programmiert für eine Umgebung, in der Nahrungsmittel selten und unregelmäßig zur Verfügung stehen und in der wir große Mengen Energie aufbringen müssen, um unsere Nahrung zu erjagen – nicht jedoch für eine Welt, in der uns sieben Tage in der Woche rund um die Uhr Lebensmittel zur Verfügung stehen, in der wir uns schon für kurze Wege ins Auto setzen und ständig von übergroßen Portionen in Versuchung geführt werden. Das alles arbeitet gegen uns, und so ist es kaum überraschend, dass die Anzahl Übergewichtiger steigt. Abnehmen bedeutet einen schweren Kampf führen, für den man fest entschlossen sein sollte.

Wir stehen bei unserer Arbeit täglich in Kontakt mit Menschen, die verzweifelt versuchen abzunehmen. Daher wissen wir, wie schwer das Durchhalten einer Diät ist. Wir wissen um die Frustration, wenn man abnimmt und gleich darauf all die Pfunde wieder zunimmt. Aber wir wissen auch, wie gefährlich unser Übergewicht für unsere Gesundheit werden kann. Unsere Forschung konzentriert sich hauptsächlich auf das durch Übergewicht erhöhte Krebsrisiko. Aber Übergewicht ist auch ein Faktor bei der Entstehung und im Verlauf von Herzkrankheiten, Diabetes und Demenz. Als engagierte Wissenschaftler haben wir die Verpflichtung, die Gesundheit unserer Patienten zu verbessern, fühlen uns aber gleichzeitig verpflichtet, auch die Gesundheit der Nation zu fördern. Daher haben wir beschlossen, dass es Zeit ist, eine auf Forschungsergebnissen basierte Diät zu entwickeln, die einen anderen Weg bietet, um abzunehmen und das neue Gewicht auch zu halten.

Aber kann die 2-Tage-Diät bei den vielen unterschiedlichen Diäten, die es schon gibt, wirklich noch etwas Neues bieten? Wir sind überzeugt davon, dass sie das kann. Die 2-Tage-Diät ist so beschaffen, dass Sie Ihnen hilft, zunächst die richtigen Entscheidungen zu treffen, dann abzunehmen, Ihre Gewohnheiten zu verändern und aktiv Ihre Gesundheit zu verbessern, ohne dass Sie ein Gefühl von ständigem Verzicht haben. Durch unsere Arbeit mit Menschen, die eine Diät nach der anderen hinter sich hatten, ist deutlich geworden, dass dieser einzigartige Ansatz eine wirkliche Alternative für jeden bietet, dem es schwerfällt, sich an eine der üblichen Diäten zu halten. Die positiven Ergebnisse der 2-Tage-Diät haben uns so sehr beeindruckt, dass wir sie für jeden zugänglich machen wollen, der mit seinem Gewicht kämpft – oder gekämpft hat. Vielen unserer Patienten hat die 2-Tage-Diät den Weg zu einer schlankeren, gesünderen Zukunft geebnet. Wir hoffen, dass sie das auch für Sie tun wird.

1. Warum die 2-Tage-Diät funktioniert

Wenn Sie zu denjenigen gehören, die immer wieder erfolglos versuchen abzunehmen oder abgenommen haben, nur um die verlorenen Pfunde schon bald wieder zuzunehmen, dann ist dies das richtige Buch für Sie. Die 2-Tage-Diät ist eine völlig neue, wissenschaftlich fundierte Methode, um Übergewicht abzubauen. Sie kann Ihnen helfen, egal ob Sie nun schon seit Jahren mit Ihrem Gewicht kämpfen oder sich gerade erst zum Abnehmen entschlossen haben. Die 2-Tage-Diät funktioniert sehr einfach: Sie essen an zwei aufeinanderfolgenden Tagen in der Woche eingeschränkt und während der übrigen fünf Tage normal.

Noch nie habe ich durch eine Diät dauerhaft abgenommen – bis ich die 2-Tage-Diät probierte. Vorher habe ich die verlorenen Pfunde immer wieder zugenommen, meist sogar noch mehr. Die 2-Tage-Diät ist anders – man gewöhnt sich einen neuen Lebensstil an, mit dem man sehr gut leben kann.
Marie, 33 Jahre

Für Menschen, die abnehmen wollen, ist es schon ganz normal geworden, sich von Diätexperten strenge Regeln vorschreiben zu lassen, die sie jeden Tag befolgen müssen. Die 2-Tage-Diät stellt diese ganzen Theorien auf den Kopf. Sie ist flexibel und leicht zu befolgen und wird dazu führen, dass Sie Ihre bisherige Methode des Diäthaltens überdenken und einen neuen Weg finden, Ihre ungewollten Pfunde loszuwerden.

Wahrscheinlich erscheint Ihnen die Vorstellung, den täglichen Einschränkungen einer Diät zu entkommen – indem Sie nur zwei

Tage in der Woche Ihr Essen beschränken und die anderen fünf Tage normal essen und trotzdem abnehmen – zu schön, um wahr zu sein. Doch unsere vor 17 Jahren begonnene Forschung mit Diäthaltenden, von denen viele bereits an einer ganzen Reihe unterschiedlicher Diäten gescheitert waren, hat gezeigt, dass der neue Ansatz der 2-Tage-Diät tatsächlich funktionieren kann, auch wenn bis dahin alle Abnehmbemühungen erfolglos waren. Die 2-Tage-Diät wurde von der Ernährungswissenschaftlerin Dr. Michelle Harvie entwickelt. Während diese Diät zu einer gesunden, bleibenden Gewichtsabnahme führt, erfüllt sie gleichzeitig durch eine ausgeglichene Ernährung alle Bedürfnisse Ihres Körpers.

An den zwei Tagen Diät zu halten war viel einfacher, als ich erwartet hatte. Außerdem stellte ich fest, dass ich während der fünf normalen Essenstage sehr viel stärker auf meine Ernährung achtete – ich wollte all die erfolgreiche Arbeit nicht wieder zunichtemachen!
Lizzie, 24 Jahre

Warnung
Folgende Personengruppen sollten die 2-Tage-Diät nicht durchführen:
- Kinder und Teenager,
- Schwangere,
- Stillende,
- unter Depressionen Leidende und
- Menschen mit einer Essstörung.

Der nur mäßig hohe Proteingehalt dieser Diät kann bei Personen mit Nierenerkrankungen oder mit dem Risiko einer Nierenerkrankung zu Problemen führen. Wenn Sie Diabetes oder andere körperliche Leiden haben oder Medikamente einnehmen, konsultieren Sie vor dem Beginn einer Diät oder eines Sportprogramms unbedingt Ihren Arzt.

Wenn Sie übergewichtig sind, besteht Ihre Hauptmotivation für eine Diät vielleicht darin, Ihr Selbstwertgefühl zu verbessern, indem Sie wieder Ihre eigentliche Körperform erlangen. Mit der 2-Tage-Diät werden Sie abnehmen und gleichzeitig Ihre Gesundheit verbessern. Sie werden widerstandsfähiger gegen Krankheiten und bekommen mehr Energie. Die Forschung zeigt, dass bereits eine geringe Reduktion von Übergewicht (5 bis 10 % des Körpergewichts) helfen kann, das Risiko von zum Beispiel Diabetes Typ 2, Herzerkrankungen und einigen Krebsarten zu reduzieren. Darüber hinaus gibt es Hinweise darauf, dass das Abnehmen mit der 2-Tage-Diät sogar größere Gesundheitsvorteile haben kann, als wenn man nach einem täglich anzuwendenden Diätplan abnimmt; auf die Gründe werden wir später eingehen.

Die Diätfalle

Theoretisch sollte es eigentlich einfach sein abzunehmen. Weniger essen, sich mehr bewegen, und schon schmelzen die Pfunde dahin. In der Praxis kann dies leider alles andere als einfach sein. Vielleicht schaffen Sie es, kurzfristig ein paar Pfunde zu verlieren, aber schon bald setzen sich diese wieder fest. Trotz groß angelegter öffentlicher Gesundheitskampagnen und Millionen, die jedes Jahr für Diätprodukte ausgegeben werden, steigt die Anzahl von übergewichtigen Menschen in fast allen Teilen der Welt weiter an.

In Deutschland sind 53 % der Frauen und 67 % der Männer übergewichtig, wobei 23 % der Männer und 24 % der Frauen stark übergewichtig, also adipös sind.[1] Eine Umfrage des Marktforschungsinstituts MORI aus dem Jahr 2007 ergab, dass die Durchschnittsfrau in Großbritannien während 31 Jahren ihres Lebens eine Diät macht. Trotzdem sind britische Frauen heute diejenigen in Europa, die am meisten Übergewicht haben. 2010 waren 64 % der amerikanischen Frauen und 74 % der amerikanischen Männer übergewichtig. Diese Zahlen stehen neben Berichten, in denen geschätzt wird, dass 108 Millionen Menschen in den USA jedes Jahr eine Diät machen, um abzunehmen, und aus diesem Grund pro Jahr 20 Milliarden Dollar für Diätbücher, Diätpillen und chirurgische Eingriffe zur Gewichtsreduktion ausgeben. Es ist eindeutig Zeit für einen neuen Ansatz.

Ich kann sehen und fühlen, wie mein Gewicht weniger wird, und ich fühle mich insgesamt besser. Ich bin nicht mehr so müde und habe abends noch viel mehr Energie.
Jane, 32 Jahre

Was zur 2-Tage-Diät führte

Die Motivation für unsere Suche nach einer anderen Methode zum Abnehmen war die Tatsache, dass wir mehr als zwei Jahrzehnte lang mit Frauen gearbeitet haben, bei denen Brustkrebs diagnostiziert worden war oder die ein hohes Risiko für Brustkrebs aufwiesen. Aus unserer Forschung und anderen Studien wussten wir, dass bei übergewichtigen Frauen das Risiko, an Brustkrebs zu erkranken, signifikant steigt. Bereits eine Gewichtsreduktion von 4,5 kg senkt dieses Risiko zwischen 25 und 40 % im Vergleich zu Frauen, die weiterhin zunehmen, was leider die Regel ist.[2] Das Problem ist jedoch, dass das Abnehmen und das Halten des geringeren Gewichts äußerst schwierig sind. Die meisten Frauen, mit denen wir arbeiteten, hatten bereits drei bis fünf ernsthafte Versuche unternommen abzunehmen. Wie motiviert sie auch waren und wie viel Mühe sie sich auch gaben, weniger als die Hälfte von ihnen schaffte es, das Gewicht zu verlieren, das nötig war, um ihr Brustkrebsrisiko zu verringern. Viele der Frauen hatten kurzfristig erstaunliche Erfolge und zeigten außerordentliche Willensstärke und Zielstrebigkeit. Trotzdem blieb der Gewichtsverlust bei den meisten leider nicht bestehen.

Fallstudie: Anne

Annes Geschichte ist typisch. Anne wollte unbedingt abnehmen. Sie wusste, dass ihr Übergewicht das Risiko erhöhte, an Brustkrebs zu erkranken. Bereits ihre Mutter, ihre Tante und ihre Kusine waren davon betroffen. Ihr war auch klar, dass es mit dem Risiko, Diabetes Typ 2 zu bekommen, ebenso war; Diabetes Typ 2 trat auf der väterlichen Seite ihrer Familie auf. Anne hatte es bereits einmal geschafft, mithilfe einer Gruppe in einem Zeitraum von fünf Monaten 19 kg abzunehmen. Dabei aß sie fünf Monate lang jeden Tag 900 Kilokalorien weniger, als sie normalerweise gegessen hatte – insgesamt also 133 000 Kilokalorien weniger! Unglücklicherweise jedoch nahm sie nach all dieser Mühe in vier Monaten den größten Teil des abgenommenen Gewichts wieder zu.

Im Allgemeinen hält jemand, der eine Diät beginnt, drei bis sechs Monate durch und verliert etwa 6,4 kg Gewicht. Die Mehrheit der Diäthaltenden – 80 % – nehmen dann den größten Teil des abgenommenen Gewichts wieder zu, während die restlichen 20 % wieder ein wenig zunehmen, jedoch 3,6 bis 5,4 kg leichter bleiben als vor der Diät.[3]

Eine Diät zu machen ist also nicht grundsätzlich vergeblich, da dadurch eventuell langfristig vermieden werden kann, dass man noch mehr zunimmt. Allerdings ist der Prozess des dauernden Ab- und anschließenden Wiederzunehmens sehr demoralisierend. Er kann das Selbstwertgefühl beeinträchtigen und weitere Abnehmversuche behindern. Denn wie viele Diäthaltende nur allzu gut wissen, bedeutet das Durchhalten einer Diät beständige Mühe und Anstrengung.

Dank der 2-Tage-Diät fühle ich mich weniger träge und aufgebläht und nach dem Sport nicht mehr so müde. Insgesamt fühle ich mich viel gesünder, und meine Kleidung sitzt jetzt bequemer.
Honor, 45 Jahre

Das Ausmaß des Problems

- Mehr als die Hälfte aller Erwachsenen in Deutschland ist übergewichtig (mehr als 9,5 kg über dem Idealgewicht). 23 % der Männer und 24 % der Frauen wurden als adipös eingestuft (mehr als 19 kg über dem Idealgewicht).
- Auf ganz Europa bezogen sind Großbritanniens Frauen diejenigen mit dem größten Übergewicht, die Männer die mit dem zweitgrößten.[4]
- Nicht nur in Deutschland oder Europa, überall auf der Welt steigt der Anteil der übergewichtigen Menschen. Die WHO sieht in Übergewicht und Adipositas das am schnellsten sich verbreitende Gesundheitsproblem.
- Das staatliche Gesundheitssystem Deutschlands gab im Jahr 2010 etwa 17 Milliarden Euro für mit Übergewicht zusammenhängende Gesundheitsprobleme aus.[1]
- Die Vereinten Nationen gaben 2006 bekannt, dass zum ersten Mal die Anzahl übergewichtiger Menschen in der Welt die Zahl derjenigen übertraf, die unterernährt waren – 1,3 Milliarden Menschen waren übergewichtig, 800 Millionen untergewichtig.

Warum nur zwei Tage in der Woche Diät halten?

Bei unseren ersten Studien zwischen 1995 und 2005 arbeiteten wir mit konventionellen Diätmethoden und baten unsere Diätwilligen, an allen sieben Tagen der Woche ihre Kalorien zu reduzieren. Es wurde klar, dass viele mit dieser Standardmethode sehr zu kämpfen hatten, weil sie ständig an ihre Diät und das, was sie essen durften, denken mussten. Wissenschaftler, die auf den Gebieten von Krebs und Demenz arbeiteten, hatten bis 2005 erste verblüffende Nachweise in Bezug auf Diäten mit Unterbrechungen veröffentlicht. Bei diesen Studien wurden die Kalorien nur während einiger Tage der Woche eingeschränkt, an den anderen Tagen wurde normal gegessen. Arbeiten aus den Jahren 2002 und 2003 beschrieben, dass im Labor lebende Tiere, die auf Diäten mit Unterbrechungen gesetzt wurden, signifikant seltener an Krebs und Demenz erkrankten als diejenigen, die Standarddiäten mit täglichen Einschränkungen befolgten.[5, 6] Obwohl diese Studien nicht an Menschen, sondern Tieren durchgeführt wurden, lenkten sie unsere Überlegungen in eine neue Richtung. Die meisten Diäten beruhen auf dem Prinzip, jeden Tag der Woche die Kalorienmenge zu reduzieren – meist um etwa 25 % am Tag – und dies über einen gewissen Zeitraum beizubehalten. Was würde aber passieren, wenn man den größten Teil der Kalorienreduzierung an nur zwei Tagen der Woche durchführte und an diesen Tagen jeweils 70 % weniger Kalorien zu sich nähme, anstatt der 25 % an jedem Tag der Woche? Nur an zwei Tagen der Woche Diät zu halten könnte eine Entlastung von der schwierigen Aufgabe bedeuten, jeden einzelnen Tag der Woche Diät zu halten, mit der sich so viele Menschen abmühen. Gleichzeitig reichen zwei Tage aus, um die wöchentliche Gesamtkalorienmenge zu reduzieren und die Essgewohnheiten zu verändern. Das sprach aus unserer Sicht für die Methode der 2-Tage-Diät, als wir uns fragten, ob diese Art der Essenseinschränkung leichter zu befolgen wäre als eine tägliche Diät und ob sie eine bessere und wirkungsvollere Methode sein könnte, um abzunehmen.

Also begannen wir 2006, die Anwendung von 2-Tage-Diäten zu erforschen. Hilfe erhielten wir dabei von der »Genesis Breast Cancer Prevention« und zwei anderen Wohlfahrtsorganisationen (Breast Cancer Campaign und World Cancer Research Fund), die bereits nach effektiveren Ansätzen zum Abnehmen suchten, um das Krebsrisiko zu verringern.

Die 2-Tage-Diät ist eine sehr viel unkompliziertere Diät als jede, die ich bisher gemacht habe. Die zwei Diättage kann man gut bewältigen, man muss nur ein wenig Zeit in deren Planung investieren.

Außerdem bringt einen das Diäthalten an zwei Tagen dazu, an den anderen Tagen der Woche das Essen anders zu schätzen. Ich habe in den ersten zehn Tagen zwei Kilo abgenommen, ohne dieses »Ich-bin-auf-Diät«-Gefühl zu haben.

Matt, 41 Jahre

Unsere ursprüngliche 2-Tage-Diät

Bei der ursprünglich von uns entworfenen 2-Tage-Diät durfte man an den zwei Diättagen je 650 Kilokalorien zu sich nehmen. Diese eingeschränkte Kalorienzufuhr bestand aus Milch, Joghurt, Gemüse und Obst. Dazu konnten unbegrenzt kalorienarme Getränke wie Wasser, Tee, Kaffee und Diätgetränke konsumiert werden. Wir hatten sorgfältig den Nährstoffbedarf der Diäthaltenden berücksichtigt. Unsere Diäthaltenden machten diese Diät an zwei aufeinanderfolgenden Tagen in der Woche und ernährten sich in den restlichen fünf Wochentagen auf gesunde mediterrane Art (siehe Seite 91). Verglichen wurde diese Gruppe mit einer Gruppe Diäthaltender, die ihre Kalorienaufnahme um dieselbe Größe reduzierte wie die 2-Tage-Diäthaltenden. Die Vergleichsgruppe jedoch hielt eine Standarddiät, bei der die Nahrungsaufnahme jeden Wochentag gleichmäßig reduziert wurde. Insgesamt nahmen an der Studie 107 Frauen teil.

Was wir aus der Studie gelernt haben

Die Ergebnisse dieser Studie ermutigten uns, den eingeschlagenen Weg weiterzugehen. Obwohl sich die Ergebnisse der 2-Tage-Diät nicht wesentlich von denen der Standarddiät unterschieden, gab es Hinweise darauf, dass die Methode des zweitägigen Diäthaltens für einige leichter zu befolgen ist und Potenzial zum Abnehmen hat.

Am Ende der drei Monate waren 54 % der 2-Tage-Diäthaltenden und 51 % der täglich Diäthaltenden erfolgreich. Sie hatten mindestens 5 % ihres Gewichts abgenommen. Diejenigen 2-Tage-Diäthaltenden, die die Diät sechs Monate lang durchführten, verloren im Durchschnitt 7,7 kg (davon 6 kg Fett) sowie 7,6 cm Taillenumfang und jeweils 6 cm Hüft- und Brustumfang. Manche nahmen sogar viel mehr ab (bis zu 21 kg), sodass sie nach den sechs Monaten eine um drei Nummern geringere Kleidergröße hatten. Bei den täglich Diäthaltenden lag der Gewichtsverlust im Durchschnitt bei 6,3 kg, davon 4,9 kg Fett mit einer Verringerung des Taillen- und Brustumfangs von 5 cm.

Darüber hinaus schienen die 2-Tage-Diäthaltenden gesundheitlich stärker von der Diät zu profitieren als die täglich Diäthaltenden. Beide Methoden brachten den teilnehmenden Frauen gesundheitliche Vorteile, aber die 2-Tage-Diäthaltenden wiesen fünf Tage nach ihrer Kalorieneinschränkung eine um 25 % höhere Verbesserung ihrer Insulinfunktion auf. Außerdem war während der zwei Diättage und an dem Morgen direkt danach noch eine zusätzliche 25-prozentige Verbesserung der Insulinfunktion festzustellen.[7] Insulin spielt eine wesentliche Rolle bei der Regulierung des Zuckerspiegels im Körper. Eine schwache Insulinfunktion stellt heutzutage häufig ein ernsthaftes Problem dar und steht am Beginn vieler mit einem zu hohen Gewicht zusammenhängender Krankheiten. Dazu gehören zum Beispiel Diabetes Typ 2, Herzerkrankungen, einige Krebsarten und möglicherweise Demenz. Auch ein großer Taillenumfang wird mit einem höheren Risiko vieler dieser Krankheiten in Zusammenhang gebracht. Unsere 2-Tage-Diäthaltenden verloren verhältnismäßig mehr Gewicht an der Taille als die 7-Tage-Diäthaltenden.

Die Methode einer unterbrochenen Diät kann auch zum Halten des neuen, niedrigeren Gewichts eingesetzt werden. Unsere 2-Tage-Diäthaltenden, die drei Monate lang abgenommen hatten, gingen danach zu einem kalorieneingeschränkten Tag in der Woche über. Sie behielten während der 15 Monate der Studie ihr neues Gewicht und damit auch die Gesundheitsvorteile. Ihre Insulin- und Cholesterinspiegel blieben auf dem niedrigeren Niveau, das durch die Diät erreicht worden war.

Unsere neue, verbesserte 2-Tage-Diät

Die Lehren aus unserer anfänglichen Diätforschung führten zur Entwicklung der 2-Tage-Diät, die Gegenstand dieses Buches ist.

Der wesentliche Nachteil unserer ursprünglichen 2-Tage-Diät bestand in der strikten Begrenzung der Lebensmittelauswahl. Viele unserer Probandinnen fanden es schwer, sich an den zwei Diättagen nur von Milch, Joghurt, Obst und Gemüse zu ernähren. Nur ein Drittel von ihnen hielt sich am Ende eines Jahres noch an diese Einschränkung. Trotzdem ermutigten uns die Ergebnisse unserer frühen Untersuchungen so sehr, dass wir die Diät abwandelten und so verbesserten. Wir nahmen eine größere Vielfalt an eiweißhaltigen Nahrungsmitteln auf, um die Diät befriedigender und sättigender zu machen. So wurde es leichter, dieses Diätprinzip über einen langen Zeitraum beizubehalten. Wieder testeten wir unsere neue 2-Tage-Diät mit zwei Gruppen von Frauen: Eine Gruppe hielt sich an die 2-Tage-Diät, die andere machte eine Standarddiät mit täglicher Kalorienreduzierung.

Das Feedback auf die neue, verbesserte 2-Tage-Diät war sogar noch eindrucksvoller. Unsere jüngste Studie begleitete die Frauen während einer dreimonatigen Diät und danach einen weiteren Monat, in dem das neue Gewicht gehalten werden sollte. Das Ergebnis war, dass sechs von zehn Frauen erfolgreich teilnahmen und mindestens 4,5 kg abnahmen, verglichen mit nur vier von zehn Frauen, die eine Standarddiät machten.[8] Der Gewichtsverlust bei dieser Studie über drei Monate war etwas geringer als der bei unseren vorherigen Diäthaltenden, da es sich diesmal um einen kürzeren Zeitraum handelte. Doch war der Erfolg für diese Frauen besonders ermutigend, da sie älter und schwerer waren und viele bereits langfristige Gewichts- und Gesundheitsprobleme hatten.

Die Diäthaltenden, die es während der Studie schafften, wenigstens 85 % der zwei eingeschränkten Tage durchzuhalten (also 20 von 24 Tagen im Verlaufe von drei Monaten), hatten die besten Ergebnisse. Im Durchschnitt verloren sie fast 6,4 kg, davon mehr als 4,5 kg Fett, ihr Taillen- und Hüftumfang verringerte sich um 5 cm und ihre Kleidergröße wurde um eine Nummer kleiner. Wie bei der vorherigen Studie sank fünf Tage nach ihren eingeschränkten Tagen bei unseren 2-Tage-Diäthaltenden der Insulinspiegel stärker als bei den 7-Tage-Diäthaltenden, und wieder zeigte sich eine stärkere Senkung des Insulinspiegels während der zwei Tage, in denen die Kalorien- und Kohlenhydrataufnahme stark eingeschränkt war.

Wie die 2-Tage-Diät funktioniert

Bei der 2-Tage-Diät gibt es ganz klare Richtlinien, was man an den zwei eingeschränkten »Diät«-Tagen essen darf. Dabei handelt es sich um Nahrungsmittel mit hohem Proteingehalt, gesunde einfach ungesättigte Fettsäuren (wie zum Beispiel in Nüssen) und Obst und Gemüse; diese Art Essen stellt zufrieden und mindert Hungergefühle. Wenn man sich satter fühlt, sinkt natürlich die Wahrscheinlichkeit, sich zu überessen. Die 2-Tage-Diät enthält absichtlich wenig Kohlenhydrate, nach deren Verzehr man eher Hungergefühle zu bekommen scheint.[9] An den anderen fünf Tagen ohne Einschränkung isst man eine normale, gesunde Kost, die an einem mediterranen Ernährungsstil (siehe Seite 91) orientiert ist.

Die 2-Tage-Diät ist
- so kalorienreduziert, dass man abnehmen kann, ohne sich hungrig zu fühlen,
- ernährungsphysiologisch ausgewogen und enthält alle Vitamine, Mineralien und Eiweiße in der erforderlichen Menge,
- leicht in einen normalen, aktiven Lebensstil zu integrieren.

Wie unterscheidet sich die 2-Tage-Diät von anderen Diäten?

Eine Einschränkung an zwei Tagen der Woche ist einfacher
umzusetzen als eine Einschränkung an allen Tagen

Im Allgemeinen fanden unsere Probandinnen es einfacher, an zwei Tagen der Woche eine Diät einzuhalten, als an jedem einzelnen Tag ihre Kalorien einzuschränken. Obwohl sowohl unsere 2-Tage-Diäthaltenden wie auch unsere 7-Tage-Diäthaltenden einen guten Start schafften, bei dem acht von zehn Frauen im ersten Monat bei ihrer Diät blieben, wurde danach die 7-Tage-Diät offensichtlich mühevoller. Nach drei Monaten befolgten 70 % der 2-Tage-Diäthaltenden ihre Diät noch immer, während es in der Vergleichsgruppe nur noch 40 % waren.

Wie kommt es, dass eine strengere Diät an zwei Tagen leichter zu befolgen ist als eine Diät mit geringeren Einschränkungen an jedem einzelnen Tag? Grund sind gerade die strikten Regeln. Aus Diskussionen mit unseren 2-Tage-Diäthaltenden und aus vorherigen Untersuchungen wissen wir, dass eine Diät, die stärker einschränkt, regelt und die Essensauswahl begrenzt, einfacher zu befolgen ist als eine, die auf gesundes Essen und eine niedrige Kalorienanzahl bei relativ flexiblen Regeln setzt.[10]

Es könnte sogar sein, dass unser Körper für dieses »unterbrochene« Essensmuster biologisch programmiert ist. Der Gedanke eines Wechsels von Zeiträumen mit normaler Nahrungszufuhr mit Perioden der Einschränkung ist nicht neu. Ein Argument dafür ist, dass es die Perioden von Essensüberfluss und -knappheit nachbildet, die unsere Jäger-und-Sammler-Vorfahren in der Steinzeit erlebten. Diese mussten oft lange Zeiträume mit sehr wenig Nahrung überstehen, die durch Perioden unterbrochen wurden, in denen sie mehr als genug essen konnten, weil Nahrung reichlich vorhanden war. Diese Art sich zu ernähren ist grundverschieden von der heutigen Rund-um-die-Uhr-Verfügbarkeit von Essen (und der Tatsache, dass wir nicht danach jagen müssen). Die meisten Menschen in den Industrieländern haben ständig unbeschränkten Zugang zu so viel Essen, wie sie wollen. Viele gönnen sich noch nicht einmal eine richtige nächtliche Fastenruhe, weil sie sehr spät noch vor dem Fernseher essen – vielleicht noch einen nächtlichen Snack um zwei Uhr morgens –, woraufhin sie schon fünf Stunden später um sieben Uhr wieder frühstücken.

Durch die 2-Tage-Diät werden Ihre Essgewohnheiten neu trainiert

Einer der Gründe, warum Diäthalten so schwerfällt, ist die Tatsache, dass dabei eingefahrene ungesunde Essgewohnheiten durchbrochen werden müssen. Das sind zum Beispiel:

- regelmäßig mehr zu essen, als notwendig ist,
- viel zu große Portionen zu verzehren,
- zu viele fettige oder süße Sachen zu konsumieren oder
- dauernd zwischendurch Snacks zu sich zu nehmen (und oftmals alle zusammen).

Die 2-Tage-Diät hilft Ihnen bei der Veränderung Ihrer Art zu essen. Abzunehmen ist eigentlich sehr einfach: Es bedeutet, die Gesamtkalorienaufnahme um mindestens ein Viertel zu reduzieren und den Verzehr von Nahrungsmitteln mit hohem Zuckergehalt und gesättigtem Fett einzuschränken. Für viele ist das jedoch einfacher gesagt als getan. Die 2-Tage-Diät bietet Ihnen jede Woche eine dringend benötigte Pause von Ihren normalen Essgewohnheiten und hilft Ihnen dabei, bewusst wahrzunehmen, was Sie essen. Dies ist eine grundlegende Fähigkeit. Sie begleitet Sie dabei, Ihr Essverhalten und damit Ihr Gewicht zu kontrollieren.

Durch die 2-Tage-Diät entwickeln Sie eine Wertschätzung für das Essen

Die dramatische Reduzierung Ihrer Kalorienaufnahme an zwei Tagen in der Woche führt dazu, dass Sie wieder lernen, wie sich Hunger anfühlt und wie eine »normale« Portion aussieht. Sie lernen – sowohl an den eingeschränkten Tagen als auch an den uneingeschränkten Tagen,

- langsamer zu essen,
- kleinere Essensmengen zu schätzen und
- Ihr Essen wirklich zu genießen.

Sie werden wieder entdecken, wie viel Essen Sie wirklich brauchen, anstatt die Menge zu essen, an die Sie sich gewöhnt haben. Unsere Probandinnen erzählten, dass ein Vergleich der zwei eingeschränkten Tage mit ihren normalen Essgewohnheiten ihnen half zu erkennen, wodurch bei ihnen das Essen – und das Überessen – ausgelöst wurde. Wenn man viele Diäten hinter sich hat, kann es sein, dass man in einem Verhaltensmuster bei der Essensauswahl mit wenig Fett, wenig Eiweiß und viel Kohlenhydraten feststeckt, eine Kombination, die von vielen weit verbreiteten Diäten gefördert wird. Während diese Methode bei einigen erfolgreich sein kann, finden andere es schwierig, die tägliche niedrige Kalorienmenge dieser Diäten aufrechtzuerhalten, was dann oft das Überessen auslöst. Die 2-Tage-Diät hilft Ihnen, sich diese nachteiligen Essgewohnheiten abzugewöhnen.

Die 2-Tage-Diät stärkt Ihr Vertrauen in den Erfolg Ihrer Diät

An zwei Tagen der Woche können Sie lernen, der Versuchung zu widerstehen. Diese entscheidende Fähigkeit für eine erfolgreiche Diät müssen Sie trainieren, bis Sie Ihnen zur Gewohnheit wird. Sich an den zwei eingeschränkten Tagen zu beherrschen gibt Ihnen das Vertrauen, dass Sie Ihre Essensgelüste bezwingen und Ihre Diät durchhalten können. Gleichzeitig wird dadurch Ihr Wunsch verstärkt, Ihre Ernährung auch an den anderen Tagen der Woche zu kontrollieren.

Der Erfolg der 2-Tage-Diät

Bei der 2-Tage-Diät verlieren Sie mehr Fett als Muskelmasse

Die besten Diäten zielen auf den Verlust von Fett und erhalten die Muskeln. Durch Ihre Muskeln sehen Sie nicht nur straffer aus und fühlen sich auch so, Muskeln sind auch der Schlüssel zur Kalorienverbrennung. Sogar wenn Ihre Muskeln gerade nicht arbeiten, verbrennen sie bis zu siebenmal mehr Kalorien als Fett (siehe unten). Diäthaltende, die die 2-Tage-Diät befolgten, verloren verhältnismäßig mehr Fett als diejenigen, die an sieben Tagen der Woche Diät hielten; bei der 2-Tage-Diät-Gruppe waren 80 % des verlorenen Gewichts Fett, bei der Kontrollgruppe nur 70 %. Bei einer so genannten Niedrigkalorien-Diät (etwa 500 bis 600 kcal pro Tag) verliert man nur etwa 60 % des abgenommenen Gewichts als Fett, die restlichen 40 % sind Muskelmasse. Bei der 2-Tage-Diät verliert man bei 6,4 kg etwa 5 kg Fett und nur 1,4 kg Muskelmasse, verglichen mit 3,6 kg Fett und 2,7 kg Muskelmasse bei manchen Niedrigkalorien-Diäten. Ein weiterer wichtiger Faktor bei der 2-Tage-Diät ist, dass man währenddessen aktiv bleibt. Dadurch wird der Fettverlust maximiert und der Muskelabbau weiter eingeschränkt (siehe Seite 146).

Die 2-Tage-Diät hilft Ihre Stoffwechselrate aufrechtzuerhalten

Ihre Stoffwechselrate – der Energieumsatz des Körpers in einer bestimmten Zeit – wird von drei Faktoren beeinflusst:

- Ihrem Gewicht (je schwerer man ist, desto höher ist die Stoffwechselrate, da der Körper mehr Kalorien benötigt, um zu funktionieren),
- davon, wie aktiv Sie sind (aktive Menschen verbrennen mehr Kalorien – siehe Anhang F) und
- der Menge Ihrer Muskeln (je mehr Muskeln Sie haben, desto höher ist Ihre Stoffwechselrate, weil Muskeln siebenmal mehr Kalorien verbrennen als Fett).

Ein Grund, warum der Gewichtsverlust während einer Diät nach und nach weniger wird, ist die Abnahme der Stoffwechselrate, im Allgemeinen um 10 bis 15 %, da man Gewicht und damit auch Muskeln verliert. Da bei der 2-Tage-Diät der Fettverlust gefördert und der Abbau von Muskelmasse eingeschränkt werden, fällt auch die Stoffwechselrate weniger dramatisch ab. Die 2-Tage-Diät hilft wegen ihres hohen Eiweißanteils, mehr Kalorien zu verbrennen, denn beim Verdauen und Verarbeiten von Protein verbraucht unser Körper zehnmal mehr Kalorien als bei der Fett- oder Kohlenhydratverdauung. Diese Wirkung ist zwar nicht allzu groß, aber auch kleine Veränderungen summieren sich mit der Zeit und sind ein Erfolg, wenn man abnehmen möchte.

Sie sehen schnell Ergebnisse

Abnehmen kann harte Arbeit bedeuten. Daher ist es wichtig, dass die Diäthaltenden schnelle Erfolgserlebnisse sehen, um auf dem eingeschlagenen Weg zu bleiben. Starkes Übergewicht lässt sich nun einmal nicht schnell abbauen, denn Fettverbrennung ist ein komplexer Prozess. Es ist sehr schwer, mehr als 2 kg Fett in einer Woche zu verlieren; aber bei der 2-Tage-Diät dauert es nicht mehrere Wochen, bis Sie einen Unterschied merken. Die 2-Tage-Diät bringt gleich zu Anfang schneller Ergebnisse als die 7-Tage-Diät, und der Gewichtsverlust wird eher aufrechterhalten. Unsere Probandinnen der 2-Tage-Diät verloren das Fett etwa eineinhalbmal so schnell wie diejenigen mit der üblichen 7-Tage-Diät. Nach dem ersten Monat hatten sie im Durchschnitt 0,5 bis 1,4 kg in der Woche abgenommen. Dann verlangsamte sich die Gewichtsabnahme etwas. Dagegen nahmen die 7-Tage-Diäthaltenden nur zwischen 0,3 und 1 kg pro Woche ab.

Die 2-Tage-Diäthaltenden verloren hauptsächlich deswegen mehr Fett, weil sie insgesamt weniger Kalorien zu sich nahmen; doch sie verloren noch mehr Fett, als wir erwartet hatten, was die Vermutung nahelegt, dass ihre Stoffwechselrate durch das Abnehmen nicht so stark abfiel wie bei den 7-Tage-Diäthaltenden – eine interessante Möglichkeit, die jedoch noch weiterer Erforschung bedarf.

Was passiert mit meinem Körper, wenn ich abnehme?

Während Ihre Kleidergröße kleiner wird und Sie Ihren Gürtel ein oder zwei Löcher enger schnallen können und sich besser fühlen und gesünder aussehen, finden in Ihrem Körper große Veränderungen statt. Ihr Blutdruck und die Werte schädlicher Blutfette und Hormone sinken, während der Anteil der für Ihren Körper vorteilhaften Stoffe steigt. Diese Veränderungen ebnen den Weg für ein längeres, gesünderes Leben. Wenn Sie zu viel essen, verursacht dies auf der elementarsten Ebene in Ihren Körperzellen Veränderungen, die zu Schädigungen führen, wodurch wiederum das Risiko von Krebs, Diabetes Typ 2 und sogar eines verfrühten Todes steigt. Weniger zu essen kann diese Schädigungen aufhalten und sogar rückgängig machen.

Wie Zellen arbeiten

Ein Körper besteht aus Millionen Zellen, und auch wenn die Zellen in verschiedenen Körperbereichen verschiedene spezialisierte Funktionen haben – zum Beispiel diejenigen im Gehirn, im Herzen oder in den Knochen –, arbeiten sie doch alle auf ähnliche Weise. Im Mittelpunkt jeder Zelle befindet sich ein Kern, die Steuerzentrale, die die ererbten Gene (die DNA) enthält. Gene sind der Bauplan für die Eigenschaften, die jeden Menschen einmalig machen (zum Beispiel Haar-, Augen- und Hautfarbe). Die Aktivität der Zelle wird sowohl vom Zellkern als auch von den Botschaften gesteuert, die vom Körper ausgesandt werden. Diese Botschaften agieren mit der Zelle durch Rezeptoren auf ihrer Oberfläche. Zellen produzieren ihre eigene Energieversorgung und haben ihre eigenen Kraftwerke, die Mitochondrien. Jede Zelle enthält rund eintausend dieser winzigen bohnenförmigen Strukturen. Sie liefern die Energie, die die Zelle benötigt, um ihre Arbeit zu tun. Zellen produzieren auch Abfallprodukte, die entsorgt werden müssen, daher haben sie ihre eigenen Abfallentsorgungseinheiten – genannt Lysosomen – die alle schädlichen Komponenten der Zelle recyceln.

Was passiert, wenn man zu viel isst und zunimmt?

Wenn man überernährt ist, dann sind es auch die Zellen – und überernährte Zellen arbeiten nicht korrekt. Wenn man mehr Essen zu sich nimmt, als man braucht, steigen die Spiegel der Hormone Insulin und Peptin im Körper an und senden daraufhin den Zellen Botschaften, zu wachsen und viele neue Zellen zu produzieren. Verwenden die Zellen jedoch alle Mühe auf ihr Wachstum und die Produktion neuer Zellen, dann arbeiten die Lysosomen weniger effektiv, und die wesentliche Erhaltungsarbeit der Zellen wird vernachlässigt. So werden schädliche Abfallstoffe nicht mehr in ausreichendem Maß abgebaut und recycelt.

Wenn das bei Ihrem Auto passierte, würde es vielleicht noch eine Zeit lang funktionieren, doch es würde nicht mehr lange dauern, bis es zusammenbricht. Passiert das Gleiche in Ihrem Körper und eine steigende Anzahl von Zellen funktioniert nicht mehr richtig, sodass die Abfallprodukte nicht mehr unschädlich gemacht und recycelt werden, dann bedeutet das den Beginn vieler Krankheiten, einschließlich Krebserkrankungen.

Zu viel zu essen bekommt auch den Zellkraftwerken, den Mitochondrien, nicht. Ihre Anzahl nimmt dann ab, sie werden schadhaft und hören auf, schützende Antioxidantien zu produzieren. Wie eine verbrauchte Batterie fangen sie an, »oxidierende« Substanzen zu produzieren, die die Zellen und das umliegende Gewebe schädigen können. Dies verursacht Entzündungen, die – wenn sie nicht in Schach gehalten werden – Auslöser für Krebs, Herzerkrankungen und Diabetes sein können.

Dem Körper ständig zu viel Nahrung zuzuführen schädigt also das reibungslose Funktionieren der Zellen, weil sie in der Folge von den Hormonen Signale gesandt bekommen, die sie zu erhöhtem Zellwachstum auffordern und so ihre Gesunderhaltung behindern. Darüber hinaus bewirkt Überernährung auch, dass in den Zellen bestimmte Gene aktiviert und andere deaktiviert werden. In einer kürzlich durchgeführten Studie wurde gesunden jungen Männern eine fett- und kalorienreiche Kost verabreicht. Bereits nach fünf Tagen waren schädliche Auswirkungen festzustellen: In den Zellen wurden Gene aktiviert, die in einem Zusammenhang mit Entzündung und Krebs standen.[11] Hingegen konnte durch andere Studien belegt werden, dass durch eine Einschränkung des Essens und den Verzehr bestimmter gesunder Nahrungsmittel – ein Beispiel war hier Resveratrol, das Antioxidans in Obst (speziell Weintrauben) und Erdnüssen – diese schadhaften Veränderungen rückgängig gemacht und die schädlichen Gene wieder deaktiviert werden konnten.[12]

Was sich in Ihren Zellen abspielt, wenn Sie sich überernähren, ähnelt dem Vorgang, der in Ihrem Körper stattfindet, wenn Sie älter werden – mehr zu essen, als Ihr Körper braucht, beschleunigt die biologische Uhr und lässt Sie vorzeitig altern.

Warum das Körpergewicht eine Rolle spielt
- Übergewichtig zu sein erhöht das Risiko von Herzkrankheiten, Schlaganfall, Diabetes Typ 2, Demenz und mehr als zwölf verschiedenen Krebsarten, einschließlich Brustkrebs, Darmkrebs, Speiseröhrenkrebs, Schilddrüsenkrebs, Nierenkrebs, Gebärmutterkrebs, Gallenblasenkrebs, Bauchspeicheldrüsenkrebs, bösartiger Melanome und Krebsarten des

Blut- und Immunsystems wie zum Beispiel Leukämie, multiples Myelom und Non-Hodgkins-Lymphom.

- Übergewichtige Menschen leiden mit höherer Wahrscheinlichkeit an Arthritis, Verstopfung, Gallensteinen, Stress, Ängsten, Depressionen, Unfruchtbarkeit und Schlafproblemen.

- Starkes Übergewicht (19 kg über dem gesunden Gewicht) ist genauso schädlich wie Rauchen und kann die Lebenserwartung um sieben Jahre verkürzen. Wenn man sowohl Raucher ist und außerdem stark übergewichtig, kann dadurch die Lebensdauer um 14 Jahre verkürzt werden.[13]

- Übergewicht verkürzt die Zeitspanne, in der man gesund lebt. In Großbritannien beispielsweise liegt die durchschnittliche Lebenserwartung von Frauen bei 82 Jahren, aber bei guter Gesundheit sind sie nur bis in die Mitte ihrer sechziger Jahre. Männer leben im Durchschnitt 78 Jahre, sind jedoch nur bis zum Alter von 64 bei guter Gesundheit. Dass die Menschen in ihrem letzten Lebensabschnitt nicht mehr gesund sind, liegt häufig an mit Übergewicht zusammenhängenden Krankheiten.[14]

Was passiert, wenn man weniger Kalorien zu sich nimmt?

Die Kalorien einzuschränken und Gewicht zu verlieren führt in den Zellen sozusagen einen Frühjahrsputz durch und hilft so, den oben beschriebenen schädlichen Kreislauf umzukehren. Wenn wir weniger essen, fallen Insulin- und Leptinspiegel schnell ab (innerhalb von 24 Stunden). So werden die bis dahin ausgelösten Signale an die Zelle reduziert, die diese zu Wachstum und Vermehrung anregen. Die Zelle kann nun wieder mehr Anstrengung darauf verwenden, in bester Verfassung zu bleiben, den Schaden zu reparieren und die Abfallstoffe zu recyceln. Beschädigte alte

Mitochondrien werden abgebaut und neue produziert, wodurch mehr Antioxidantien entstehen, die die Entzündung in den Zellen und dem sie umgebenden Gewebe reduzieren helfen. Eine Verringerung der Kalorienaufnahme erhöht auch die Anzahl der Abfallbeseitigungseinheiten (Lysosomen) und macht sie bei ihrer Arbeit effizienter. Diese bereits innerhalb von 24 Stunden nach der Nahrungseinschränkung auftretenden Auswirkungen sind einer der Hauptgründe, warum die 2-Tage-Diät das Potenzial hat, in den zwei eingeschränkten Tagen jeder Woche gesundheitliche Verbesserungen durchzuführen.

Passiert dies bei jeder Diät?

Wenn Sie übergewichtig sind, können Sie davon ausgehen, dass nach dem Reduzieren von Kalorien und einer Gewichtsabnahme all die oben beschriebenen vorteilhaften Wirkungen eintreten. Es könnte jedoch sein, dass die 2-Tage-Diät mit den beiden eingeschränkten Tagen und einer mediterranen, an sekundären Pflanzenstoffen reichen Ernährung an den restlichen fünf Wochentagen sich noch günstiger auf die Gesundheit auswirkt als eine normale, kalorienreduzierte Diät. Durch die zwei eingeschränkten Tage wird eine um 40 % größere Verringerung des Insulins erreicht als bei einer kalorienreduzierten Standarddiät. Dies ist vielleicht grundlegend für die Gesundheitsvorteile der 2-Tages-Diät, da ein Überschuss an Insulin der Hauptauslöser für den schädlichen Einfluss des Übergewichts auf Zellen und heutige chronische Krankheiten darstellt. Es gibt auch Hinweise darauf, dass die Abfallentsorgung in den Zellen umso besser funktioniert, je geringer die Kalorienzufuhr ist. Daher könnte die stark reduzierte Kalorienaufnahme an den zwei eingeschränkten Tagen besondere gesundheitliche Vorteile haben. Eine Einschränkung der Kalorien könnte ebenfalls für die Gehirnzellen von großem Vorteil sein. Die Arbeit des Neurowissenschaftlers Dr. Mark Mattson wies darauf hin, dass die dramatische Reduzierung der Kalorienzufuhr an einigen, aber nicht allen Tagen der Woche gegen Alzheimer,

Parkinson und andere degenerative Gehirnerkrankungen schützen könnte.

Bewegung scheint eine ähnlich günstige Wirkung auf die Reduzierung des Insulinspiegels, die Verbesserung der Abfallbeseitigung in den Zellen und die Erhöhung der Mitochondrienanzahl zu haben. Bewegung hat noch andere vorteilhafte Auswirkungen auf die Gesundheit: Wenn Muskeln aktiv sind, produzieren sie schützende Hormone und andere Substanzen. Diese können dazu beitragen, das Risiko vieler Krankheiten zu mindern. Indem sie die Fähigkeit des Körpers beim Abbau von Glukose stärken, reduzieren sie Entzündungen und senken den Spiegel von Wachstumsfaktoren und Hormonen, die mit Krebs in Zusammenhang stehen. Diese schützenden Hormone und anderen Substanzen können bestimmte Zellen im Gehirn anregen und für dessen optimale Gesundheit sorgen.

Was passiert mit verbrauchten Zellen?
Auch gesunde Zellen haben nur eine begrenzte Lebensdauer und müssen irgendwann durch neue Zellen ersetzt werden. Dabei handelt es sich um einen normalen Prozess. Doch wenn der Körper nicht normal arbeitet, weil man zu viel isst und sich nicht genügend bewegt, funktioniert dieser Prozess nicht mehr richtig. Die Zellen, die ihr nützliches Leben vollendet haben, verbleiben im Körper. Diese verbrauchten Zellen, die man als seneszente Zellen bezeichnet, stehen im Zusammenhang mit Krebs, Herzkrankheiten und Diabetes. Es hat sich gezeigt, dass eine verminderte Kalorienaufnahme die Wahrscheinlichkeit steigert, dass diese verbrauchten Zellen nicht im Körper verbleiben, sondern beseitigt werden.

Fallstudie: Gillian

Gillian, 47 Jahre, begann mit der 2-Tage-Diät, weil sie merkte, dass sie nach und nach immer mehr zunahm. Sie wog nur 6,4 kg über ihrem Normalgewicht, aber sie wollte wieder zu ihrem gesunden Gewicht zurückkehren und es dann beibehalten. Gillian suchte eine Diät, die keine spezielle Nahrung oder viel Planung erforderte, die einfach durchzuführen war, und die sie mit ihrem unruhigen Arbeitsleben verbinden konnte. Auch wollte sie trotzdem am Wochenende mit ihren Freunden essen gehen können. Sie führte die beiden Diättage in der Woche an den Arbeitstagen durch, an denen sie am meisten zu tun hatte, und nahm den größten Teil der Kalorien abends zu sich. »Weil man weiß, dass man nicht die ganze Woche über Verzicht üben muss, ist diese Diät viel einfacher durchzuführen. Wenn man die zwei eingeschränkten Tage hinter sich hat, will man gar nicht mehr alles essen, was man sieht. Man genießt es einfach, ganz normal zu essen. Ich habe mein angestrebtes Gewicht ganz einfach erreicht und dann auch beibehalten. Jetzt mache ich die Diät oft an einem Tag in der Woche, um nicht wieder zuzunehmen.«

Antworten auf Ihre Fragen

»Ist die 2-Tage-Diät nicht eine Jo-Jo-Diät?«

Der so genannte Jo-Jo-Effekt einer Diät tritt auf, wenn man versucht, eine Diät mit täglichen Einschränkungen zu befolgen, es aber nicht schafft und dann die Diät manchmal einhält und manchmal nicht – also an einigen Tagen Diät macht und an anderen Tagen in seine alten Essgewohnheiten verfällt oder sich sogar überisst.

Viele befürchten, dass die 2-Tage-Diät eine Art Jo-Jo-Diät ist, in der Diäthaltende zwei Tage in der Woche abnehmen und in den restlichen Tagen das verlorene Gewicht gleich wieder zunehmen.

Die 2-Tage-Diät ist jedoch anders, denn durch das Einhalten der zweitägigen Einschränkungen jede Woche und das Beachten einer gesunden Ernährung in den Tagen dazwischen werden Sie gleichmäßig immer mehr abnehmen, solange Sie sich nach dem Gesamtplan richten.

»Warum zwei Tage?«

Wir wollten eine Diät entwerfen, bei der man sich nicht jeden Tag der mühsamen Plagerei unterziehen muss, Diät zu halten. Die zwei Tage reichen aus, um die Gesamtmenge der Kalorienzufuhr zu reduzieren und neue Essgewohnheiten einzuüben. Darüber hinaus gibt es Hinweise, dass eine zweitägige Diät zusätzliche günstige Auswirkungen auf den Stoffwechsel hat und zu einem geringeren Krankheitsrisiko führen kann. Außerdem sind zwei Tage Diät in einer Woche leichter zu bewältigen.

»Muss ich an zwei aufeinanderfolgenden Tagen Diät halten?«

Wir empfehlen, dass die zwei Diättage hintereinander durchgeführt werden. Viele Diäthaltende finden das Diäthalten am zweiten Tag genauso einfach wie am ersten Tag oder sogar einfacher, weil sie sich schon daran gewöhnt haben, weniger zu essen. Die beiden Tage hintereinander durchzuführen hilft auch dabei, den zweiten Tag wirklich einzuhalten. Es kann sogar sein, dass dadurch zusätzliche Gesundheitsvorteile entstehen, weil der Zeitraum verlängert wird, in dem sich der Körper in einem gesünderen Stoffwechselzustand befindet (siehe Seiten 29 bis 33).

Wenn es für Sie schwierig ist, jede Woche an zwei aufeinanderfolgenden Tagen Diät zu machen, führen auch zwei einzelne Tage zum Abnehmen, vorausgesetzt, dass Sie diese dann wirklich einhalten. In unserer Studie führte eine kleine Anzahl Diäthaltender – nur 5 % der Gesamtzahl – oft ihre Diät an zwei separaten Tagen durch und nahm trotzdem ab. Sie können wählen, welche Tage der Woche Ihnen am besten passen. Viele unserer Probandinnen entschieden sich für besonders betriebsame Arbeitstage, an denen sie kaum dazu kamen, an die Einschränkung ihres Essens zu denken. Andere dagegen wählten gerade das Wochenende, weil sie dann mehr Zeit hatten, sich zu organisieren. Wann Sie Ihre zwei Diättage machen, bleibt Ihnen überlassen. Jede Woche die gleichen Tage zu nehmen, hat den Vorteil, eine Gewohnheit zu schaffen, an die man sich leichter halten kann. Andererseits ist das Schöne an nur zwei Tagen Diät in der Woche gerade die Möglichkeit, dass Sie sie unter Umständen auch verlegen können, damit die Tage in Ihren Wochenplan passen.

»Ich habe gehört, dass es genauso wirksam sein kann, wenn man nur einmal am Tag isst?«

Das kann der Fall sein, wenn es bedeutet, dass Sie insgesamt weniger Kalorien zu sich nehmen. Allerdings ist es nicht von besonderem Vorteil fürs Abnehmen oder für die Gesundheit, wenn Sie 24 Stunden nichts essen und dann die gleiche Nahrungsmenge bei einer Mahlzeit konsumieren, als wenn Sie diese Menge auf mehrere Mahlzeiten im Laufe des Tages verteilen (siehe Seite 134).[15]

»Isst man an den fünf nicht eingeschränkten Tagen dann nicht viel zu viel?«

Wenn Ihnen die Vorstellung gefällt, an nur zwei Tagen in der Woche Diät zu halten, Sie aber befürchten, sich an den restlichen fünf Wochentagen zu überessen, dann werden Sie angenehm überrascht sein zu erfahren, dass sich unsere 2-Tage-Diäthaltenden an ihren nicht eingeschränkten Tagen keineswegs überessen haben. Tatsächlich hatten die meisten noch nicht einmal Lust, so viel zu essen, wie sie normalerweise gegessen hatten. Das ist mit ein Grund, warum die 2-Tage-Diät so erfolgreich ist. Eins ihrer Hauptmerkmale ist, dass sich offensichtlich der Appetit wieder normalisiert und man sich ganz nebenbei ein gesundes Essverhalten angewöhnt.

»Funktioniert die 2-Tage-Diät bei jedem?«

Keine Diät funktioniert bei jedem, da bildet diese Diät keine Ausnahme. Der Erfolg jeder Diät hängt vor allem davon ab, ob man es schafft, sie zu befolgen und durchzuhalten. Bei unserer Studie waren 60 % der Diäthaltenden erfolgreich, aber 13 % derjenigen, die sich vornahmen, die 2-Tage-Diät zu machen, hatten Familie, eine Arbeit oder andere persönliche Beweggründe, aus denen sie die Diät abbrachen. Weitere 13 % der Frauen stellten recht schnell fest, dass sie das Einhalten der Diät einfach nicht schaffen konnten, während die restlichen 14 % sich auch längerfristig alle Mühe gaben dabeizubleiben, aber nur teilweise erfolgreich waren.

»Liegt es an meinen Genen, dass ich zu dick bin?«

Viele fragen sich, ob ihr Kampf mit dem Übergewicht genetisch bedingt ist. In den letzten fünf Jahren hat es viele Studien zu dem Thema gegeben, inwiefern die Erbanlagen den Appetit und die Fähigkeit eines Menschen zur Fetteinlagerung beeinflussen. Doch obwohl es diesbezüglich offensichtlich genetische Unterschiede zwischen Menschen gibt (bisher wurden 32 genetische Varianten entdeckt, die mit dem individuellen Gewicht zusammenhängen), sind diese anscheinend nur für zwischen 0,5 und 1 % der Gewichtsunterschiede zwischen Menschen verantwortlich.[16] Wenn Sie also eins dieser Gene geerbt haben, sind Sie vielleicht ein paar Pfund schwerer als jemand, der das Gen nicht hat. Dies ist ein neues Forschungsgebiet. In der Zukunft werden wir vielleicht die Erbanlagen von Diäthaltenden bestimmen und dann diejenigen Personen definieren können, die eine besondere Unterstützung zum Abnehmen oder eine andere Art der Diät brauchen – aber bis dahin ist es noch ein langer Weg.

»Kann es sein, dass meine Gene es mir erschweren abzunehmen?«

Dieses Thema haben wir im Zusammenhang mit der 2-Tage-Diät zwar nicht in unsere Untersuchungen aufgenommen, mehrere Studien ergaben jedoch, dass die Gene kaum beeinflussen, ob ein Mensch abnimmt oder wie viel er abnimmt. Bei einer kürzlich durchgeführten spanischen Untersuchung befolgten die Probanden 28 Wochen lang eine bestimmte Diät und einen Bewegungsplan. Personen mit einem bestimmten Gen verloren 8,6 kg, während diejenigen ohne dieses Gen nur 680 g mehr abnahmen.[17] Zu ähnlichen Ergebnissen kam eine kürzlich durchgeführte japanische Studie. Grundsätzlich kann man also sagen, dass auch Menschen, die das Gen für ein etwas höheres Gewicht haben, in der Lage sind, eine Diät durchzuführen und abzunehmen.[18]

»Muss ich den Essensplan der 2-Tage-Diät befolgen, oder kann ich auch einfach zwei Tage lang meine Kalorien reduzieren?«

Wir raten dazu, nicht einfach zwei Tage lang nichts zu essen oder seine eigene Niedrigkalorien-Diät zusammenzustellen. Die 2-Tage-Diät wurde so gestaltet, dass Sie sich möglichst satt fühlen und Ihr physiologischer Bedarf an Nährstoffen abgedeckt ist. Die Diät enthält ausreichend Protein, um den Verlust an Muskelmasse zu begrenzen. Dadurch wird Ihre Stoffwechselrate aufrechterhalten und ein langfristiger Gewichtsverlust gesichert. Das Zusammenstellen einer eigenen Niedrigkalorien-Diät birgt das Risiko, dass sie einerseits schwer durchzuhalten und andererseits ernährungsphysiologisch unvollständig ist. Das wirkt sich ungünstig auf Ihre Muskelmasse und Ihren Stoffwechsel aus.

»Wie lässt sich die 2-Tage-Diät mit dem Familienleben vereinbaren?«

Die 2-Tage-Diät lässt sich problemlos in die Mahlzeiten mit der Familie einpassen. An den zwei eingeschränkten Tagen kann Ihre Familie das Gleiche wie Sie essen und einfach Kohlenhydrate hinzufügen. Der Essensplan an den fünf nicht eingeschränkten Tagen folgt einem gesunden mediterranen Stil (siehe Seite 91). Er ist für die ganze Familie geeignet und förderlich für die Gesundheit und das Wohlbefinden aller.

»Bringt es Vorteile, die 2-Tage-Diät zu machen, wenn ich bereits ein gesundes Gewicht habe?«

Als Erstes sollten Sie überprüfen, ob Sie wirklich ein gesundes Gewicht haben, also auch einen gesunden Körperfettanteil (siehe Seite 46). Etwa in einem von vier Fällen zeigt das Gewicht auf der Waage zwar einen gesunden Wert an, aber trotzdem hat man um die Taille herum zu viel Fett. Wenn Sie einen größeren Taillenumfang haben, als Sie sollten (siehe Seite 49), werden wahrscheinlich auch zwei der folgenden Merkmale auf Sie zutreffen:

- erhöhter Blutfettwert (Triglyzeridwert ist größer als 1,7 mmol/l),
- erhöhter Blutzuckerwert (ist größer als 5,6 mmol/l),
- erhöhter Blutdruck (Wert ist höher als 130/85 mmHg).

Auch wenn die Waage kein Übergewicht anzeigt, erhöht sich mit zu viel Fett um Ihre Taille das Risiko für Herzkrankheiten, Diabetes Typ 2 und für bestimmte Krebsarten. Wenn die oben genannten Werte bei Ihnen erhöht sind, dann ist eine Gewichtsabnahme auf jeden Fall gut für Ihre Gesundheit.

Haben Sie jedoch ein gesundes Gewicht und einen gesunden Taillenumfang, dann ist es eher nicht ratsam, die 2-Tage-Diät durchzuführen, da wir deren Auswirkung auf Menschen mit gesundem Gewicht und gesundem Taillenumfang nicht kennen. Ein eingeschränkter Tag pro Woche kann Ihnen jedoch helfen, Ihr Gewicht beizubehalten und von vornherein eine Gewichtszunahme zu verhindern, vor allem wenn Sie sich in einer Lebensphase befinden sollten, in der Sie dafür besonders anfällig sind (siehe Kasten »Riskante Zeiten für Gewichtszunahme«).

»Ich bin Vegetarierin – kann ich die 2-Tage-Diät trotzdem machen?«

Die Diät kann von Vegetariern genauso wirksam durchgeführt werden wie von denjenigen, die Fleisch und Fisch essen. Wichtig ist, dass Sie dafür sorgen, genug Protein und nicht zu viele Kohlenhydrate zu sich zu nehmen. Es gibt viele sättigende vegetarische Nahrungsmittel mit hohem Proteingehalt. In Kapitel 9 »Rezepte für die zwei eingeschänkten Tage« (siehe Seite 216) und 10 »Rezepte für die nicht eingeschränkten Tage« (siehe Seite 284) finden Sie eine große Auswahl an vegetarischen Rezepten.

Riskante Zeiten für Gewichtszunahme

- Eine kürzlich vergangene Schwangerschaft. Mangelnde Zeit für Sport und unregelmäßige Mahlzeiten machen es schwierig, zu dem Gewicht von vor der Schwangerschaft zurückzukehren. Führen Sie die 2-Tage-Diät nicht durch, während Sie stillen. Für stillende Mütter, die abnehmen wollen, wird empfohlen, dass sie ihre Kalorienzufuhr um 500 kcal pro Tag reduzieren und viermal in der Woche 30 Minuten Aerobic machen, um etwa 0,5 kg in der Woche abzunehmen.[19]
- Mit jemandem zusammenziehen, eine Familie gründen oder heiraten – Frauen essen dann häufig genauso viel wie ihre Partner, obwohl sie normalerweise weniger Kalorien benötigen.
- Zeit nach dem Aufgeben des Rauchens.

- Zeiten von Stress und emotionaler Aufgewühltheit.
- Sehr langes Arbeiten oder Studieren mit vielen Stunden am Schreibtisch oder Computer, unregelmäßigen Mahlzeiten und häufigen, kalorienreichen Snacks.
- Die Wintermonate, in denen uns oft nach Trostessen mit vielen Kalorien ist und wir weniger Lust auf Bewegung und Sport haben.
- Ferien und Festtage wie Weihnachten – tatsächlich kann die durchschnittliche Gewichtszunahme zu dieser Zeit 2,2 kg betragen.[20]
- Regelmäßige Einnahme bestimmter Medikamente, darunter zum Beispiel Steroide, die Antibabypille, Betablocker, einige Antidepressiva und krampflösende Mittel.

Wie viel werde ich abnehmen?

In der folgenden Tabelle finden Sie das durchschnittliche und das maximale Gewicht, das Sie in den ersten drei Monaten der 2-Tage-Diät verlieren können. Wie Sie sehen, ergeben sich bereits im ersten Monat sehr schnell gesundheitliche Vorteile. Der Abfall des Cholesterinspiegels und des Blutdrucks bedeutet eine Verringerung des Risikos einer Herzerkrankung um 25 bis 30 % und des Schlaganfallrisikos um 35 bis 40 %. Damit diese Vorteile erhalten bleiben, müssen Sie Ihr geringeres Gewicht halten und Ihren gesunden Lebensstil fortführen (siehe Kapitel 7 »Wie Sie schlank bleiben«).

Was in den ersten drei Monaten der 2-Tage-Diät erreicht werden kann

	Monat 1		Monat 2		Monat 3		mehr als 3 Monate	
	Durch-schnitt	Maxi-mum	Durch-schnitt	Maxi-mum	Durch-schnitt	Maxi-mum	Durch-schnitt	Maxi-mum
Gewicht	-2,7 kg	-6,6 kg	-1,8 kg	-5,4 kg	-1,4 kg	-4,0 kg	-5,8 kg	-14,5 kg
Körperfett	-2 kg	-5 kg	-1,5 kg	-4,3 kg	-0,8 kg	-4,5 kg	-4,5 kg	-11 kg
Taille	-2,6 cm	-6 cm	-2 cm	-8,5 cm	-1 cm	-8 cm	-6 cm	-19 cm
Insulinverän-derung	-10%	-74%	1. bis 3.Monat Durchschnitt -7% Maximum -66%				-12%	-76%
Cholesterin-veränderung	-6%	-34%	1. bis 3. Monat keine Veränderung				-6%	-34%
Blutdruckver-änderung	-11%	-38%	1. bis 3. Monat keine Veränderung				-11%	-40%

Zusammenfassung

- Der Anteil übergewichtiger Erwachsener in Deutschland ist einer der höchsten in Europa, und er nimmt weiter zu. Obwohl sehr viel Zeit und große Mengen Geld in Diäten investiert werden, kämpfen weiterhin viele Menschen mehr oder weniger vergeblich gegen ihr Übergewicht.

- Das Risiko von Krankheiten wie zum Beispiel Krebs, Herzkrankheiten, Diabetes und Demenz steigt mit ungesund hohem Gewicht.

- Die 2-Tage-Diät ist eine neue, ernährungsphysiologisch ausgeglichene Diätmethode, bei der Sie sich gesunde Essgewohnheiten angewöhnen, einen maximalen Gewichtsverlust erleben und Kalorien verbrauchende Muskelmasse erhalten.

- Bei der 2-Tage-Diät beschränken Sie Ihre Nahrungszufuhr in zwei aufeinanderfolgenden Tagen jeder Woche auf Protein, gesunde Fette, Obst und Gemüse. In den verbleibenden fünf Tagen der Woche essen Sie eine ausgewogene mediterrane Kost.

- Mit der 2-Tage-Diät scheint man im Vergleich mit einer kalorienreduzierten Standard-7-Tage-Diät besser und schneller abzunehmen und größere gesundheitliche Vorteile zu erzielen. Bei einigen Diäthaltenden konnte auch ein verlässlicherer langfristiger Erfolg festgestellt werden.

2. Muss ich abnehmen?

Wenn Ihre Lieblingsjeans zu eng sitzen, oder wenn Ihre Konfektionsgröße um ein oder zwei Nummern größer geworden ist, dann ist die Antwort auf diese Frage ziemlich offensichtlich. Aber woher wissen Sie, ob Ihr zugenommenes Gewicht tatsächlich Ihrer Gesundheit schadet? Gesundheitsprobleme entstehen, wenn Sie zu viel Fett mit sich herumtragen – vor allem wenn es an den falschen Stellen eingelagert ist, zum Beispiel durch übermäßiges Fett im Bauchraum oder in den Muskeln. Sich im Spiegel zu betrachten oder sich auf die Waage zu stellen gibt Ihnen also eventuell nicht gleich die richtige Antwort.

Ich entschloss mich zu der Diät, weil ich mich schrecklich fühlte – schwerfällig und matt, und meine Gelenke schmerzten, vor allem die Hüften und Knie. Ich möchte mehr Energie haben, wenn ich älter werde. Ich möchte gesund sein.
Jean, 61 Jahre

Den Körperzustand erfassen

Was ist Ihr Body-Mass-Index (BMI)?

Finden Sie zuerst Ihren BMI heraus – das ist die gebräuchlichste Berechnungsmethode dafür, ob jemand Übergewicht hat oder nicht. Dabei spielt Ihre Größe eine Rolle, denn wenn jemand 76 kg wiegt und 1,52 m groß ist, dann ist er übergewichtig. Ist er jedoch 1,82 m groß, dann sind 76 kg sein Idealgewicht.

Den BMI errechnet man, indem man sein Gewicht (in Kilogramm) durch die Körpergröße (in Metern) im Quadrat teilt.

$$BMI = kg/m^2$$

Wiegt eine Frau beispielsweise 71,2 kg und ist 1,62 m groß, bedeutet das, sie hat einen BMI von 27,1 – und der liegt über dem
Normalbereich von 18,5 bis 24,9. Ein BMI von 25 bis 29,9 wird
als übergewichtig mit erhöhtem Krankheitsrisiko eingestuft. Menschen mit einem BMI von 30 oder mehr werden als fettleibig oder
»adipös« bezeichnet und haben noch größere Gesundheitsrisiken.
Der gesündeste BMI ist einer zwischen 20 und 22. Bei einem darüber hinausgehenden BMI kann das Risiko von Krebs und anderen Krankheiten bereits ansteigen. Je höher Ihr BMI ist, desto
größer wird dieses Risiko.

Aber der BMI ist nur ein Teil dessen, was man berücksichtigen muss. Zwei Menschen können genauso groß sein und genauso viel wiegen, aber eine sehr unterschiedliche Menge an Körperfett mit sich herumtragen. Bei einer Frau mit einem BMI von
27, die sich wenig bewegt und keinen Sport macht, können 43 %
ihres Gewichts aus Fett bestehen, während zum Beispiel bei einer
Sportlerin mit vielen Muskeln und demselben BMI nur 19 % ihres
Gewichts Körperfett sein könnten. Während also beide denselben
BMI haben, der sie eigentlich als »übergewichtig« klassifizieren
würde, hat die eine dreimal so viel Körperfett und als Folge auch
ein sehr viel höheres Krankheitsrisiko.

Tabelle für den Body-Mass-Index (BMI)

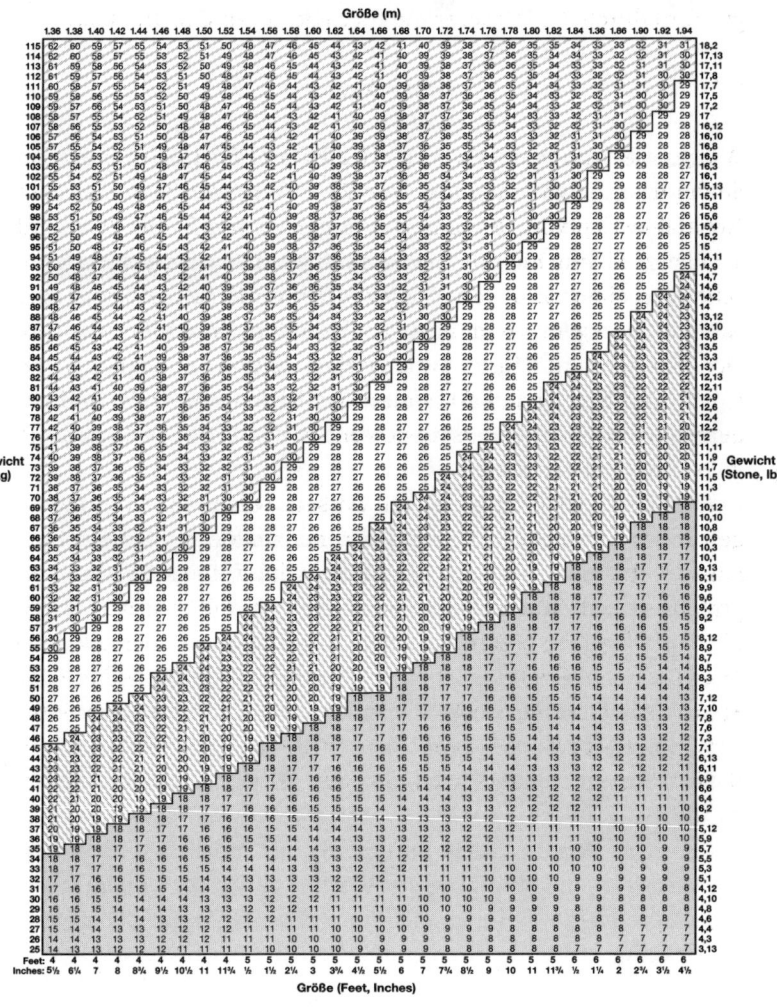

Größe (m)

Gewicht (kg) — *vertical axis*

Gewicht (Stone, lb) — *right vertical axis*

Größe (Feet, Inches) — *horizontal axis*

Legende:
- adipös
- übergewichtig
- gesundes Gewicht
- untergewichtig

Wie Sie Ihr Körperfett messen

Versuchen Sie möglichst, Ihr Körperfett zu messen, da dies Ihnen am besten anzeigt, wie übergewichtig Sie sind. Zum Messen des Körperfettanteils gibt es zum Beispiel Waagen oder Handgeräte, die man mit beiden Händen hält. Manchmal findet man entsprechende Geräte auch in Apotheken oder Einkaufszentren. Sie funktionieren, indem winzige, nicht spürbare Stromimpulse durch den Körper gesandt werden. Die mageren Gewebe (also Muskeln und Organe) enthalten hauptsächlich Wasser und Elektrolyte, die diese Impulse gut leiten, während Fett, das wenig oder gar kein Wasser enthält, kein guter Stromleiter ist und den Stromfluss behindert. Indem gemessen wird, wie viel mageres Gewebe vorhanden ist, errechnet das Gerät, wie groß der Fettanteil vom Gesamtgewicht ist (Gesamtgewicht minus mageres Gewicht gleich Fettgewicht). Waagen, die den Stromimpuls durch den unteren Körper senden, sind genauer als Handgeräte, die nur die Arme messen. Allerdings sind die Ergebnisse nicht unbedingt exakt. Die Fettwerte werden zu niedrig angesetzt, wenn der Körper gerade besonders viel Flüssigkeit gespeichert hat, was zum Beispiel bei Frauen um die Zeit ihrer Periode der Fall ist. Auch Metalle im Körper, wie Gelenkersatzteile, führen dazu, dass der Fettwert zu niedrig berechnet wird. Dagegen wird der Fettanteil zu hoch eingeschätzt, wenn der Körper gerade dehydriert ist.

Damit die Ergebnisse so zuverlässig wie möglich sind, sollten Sie das Messgerät einmal in der Woche immer zur selben Tageszeit einsetzen, am besten gleich morgens. Tragen Sie dabei möglichst wenig Kleidung, leeren Sie vorher Ihre Blase und vermeiden Sie, das Gerät direkt nach dem Sport, dem Verzehr von Alkohol oder einer Mahlzeit zu benutzen. Wenn Sie einen Herzschrittmacher tragen, sollten Sie keine Körperfett-Messgeräte benutzen.

Alternativ können Sie unsere Rechentabelle für den Körperfettanteil (siehe Anhang A, Seite 357) verwenden, die das Körperfett auf der Grundlage von Gewicht, Größe, Alter und Geschlecht berechnet.

Als allgemeine Richtlinie sollte der Fettanteil des Körpergewichts bei Frauen zwischen 20 und 34 % betragen und bei Männern zwischen 8 und 25 %.[1]

Ich musste einfach etwas tun – ich machte mir ständig Sorgen um mein Gewicht, ich hatte kein Interesse mehr an schöner Kleidung und war dauernd dabei, die nächste Diät zu planen. Es musste sich etwas ändern.

Sandra, 49 Jahre

Überprüfen Sie Ihren Taillenumfang

Für bestimmte Gesundheitsrisiken, zum Beispiel Herzkrankheiten und Diabetes, kann Ihr Taillenumfang sogar wichtiger sein als Ihr Gewicht. Manche nehmen vor allem um ihr Hinterteil und ihre Hüften herum zu (und haben dann die klassische »Birnenform«), andere um die Taille (»Apfelform«). Männer gehören im Allgemeinen eher dem Apfelform-Typ an, vor allem wenn sie »Bierbäuche« haben. Aber wenn Frauen älter werden, nehmen auch sie eher um ihre Mitte herum zu als an den Hüften und Oberschenkeln. Anders als viele annehmen, kann diese Gewichtsumverteilung schon vor der Menopause beginnen.[2]

Wenn Sie ein »Apfel« sind und um Ihre Mitte herum Extrafett angelagert haben, dann ist es wahrscheinlich, dass sich in dieser Gegend auch im Innern Ihres Körpers, also um Ihre lebenswichtigen Organe im Bauchraum herum, Extrafett befindet. Dieses so genannte innere Bauchfett ist sehr gefährlich für Ihre Gesundheit. Es kann Entzündungen im Körper hervorrufen, die ihrerseits das Risiko von Diabetes Typ 2, Herzerkrankungen, Schlaganfällen und einigen Krebsarten erhöhen. Dieses »intraabdominale Fett« kann man in den folgenden Abbildungen deutlich erkennen.

Diäthaltende mit 96 kg   **Nach einem Gewichts-
                                     verlust von 15 kg**

Inneres Fett   Bauchdecke   Inneres Fett um 57% reduziert

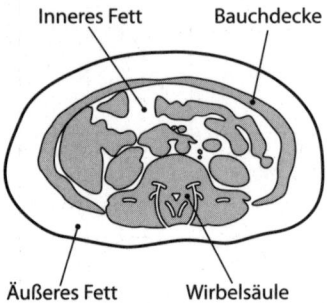
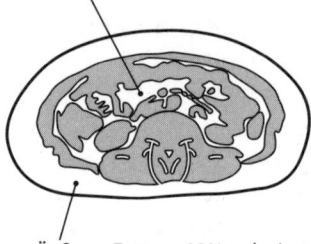

Äußeres Fett   Wirbelsäule   Äußeres Fett um 23% reduziert

Diese Abbildungen entstanden mittels Kernspintomografie und zeigen den Bauchraum derselben Person, bevor und nachdem sie 15 kg abgenommen hatte. Die rechte Abbildung nach der Diät ist kleiner als die linke. Die weißen Bereiche sind Fettablagerungen. Das Fettgewebe befindet sich als Schicht direkt unter der Haut und auch im Bauchraum. Die grauen Bereiche sind Muskeln und Knochen der Wirbelsäule sowie Organe und Darmteile im Bauchraum. Diese 40 Jahre alte Frau, in deren Familie es eine massive Krebsveranlagung gab, hatte die 15 kg zwischen den beiden Aufnahmen im Laufe von sechs Monaten abgenommen. Das war etwa ein Sechstel (15,5 %) ihres Gesamtkörpergewichts. Ihr BMI sank dadurch von 32 auf 26.

Ein zu großer Taillenumfang erhöht das Gesundheitsrisiko im Allgemeinen. Als generelle Richtlinie gilt, dass der Taillenumfang weniger als die Hälfte der Größe betragen sollte. Unsere mit 105 000 Frauen durchgeführte Studie ergab, dass Frauen mit einem Taillenumfang von 90 cm oder mehr ein um 40 % höheres Risiko aufwiesen, an Brustkrebs zu erkranken, verglichen mit Frauen mit einem Taillenumfang von 73 cm.[3] Überprüfen Sie mit der folgenden Tabelle Ihren Taillenumfang und stellen Sie fest, ob Sie zu viel inneres Fett haben und abnehmen sollten.

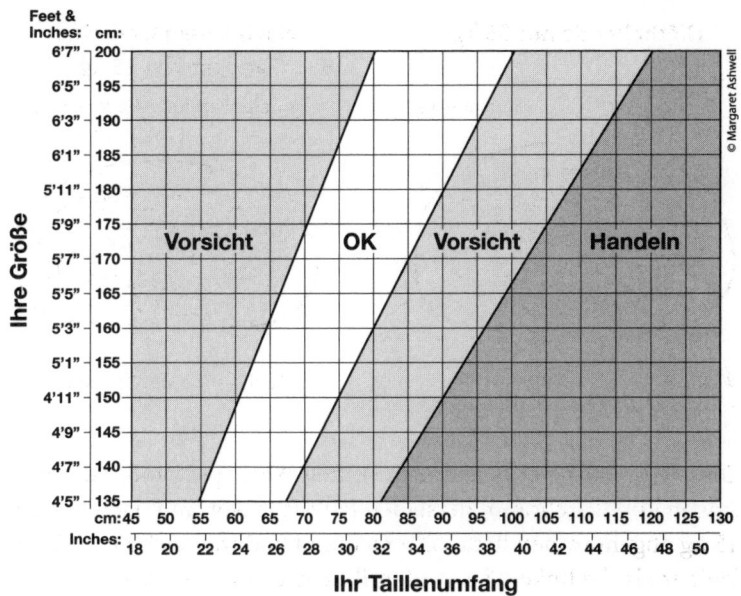

Meine Gelenke schmerzten, wenn ich morgens aufwachte, und wenn ich eine Treppe hochgehen musste, geriet ich außer Atem. Meine Kleider passten mir nicht mehr, meine Arme waren wabblig, ich sah unattraktiv und alt aus ... Muss ich noch mehr sagen?
Charlotte, 41 Jahre

Ihre Lebensumstände und die Diät

Verschreiben Sie sich dem Wechsel mit ganzem Herzen

Aus den Erfahrungen mit unseren Diäthaltenden wissen wir, dass eine absolute Bereitschaft und ernst gemeinte Selbstverpflichtung der Schlüssel dazu sind, dass die 2-Tage-Diät wirkt, auch wenn andere Diäten bisher versagt haben. Ihre Ernährungsgewohnheiten und Ihren Lebensstil zu verändern ist nicht leicht, aber wenn

Sie hundertprozentig motiviert und innerlich gerüstet für die vor Ihnen liegenden Veränderungen sind, dann werden Sie auch erfolgreich abnehmen.

Warum wollen Sie abnehmen?

Zum Abnehmen gibt es viele Gründe, beispielsweise:
- um Ihre Gesundheit zu verbessern,
- um Ihr Krebsrisiko zu reduzieren,
- um mehr Energie für das Spielen mit Ihren Kindern oder Enkelkindern zu haben.

Für viele ist ein Hauptgrund, besser aussehen zu wollen, mehr Selbstvertrauen zu erlangen und schönere Kleidung tragen zu können. Wir haben oft festgestellt, dass sich Diäthaltende mit dieser Begründung unwohl fühlen, weil sie sie für zu selbstbezogen und oberflächlich halten. Daher geben sie ihre Motivation nur ungern zu. Aber welche Motivation Sie auch immer haben, wichtig ist vor allem, dass Sie für sich selbst abnehmen wollen und nicht, um anderen einen Gefallen zu tun oder andere zu erfreuen.

Zählen Sie alle Gründe auf, warum Sie abnehmen wollen, ebenso die Vorteile, die Sie damit für Ihre Gesundheit, für Ihr Wohlbefinden und Ihre Selbstwertschätzung erreichen.

Tipp
Notieren Sie Ihre Gründe! Schreiben Sie zum Beispiel »Ich will mich mit all meiner Kraft dafür einsetzen abzunehmen, weil…« und fügen Sie alles hinzu, was Ihnen einfällt. Befestigen Sie den Zettel dort, wo Sie ihn jeden Tag sehen – in Ihrem Büro, am Kühlschrank oder an der Pinnwand in der Küche. So werden Sie täglich daran erinnert, warum Sie die Diät machen. Das wird Ihnen helfen, wenn Sie einen schwierigen Tag haben oder eine Zeit, in der Sie ans Aufgeben denken.

Ich werde dieses Jahr 50. Fast mein ganzes erwachsenes Leben habe ich eine Diät nach der anderen angefangen und wieder aufgegeben. Ich hatte es so satt. Jetzt brauche ich etwas, das mir dauerhaft hilft.
Vicky, 49 Jahre

Ist jetzt die richtige Zeit für mich, um eine Diät anzufangen?

Beim Abnehmen kommt es nicht nur auf die Willenskraft an. Es ist schwer, eine neue Herausforderung zu bewältigen, wenn man unter Stress steht, sich gerade etwas Wichtiges im Leben verändert oder wenn man von seiner Umgebung keine Unterstützung bekommt. Fragen Sie sich selbst:

- Wie sehr fühle ich mich unter Stress? Habe ich mein eigenes Leben unter Kontrolle?
- Habe ich die Unterstützung meiner Freunde und meiner Familie?
- Kann ich vielleicht zur moralischen Unterstützung und zur Motivation eine Freundin/Kollegin und/oder ein Familienmitglied überzeugen, die 2-Tage-Diät mit mir zu machen? Auch ein freundschaftlicher Wettbewerb kann Sie anspornen, wenn Sie eine Diät machen; Sie bleiben eher dabei und gehen konzentrierter auf Ihr Ziel zu.
- Traue ich mir zu, die Veränderungen in meinem Essverhalten wirklich umzusetzen?
- Sehe ich einen Weg, wie ich es in meinem Alltag bewerkstelligen kann, meine Mahlzeiten gut zu planen und mich regelmäßig zu bewegen oder Sport zu treiben?

Wenn Sie die meisten dieser Fragen mit Ja beantwortet haben, dann sind Sie wahrscheinlich bereit, die 2-Tage-Diät in Angriff zu nehmen. Wenn nicht, dann ist es Zeit, dass Sie sich Gedanken machen, wie Sie es erreichen können, weniger Stress zu haben und die Unterstützung zu finden, die Sie brauchen, damit die 2-Tage-Diät bei Ihnen erfolgreich wirken kann.

Sorgen Sie für die Unterstützung, die Sie brauchen

Wenn Sie schon einmal eine Diät gemacht haben, dann wissen Sie, dass es um Sie herum viele Menschen gibt, die versuchen werden, Ihre Bemühungen zu sabotieren: der Partner, der möchte, dass Sie »kuschelig« bleiben; die Freundin, die Sie überzeugen möchte, dieses Stück Kuchen zu essen – »nur dies eine Mal«; die Mutter, die Ihnen erzählt, dass Sie einfach kein dünner Typ sind. Wenn Ihre Nächsten und Liebsten Sie aber von ganzem Herzen unterstützen, kann das einen großen Einfluss auf den Erfolg Ihrer Diät ausüben. Daher ist es wichtig, diese Menschen vom ersten Tag an mit an Bord zu haben. Achten Sie darauf, wenn andere Sie mit ihrem Verhalten von Ihrer Diät abbringen oder Sie behindern wollen: wenn man Sie mit verführerischem Essen in Versuchung führen will, kritische Bemerkungen darüber macht, wie die Diät Sie »verändert«, oder behauptet, dass Sie »nicht mehr eine von uns« sind.

Die Ursachen dafür sind häufig komplex. Zum Beispiel können Freunde oder Familienmitglieder selbst übergewichtig sein und wollen nicht mit ansehen, wie jemand etwas schafft, das sie selbst auch tun sollten. Oder Partner können sich dadurch bedroht fühlen, dass »ihre andere Hälfte« mehr Selbstvertrauen erlangt und für andere attraktiver wird. Man könnte versuchen, solche Kommentare zu ignorieren. Wir haben jedoch festgestellt, dass es besser ist, sie zu thematisieren. Wenn Diäthaltende ihre Gründe zum Abnehmen verdeutlichen und aktiv andere um deren Unterstützung bitten, hört die Sabotage bald auf und wird meist durch Unterstützung ersetzt. Eine unserer Diäthaltenden erzählte uns, wie sehr sie von der negativen Reaktion ihrer Arbeitskolleginnen auf ihre Diät überrascht war. »Sie haben mir Schokolade und Kekse auf den Tisch gestellt. Ich war völlig verdattert über ihre negative Reaktion, als ich beides nicht wollte. Ich hab mich dann hingestellt und gesagt: ›Hört mal her, ich erklär's euch jetzt.‹ Dann habe ich ihnen erzählt, dass ich die Diät mache, um mein Brustkrebsrisiko zu reduzieren. Danach waren sie meiner Diät gegenüber positiv eingestellt und haben mich aktiv unterstützt. Aber ich musste erst einmal offen mit ihnen reden, damit sie es verstehen konnten und mir halfen, anstatt meine Pläne zu sabotieren.«

Wie fühlen Sie sich mit sich selbst?

Nur sehr wenige sind völlig zufrieden mit Ihrer Körpergröße, Ihrer Körperform oder damit, wie sie aussehen. Sie sind vor allem dann unzufrieden, wenn sie übergewichtig sind. Aber bei einigen sind diese negativen Gefühle so mächtig, dass sie ihr Selbstvertrauen und ihr Selbstwertgefühl und sogar die Art, wie sie ihr Leben führen, beeinflussen. Es ist unbedingt notwendig, dass Sie sich über negative Gefühle klar werden und sich mit ihnen auseinandersetzen. Wenn Sie mit sich selbst hadern, wird es schwerer für Sie, abzunehmen und gesunde Veränderungen an Ihrem Lebensstil umzusetzen.

Wenn Sie sich betroffen fühlen, nehmen Sie sich die Zeit, innezuhalten und sich sorgfältig zu überlegen, wie Sie sich selbst sehen und inwiefern Sie fähig sind, mit neuen Menschen und neuen Situationen umzugehen. Es wird Sie vielleicht einige Zeit kosten, alles zu durchdenken. Aber diese Zeit lohnt sich, denn sie erhöht Ihre Erfolgschancen. Konzentrieren Sie sich möglichst auf das, was Sie an sich selbst mögen, auf das, was Ihnen an Ihrem Äußeren gefällt, und auf die positiven Dinge in Ihrem Leben, anstatt ständig bei dem zu verweilen, was Sie lieber anders hätten.

Werden Sie Ihr eigener Stress-Manager

Wenn einem alles im Leben zu viel wird, kann es passieren, dass man bei Essen und Trinken Zuflucht sucht. Daher kann Stress eine wichtige Rolle in dem Kampf spielen, Ihr Gewicht in den Griff zu bekommen. Als ersten Schritt müssen Sie herausfinden, was Ihnen im Leben Stress bereitet, und lernen, seine verräterischen Symptome zu erkennen. Dann müssen Sie Mittel und Wege finden, mit Ihrem Stress umzugehen, ohne dafür Essen einzusetzen. Das Durchführen folgender Schritte kann einige Zeit in Anspruch nehmen, aber es ist sinnvoll verbrachte Zeit.

1. Stellen Sie eine Liste auf

Fertigen Sie eine Liste an, was Ihnen in Ihrem Leben Stress bereitet. Das können Probleme bei der Arbeit sein, Beziehungsprobleme, eine Trennung, familiäre Ansprüche, Trauer, Geldprobleme, das Hin- und Herspringen zwischen zu vielen Rollen, Selbstüberforderung, die allgemeine Schnelligkeit in Ihrem Leben, Angst vorm Scheitern, Mangel an Unterstützung, Schuldgefühle wegen Raum, den Sie für sich selbst beanspruchen, oder ganz praktische Dinge wie das Autofahren. Natürlich sind gerade auch Probleme im Zusammenhang mit der Ernährung, dem Gewicht, der Bewegung und dem Sport sowie der Gesundheit eine Quelle von Sorgen und Schuldgefühlen.

2. Erkennen Sie Ihre Stress-Symptome

Häufige Anzeichen für zu viel Stress sind Gefühle wie: nicht abschalten können, sein Leben nicht im Griff haben, nicht effektiv genug sein, dauernd angespannt sein, in Panik geraten, andere nicht unterstützen können und andere im Stich lassen. Vielleicht fühlen Sie sich dauernd müde, leiden unter Kopfschmerzen, fühlen sich angespannt und sind extrem schmerzempfindlich, haben Schlafprobleme und reagieren leicht gereizt und besorgt. Zu viel – manchmal auch zu wenig – zu essen oder mehr Alkohol zu trinken, als man es gewöhnlich tut, können Stress-Symptome sein.

3. Entwickeln Sie Strategien, um Ihren Stress zu kontrollieren
Wie Sie Ihren Stress in den Griff bekommen, hängt davon ab, was bei Ihnen persönlich am besten wirkt. Sehen Sie sich die Liste der Dinge in Ihrem Leben an, die Sie in Stress versetzen. Dann überlegen Sie gründlich, wie Sie den Druck auf sich selbst reduzieren können. Ordnen Sie die aufgelisteten Stress-Auslöser nach Prioritäten. Stellen Sie diejenigen nach ganz oben, die Sie unbedingt angehen müssen. Nun fangen Sie am Ende der Liste an. Überlegen Sie, welche Verpflichtungen Sie vielleicht streichen oder an andere delegieren könnten. Wenn Sie das Gefühl haben, Ihr Leben ist außer Kontrolle, weil sich die unbezahlten Rechnungen häufen oder die Unordnung um Sie herum Ihnen über den Kopf wächst, fassen Sie den Entschluss, diese Probleme zu bearbeiten, nach und nach und am besten mit einem Zeitplan. Seine Aufgaben gut zu organisieren ist ein gutes Mittel gegen Stress. Und wenn Sie zu den Menschen gehören, die immer da sind, wenn andere Hilfe brauchen, lernen Sie, nein zu sagen, damit Sie sich nicht irgendwann völlig überlastet fühlen. Es mag Ihnen anfangs schwerfallen, aber je öfter Sie es tun, desto leichter wird es.
Suchen Sie nach Möglichkeiten, sich Zeit für sich selbst zu schaffen. Wenn Sie das Gefühl haben, am Ende Ihrer Kräfte zu sein, versuchen Sie, sich in jeder Woche etwas Zeit für sich selbst freizuschaufeln (idealerweise jeden Tag), um etwas zu tun, was Sie wieder zu sich selbst kommen lässt.
Was unseren Stress reduziert, ist individuell sehr unterschied-

lich, und was bei Ihnen wirkt, hilft jemandem anders vielleicht überhaupt nicht. Einige der besten Arten, Stress zu reduzieren, sind gleichzeitig die einfachsten:

- Gehen Sie hinaus und laufen Sie – schon ein zehnminütiger Spaziergang, idealerweise bei hellem Tageslicht, hilft, die Batterien wieder aufzuladen.
- Schließen Sie sich einem Chor an – es ist nachgewiesen, dass Singen Stress reduzieren hilft und die Stimmung aufhellt.[4]
- Lachen Sie – sehen Sie sich einen lustigen Film an, lesen Sie ein amüsantes Buch, verbringen Sie Zeit mit Freundinnen, mit denen Sie gemeinsam lachen können.
- Buchen Sie sich einen Wellness-Tag, gönnen Sie sich eine Massage.
- Gehen Sie zu einem Fußballspiel.
- Treffen Sie sich mit Freundinnen, mit denen Sie sich wohlfühlen (nicht mit denen, die endlos Ansprüche an Sie stellen und Ihnen Ihre Energie rauben).
- Drehen Sie die Lautstärke Ihres CD-Spielers auf und hören Sie Ihre Lieblingsmusik ganz laut.
- Kaufen Sie sich eine Entspannungs-CD oder gehen Sie zu einem Yoga- oder Meditationskurs.
- Nehmen Sie sich Zeit für Sex.

Plan für Erfolg

Neben dem Auflisten der Vorteile des Abnehmens sollten Sie aber auch von vornherein die Herausforderungen bedenken, denen Sie auf dem Weg begegnen werden. Wenn Sie schon eine Diät gemacht haben, haben Sie wahrscheinlich bereits eine gute Vorstellung von den Problemen, die auf Sie zukommen werden, ob es die nachlassende Motivation ist, das Nachgeben, wenn eine Versuchung winkt, oder das Gefühl, dass Ihre Nächsten und Liebsten Sie nicht genügend unterstützen. Indem Sie anerkennen, dass es diese Probleme geben wird, und indem Sie sich jetzt schon damit auseinandersetzen, wird es später für Sie leichter sein, mit ihnen fertigzuwerden. Stellen Sie sich am besten eine Übersicht zusammen, die in etwa wie die folgende aussehen könnte.

Vorteile, wenn ich die 2-Tage-Diät mache:	Probleme, die bei der 2-Tage-Diät auf mich zukommen können:
Zum Beispiel: Ich nehme ab, fühle mich besser, habe mehr Energie.	Zum Beispiel: Andere versuchen mich vielleicht zu überzeugen, die Diät abzubrechen; ich bin in Versuchung, abends noch zu naschen.
Vorteile, wenn ich die 2-Tage-Diät nicht mache:	**Probleme, wenn ich die 2-Tage-Diät nicht mache:**
Zum Beispiel: Ich kann essen, was ich will und wann immer ich will.	Zum Beispiel: Ich nehme vielleicht noch mehr zu; ich fühle mich noch schwerfälliger und habe weniger Energie.

Setzen Sie sich Ziele, wie viel Sie abnehmen wollen

Natürlich ist Ihr Ziel, Ihr Idealgewicht so schnell wie möglich zu erreichen, aber wie jeder weiß, der einmal eine Diät gemacht hat, braucht Abnehmen Zeit. Wir wissen, dass es die Motivation fördert und ein guter Anreiz zum Weitermachen ist, wenn man von Anfang an möglichst schnell abnimmt.[5] Und die gute Nachricht ist, dass Sie bei der 2-Tage-Diät tatsächlich davon ausgehen können, schnelle Ergebnisse zu sehen (siehe Seite 28). Wir haben festgestellt, dass die 2-Tage-Diäthaltenden nicht nur um 50 % schneller abnahmen als diejenigen mit einer täglichen Diät, sondern dass sie auch ihre Essgewohnheiten verändern und ihren Appetit verringern konnten. Das half ihnen, bei der Diät zu bleiben und ihre Motivation aufrechtzuerhalten.

Es ist gut, wenn Sie hohe Erwartungen haben, wenn Sie zum Beispiel wieder in eine Jeans Größe 38 passen wollen. Es zahlt sich aber aus, wenn Sie realistische Erwartungen haben, wie viel Sie abnehmen und wie lange Sie dafür brauchen werden. Wie wir schon geschrieben haben, nahmen unsere 2-Tage-Diäthaltenden durchschnittlich 0,5 bis 1,4 kg in der Woche ab, wobei der Gewichtsverlust im Laufe der Zeit etwas weniger wurde, sodass sie am Ende von drei Monaten im Durchschnitt 5,8 kg abgenommen hatten – einige aber auch viel mehr. Wenn es ums Abnehmen geht, ist man mit dem Prinzip »langsam, aber stetig« auf der Gewinnerseite. Unsere 2-Tage-Diäthaltenden, die bei dieser Diät blieben, waren die größten Gewinner und erlebten die größten Veränderungen. Es gibt also absolut keinen Grund, warum Sie sich nicht ein ehrgeiziges Ziel setzen sollten, vor allem wenn Sie überzeugt davon sind, dass Sie die Herausforderungen meistern und dabeibleiben können. Allerdings muss Ihr Ziel auch realistisch und erreichbar sein.

Was kurzfristig passiert – die ersten drei Monate

Verlieren Sie 5 bis 10 % Ihres Gewichts

Das hört sich vielleicht nicht gerade großartig an und ist ganz sicher viel weniger als Ihr Gesamtziel, aber wenn Sie gleich zu Anfang nur 5 bis 10 % Ihres Gewichts abnehmen und das erlangte Gewicht auch beibehalten können, dann sind das immerhin 4 bis 8 kg weniger, wenn Sie im Moment 80 kg wiegen. Damit erlangen Sie bereits erhebliche Gesundheitsvorteile: Sie reduzieren

- das Risiko, Diabetes Typ 2 zu bekommen, um 60 %[6],
- das Risiko einer Herzerkrankung um 70 %[7] und
- das Risiko von Brustkrebs um 25 bis 40 %.[8]

Manche Menschen nehmen schneller ab als andere. Wenn Sie die 2-Tage-Diät richtig durchführen, wird der größte Teil des abgenommenen Gewichts aus Fett bestehen. Entscheidend ist: Sie werden einen wesentlichen Teil des Fetts verlieren, das sich in

Ihrem Bauchraum um Ihre lebenswichtigen Organe herum ab-
gelagert hat. Das ist sehr wichtig, denn dieses intraabdominale
Fettgewebe stellt die größte Gefährdung für Ihre Gesundheit dar.
Die Forschung hat nachgewiesen, dass schon der Verlust relativ
kleiner Gewichtsmengen (10 % des Körpergewichts) Ihnen helfen
kann, 40 % des Fetts zu verlieren, das in Ihrer Leber lagert (und
ganz besonders gefährlich für Ihre Gesundheit ist).[9] Ihre Leber ist
das Schaltzentrum für den Stoffwechsel Ihres Körpers – sie regu-
liert den Fett- und Zuckerspiegel im Blut. Und da eine verfettete
Leber nicht wirksam arbeitet, können sich die Zucker- und Fett-
blutwerte erhöhen, was wiederum zu Herzerkrankungen, Diabetes und Krebs sowie zu einer dauerhaften Leberschädigung führen kann.

Ihr langfristiges Ziel

Jeder Mensch ist unterschiedlich. Es bleibt Ihnen überlassen, wie
hoch Sie Ihr Ziel in Bezug auf Ihr Wunschgewicht stecken und
wie Sie es erreichen wollen. Vielleicht wollen Sie ein Idealgewicht
anstreben oder zu einem Gewicht zurückkehren, mit dem Sie sich
in der Vergangenheit wohlgefühlt haben. Fürchten Sie sich nicht
davor, zu ehrgeizig zu sein, solange Ihr Ziel realistisch und erreichbar ist. Viele unserer 2-Tage-Diäthaltenden haben letztlich
mehr Pfunde abgenommen, als sie sich als Ziel gesteckt hatten.
Es kann hilfreich sein, wenn Sie sich kleinere Zwischenziele für
zwei oder drei Monate setzen, die zu erreichen Sie wirklich eine
Chance haben. Das stärkt Ihr Selbstvertrauen und Ihre Motivation, um Ihr letztendliches Ziel zu erreichen.

Zusammenfassung

- Erarbeiten Sie die Grundlagen für Ihr Vorhaben. Berechnen Sie Ihren Body-Mass-Index, messen Sie Ihren Taillenumfang und bestimmen Sie Ihren Körperfettanteil, bevor Sie mit der 2-Tage-Diät beginnen. Diese Größen sind eine Hilfe, wenn Sie wissen möchten, wie viel Sie abnehmen sollten.
- Machen Sie sich Ihre Gründe klar, warum Sie abnehmen wollen. Stellen Sie sicher, dass Sie angemessene Unterstützung haben, um eine Diät durchzuführen. So sorgen Sie für die bestmögliche Erfolgschance.
- Setzen Sie sich klare kurzfristige und langfristige Ziele, wie viel Sie abnehmen wollen, damit Sie genau wissen, was Sie anstreben.
- Denken Sie immer daran: Schon wenn Sie nur wenig abnehmen, kann das Ihre gesamte Gesundheit positiv beeinflussen und Ihr Krankheitsrisiko mindern.

3. Anleitung für die zwei eingeschränkten Tage

In diesem Kapitel erläutern wir Ihnen ausführlich, wie Sie die zwei eingeschränkten Tage bei der 2-Tage-Diät durchführen. Wir haben diese Diät so konzipiert, dass sie mäßigend auf Ihren Appetit einwirkt und Sie möglichst keine Hungergefühle bekommen, alle ernährungsphysiologischen Erfordernisse erfüllt werden und Sie keine Nahrungsergänzungsmittel nehmen brauchen, Sie so viel Fett wie möglich verlieren und so viel kalorienverbrennende Muskelmasse wie möglich behalten.

Auch wenn Sie Vegetarierin sind, ist die 2-Tage-Diät für Sie bestens geeignet; die vegetarische Auswahl an eiweißhaltigen Nahrungsmitteln ist mindestens genauso sättigend wie Fleisch.

> **Warnung!**
> Vermeiden Sie es, Ihre eigene Diät mit wenig Kalorien für die zwei eingeschränkten Tage zusammenzustellen. Durch die selbst ausgewählte Nahrung könnte es für Sie schwerer werden, weil höchstwahrscheinlich ein Hungergefühl bleibt. Außerdem wird eine selbst zusammengestellte Diät, die ernährungsphysiologisch nicht ausgewogen ist, wahrscheinlich auch nicht zu den gleichen gesundheitlichen Vorteilen und zum gleichen Gewichtsverlust führen wie die 2-Tage-Diät.

Das Praktische an der 2-Tage-Diät ist ihre Einfachheit. Sie brauchen sich nur an die Liste der empfohlenen Lebensmittel halten und dafür sorgen, dass Sie das Minimum der vorgegebenen Portionen zu sich nehmen und das Maximum nicht überschreiten. Durch diese einfachen Regeln werden Sie neue Essgewohnheiten einüben, sodass die 2-Tage-Diät Ihnen hilft, wieder die Kontrolle über Ihr Essverhalten zu erlangen und gleichzeitig abzunehmen.

Details zur 2-Tage-Diät

- An zwei Tagen der Woche essen Sie Lebensmittel mit hohem Proteingehalt, gesunde Fette, fettarme Milchprodukte, einige Portionen Gemüse und etwas Obst. Es gibt keine Kalorienzählerei. Schlagen Sie einfach in den Tabellen im Anhang D auf den Seiten 373 bis 380 nach, wie viele Portionen der jeweils empfohlenen Nahrung Sie mindestens zu sich nehmen sollten und wie viele Sie höchstens zu sich nehmen dürfen. Es gibt unterschiedliche Tabellen für Frauen und Männer.
- An den zwei eingeschränkten Tagen ist Ihr Verzehr von Kohlenhydraten auf etwa 50 g pro Tag beschränkt. Das ist deswegen so, weil Forschungen ergeben haben, dass Kohlenhydrate hungrig machen! Bei einer minimalen Kohlenhydratzufuhr schaltet Ihr Körper schnell von der Einlagerung von Fett zu dessen Verbrennung um. Nebenprodukte dieser Fettverbrennung, darunter Ketone, unterdrücken Ihren Appetit.
- Wir empfehlen, dass Sie zur optimalen Ausnutzung der Diät die zwei eingeschränkten Tage nacheinander durchführen. Unsere Forschung hat ergeben, dass ein Aufeinanderfolgen der Tage die Diät erleichtert und dafür sorgt, dass Sie den zweiten Tag auch tatsächlich durchführen. Es kann sogar sein, dass dadurch größere Gesundheitsvorteile entstehen.

Durch die Diät haben sich meine Essgewohnheiten völlig verändert, tatsächlich freue ich mich schon immer auf meine zwei eingeschränkten Tage!
Kate, 27 Jahre

Wie viel kann ich essen?

Wir haben keine strenge Kalorienbeschränkung in die 2-Tage-Diät aufgenommen, weil wir festgestellt haben, dass sie so sättigend ist, dass die Diäthaltenden die Menge ihres Essens natürlicherweise einschränken. Wir haben aber eine Anleitung mit der maximalen Anzahl an Portionen für jede Art der Nahrung zusammengestellt. Damit sind Sie sicher, dass Sie nicht zu viel essen. Denken Sie daran, dass dies *maximale* Mengen sind, und Sie nicht das Maximum an Portionen essen müssen. Die meisten unserer Probandinnen taten es nicht. Diäthaltende befürchten oft, nicht abzunehmen, wenn sie nicht genügend essen. Dies ist jedoch definitiv nicht der Fall. Es ist jedoch wichtig, dass Sie an Ihren eingeschränkten Tagen genügend Proteine und Elektrolyte zu sich nehmen. Daher empfehlen wir, dass Sie wenigstens die als Minimum angegebene Menge an proteinreicher Nahrung verzehren und das Gleiche bei Milchprodukten, Obst und Gemüse versuchen. Doch darüber hinaus brauchen Sie nur so viel zu essen, wie Sie möchten. Hören Sie dabei auf Ihren Körper. Wenn Sie keinen Hunger haben, essen Sie weniger! Genaueres zu den Portionsgrößen finden Sie im Anhang B auf den Seiten 359 bis 364.

Ich hatte gedacht, die 2-Tage-Diät würde hart für mich werden, aber es war viel leichter, als ich erwartet hatte. Die Auswahl an Nahrungsmitteln ist sehr groß, und man kann seine Mahlzeiten abwechslungsreich gestalten, sodass einem das Essen nicht langweilig wird.
Kerry, 32 Jahre

Was Sie an den eingeschränkten Tagen der 2-Tage-Diät verzehren können:

- Proteinreiche Nahrungsmittel (Huhn, Fisch, Eier, mageres Fleisch): maximal 12 Portionen für Frauen und 14 für Männer
- Fette (Rapsöl, Olivenöl, Nüsse oder Avocados): maximal 5 Portionen für Frauen und 6 für Männer
- Milchprodukte: 3 Portionen
- Obst: 1 Portion
- Gemüse: 5 Portionen
- Mindestens 2 Liter Wasser, Tee, Kaffee oder andere zuckerfreie oder niedrigkalorische Getränke.

Wenn Sie mögen, sind auch erlaubt:

- Zuckerfreier Kaugummi oder Süßholzwurzelstangen
- Bis zu zehn zuckerfreie Pfefferminzpastillen.

Proteinreiche Nahrungsmittel

An den beiden eingeschränkten Tagen der 2-Tage-Diät können Sie großzügige Mengen folgender proteinreicher Nahrungsmittel zu sich nehmen:

- Für Frauen: Ein Minimum von vier Portionen und ein Maximum von zwölf Portionen pro Tag von der unten stehenden Liste.
- Für Männer: Ein Minimum von vier Portionen und ein Maximum von 14 Portionen pro Tag von der unten stehenden Liste.

Sie können zu einer Mahlzeit eine beliebige Anzahl an Proteinportionen essen. Bleiben Sie aber innerhalb des täglichen Maximums.

Protein	1 Portion entspricht
Frischer oder geräucherter* weißer Fisch (zum Beispiel Schellfisch oder Kabeljau)	60 g (2 fischstäbchengroße Stücke)
Thunfisch in der Dose in Salzlake oder Quellwasser	45 g
Zubereiteter Fisch (frisch oder in der Dose) in Tomatensoße oder Öl (abgetropft), zum Beispiel Makrele, Sardinen, Lachs, Forelle, Thunfisch, Räucherlachs* oder -forelle* oder Bücklinge*	30 g
Meeresfrüchte, zum Beispiel Garnelen, Muscheln, Krabben	45 g
Huhn, Pute oder Ente (gekocht ohne Haut)	30 g (eine Scheibe in der Größe einer Spielkarte)
Mageres Fleisch von Rind, Schwein, Lamm, Hasen, Wild oder Innereien (Fett entfernt)	30 g pro Portion bis zu einem Maximum von 500 g pro Woche für Frauen und 600 g pro Woche für Männer (einschließlich der zwei eingeschränkten Tage und der fünf nicht eingeschränkten Tage)
Magerer Schinkenspeck*	1 gegrillte Scheibe
Magerer Schinken*	2 mitteldünne oder 4 hauchdünne Scheiben
Eier	1 mittelgroßes/großes Ei
Tofu	50 g

* siehe Seite 74

Von den folgenden proteinreichen Nahrungsmitteln können Sie an *jedem* eingeschränkten Tag nur *eines* essen, da sie etwas Kohlenhydrate enthalten. Sie werden Ihrer für einen Tag erlaubten Menge zugerechnet.

Protein	Maximum	Portionen
Sojafleisch	30 g am Tag	3
Soja und Edamame-Bohnen	60 g pro Tag	2
Fettarmer Hummus	15 g oder 1 Esslöffel pro Tag	1
Quorn	115 g pro Tag	4

Was Sie über Protein wissen sollten

Protein (oder Eiweiß) ist sowohl an den zwei eingeschränkten Tagen als auch den restlichen Tagen der Woche ein wichtiger Nahrungsanteil. Es ist das am meisten sättigende Nahrungsmittel, das Sie essen können. Forschungsergebnisse lassen sogar vermuten, dass unser Appetit mit unserem Bedarf an Protein zusammenhängt und unser Körper so lange Hunger signalisiert, bis wir genug davon verzehrt haben. Wenn Ihre Ernährung wenig Protein enthält, müssen Sie eine Menge Kalorien zu sich nehmen, um ein Sättigungsgefühl zu erreichen – was der Grund dafür sein kann, dass sich so viele Menschen überessen, vor allem Diäthaltende, die versuchen, eine der zahlreichen Diäten mit geringer Protein- und Fettzufuhr durchzuführen. Darüber hinaus ist Protein wichtig, um während einer Diät die Muskelmasse zu erhalten. Bei Diäthaltenden, die erfolgreich abgenommen haben, scheint die Wahrscheinlichkeit höher zu sein, dass sie sich überessen und das abgenommene Gewicht wieder zunehmen, wenn sie vorher einen großen Anteil Muskeln verloren haben. Das ist eine Art »Feedback«, mit dem der Körper versucht, die durch die Diät verlorenen Muskeln wieder zu ersetzen. Und schließlich ist proteinreiche Nahrung auch deswegen hilfreich für Diäthaltende, weil der Körper eine Extramenge von 65 bis 70 Kalorien verbraucht, um sie aufzunehmen und zu verdauen.

Fette

Sie können eine großzügige Menge der folgenden Nahrungsmittel zu sich nehmen:

- Frauen: ein Maximum von fünf Portionen pro Tag von der unten stehenden Liste.
- Männer: ein Maximum von sechs Portionen pro Tag von der unten stehenden Liste.

Fett	1 Portion entspricht
Margarine oder fettarmer Aufstrich (nicht die »buttrigen« Arten)	8 g oder 1 Teelöffel
Olivenöl oder anderes Öl (kein Palm- oder Kokosnussöl, kein Ghee)	7 g oder 1 Dessertlöffel
Dressing auf Ölbasis	7 g oder 1 Dessertlöffel
Ungesalzene oder gesalzene* oder trocken geröstete Nüsse (nicht in Honig geröstet)	1 Dessertlöffel oder 3 Walnusshälften, 3 Paranüsse, 4 Mandeln, 8 Erdnüsse, 10 Cashewnüsse oder 10 Pistazien (keine Esskastanien)
Pesto	8 g oder 1 Teelöffel
Mayonnaise	5 g oder 1 Teelöffel
Fettarme Mayonnaise	15 g oder 1 Esslöffel
Oliven*	10 Stück
Erdnussbutter (ohne Palmöl)	8 g oder 1 Teelöffel

* siehe Seite 74

Von den folgenden fetthaltigen Nahrungsmitteln dürfen Sie an jedem eingeschränkten Tag nur eines zu sich nehmen, da diese auch Kohlenhydrate enthalten. Sie werden den erlaubten Fettportionen zugerechnet.

Fett	Maximum	Portionen
Avocado	½ Avocado	2
Guacamole	2 Esslöffel	2
Fettarme Guacamole	2 Esslöffel	1

Milchprodukte

Wählen Sie aus den folgenden Milchprodukten bis zu drei Portionen am Tag aus:

Milchprodukt	1 Portion entspricht
Milch (fettarm oder mager)	200 ml
Sojamilch (gesüßt oder ungesüßt mit Kalzium-zusatz)*	200 ml
Joghurt: Diätfrucht-, Natur-Soja-; griechischer Natur- oder Frischkäse (alle fettarm)	1 kleiner Becher 120 bis 150 g oder 3 gehäufte Esslöffel
Vollmilch-Naturjoghurt	80 bis 90 g oder 2 gehäufte Esslöffel
Hüttenkäse	75 g oder 2 Esslöffel
Quark	90 g oder 3 Esslöffel
Frischkäse (leicht oder extra leicht)	1 Esslöffel (30 g)
Käse mit niedriger Fettstufe: fettreduzier-ter Cheddar, Edamer, Räucherkäse, Feta**, Camembert, Ricotta, Mozzarella, fettarmer Halloumi	30 g pro Portion bis höchstens 120 g pro Woche für Frauen und 150 g für Männer an einge-schränkten und nicht eingeschränkten Tagen

* Ersetzen Sie die angegebene Milch nicht durch Reis- oder Hafermilch. Diese sind für die ein-geschränkten Tage nicht geeignet, weil sie zu wenig Protein und zu viele Kohlenhydrate enthalten. Sie können diese Milchsorten trinken, aber an den nicht eingeschränkten Tagen.
** siehe Seite 74

Ich war erstaunt, dass ich an meinen eingeschränkten Tagen kein Verlangen nach Schokolade oder Keksen hatte. Aber ich hatte Lust auf Brot, Getreideflocken und andere nicht ganz so schlimme Sachen.

Val, 43 Jahre

Obst

Sie können eine Obstsorte von den unten aufgeführten, nicht so kalorienhaltigen Sorten pro eingeschränktem Tag essen. Wenn Sie möchten, können Sie auch anstatt des Obstes eine Extraportion Gemüse essen. Sie können Ihr Obst nach Geschmack mit Süß-stoff süßen, aber nicht mit Zucker.

Obst	1 Portion (entspricht 80 g)
Ananas	1 große Scheibe
Aprikosen	3 frische oder getrocknete
Brombeeren	eine 1 Handvoll
Erdbeeren	7
gedünsteter Rhabarber oder Cranberrys, mit Süßstoff	3 gehäufte Esslöffel
Grapefruit	½ Grapefruit
Himbeeren	2 Handvoll
Melone	5 cm dicke Scheibe
Papaya	1 Scheibe
Rote Johannisbeeren	4 gehäufte Esslöffel
Schwarze Johannisbeeren	4 gehäufte Esslöffel

Es war einfacher, als ich erwartet hatte, und es wurde mit der Zeit immer einfacher. Ich habe mir schnell angewöhnt, an den eingeschränkten Tagen weniger zu essen, und es wurde ganz normal für mich. Ich glaube, mir hat es auch geholfen, an den zwei Tagen immer die gleichen Sachen zu essen. Das machte es mir leichter, die Portionsgrößen einzuhalten.

Lyndsey, 35 Jahre

Gemüse

An den zwei eingeschränkten Tagen sind nur die folgenden Gemüsearten mit niedrigem Kaloriengehalt erlaubt. Wählen Sie fünf Portionen pro Tag aus der Liste aus.

Gemüse	1 Portion (entspricht 80 g)
Artischocke	2 Herzen
Aubergine	⅓ von mittelgroßer Frucht
Bittermelone oder Flaschenkürbis	½ Frucht

Gemüse	1 Portion (entspricht 80 g)
Blätterkohl, gekocht	4 gehäufte Esslöffel
Blumenkohl	8 Röschen
Bohnensprossen, frisch	2 Handvoll
Brechbohnen	4 gehäufte Esslöffel
Broccoli	2 Röschen
Brunnenkresse	1 Müslischälchen
Champignons, frisch	14 Köpfe oder 3 Handvoll in Scheiben
Chinakohl	1/5 Kopf
Fenchel	½ Tasse, geraspelt
Frühlingszwiebeln	8
Grüner Blattsalat (gemischt), Rucola	1 Müslischüssel voll
Grünkohl, gekocht	4 gehäufte Esslöffel
Gurke	1 Stück (5 cm lang)
Knollensellerie	3 gehäufte Esslöffel
Kohl	1/6 kleiner Kohlkopf oder 3 gehäufte Esslöffel, geraspelt
Kürbis	3 gehäufte Esslöffel
Lauch	1 Stange mittelgroß
Okra	16 mittelgroße Bohnen
Pak Choi	2 Handvoll
Paprika (nur grüne)	½ Stück
Pilze, getrocknet	2 Esslöffel oder 1 Handvoll Steinpilze
Prinzessbohnen	4 gehäufte Esslöffel
Radieschen	10 Stück
Rosenkohl	8 Stück
Spargel aus der Dose	7 Stangen
Spargel, frisch	5 Stangen
Spinat, frisch	1 Müslischälchen
Spinat, gekocht	2 gehäufte Esslöffel

Gemüse	1 Portion (entspricht 80 g)
Stangensellerie	3 Stangen
Tomaten aus der Dose	2 Flaschentomaten oder ½ Dose, gehackt
Tomaten, frisch	1 mittlere oder 7 Cherrytomaten
Tomaten, sonnengetrocknet	4 Stück
Tomatenpüree	1 gehäufter Esslöffel
Zucchini	½ große Zucchini
Zuckererbsen	1 Handvoll
Zuckermais (ganze kleine Kolben, keine Körner)	6

Geschmacksstoffe

Diese Geschmacksstoffe können Sie nach Belieben verwenden:

- Zitronensaft
- Frische oder getrocknete Kräuter oder Gewürze
- Schwarzen Pfeffer
- Senf
- Meerrettich
- Essig, zum Beispiel roten oder weißen, Balsamico oder Reisweinessig
- Frischen oder eingelegten gehackten Knoblauch oder Ingwer
- Chili, frisch, als Pulver oder getrocknete Flocken
- Sojasoße und salzarme Sojasoße (suchen Sie nach Sorten mit hinzugefügtem Chili für einen Extrakick!)*
- Misopaste
- Fischsoße*
- Worcestersoße*

Salz

Weil Ihr Körper an den eingeschränkten Tagen Fett verbrennt und dabei Wasser und damit auch Elektrolyte aus Ihrem Körper geschwemmt werden, ist es wichtig, dass Sie etwas Salz zu sich nehmen. Sie brauchen keine großen Mengen. Etwa 5 bis 6 g pro Tag reichen aus (das entspricht 2000 bis 4000 mg Natrium).

Tipp
Wenn Sie an den eingeschränkten Tagen zu Kopfschmerzen neigen, könnte das darauf hinweisen, dass Sie etwas mehr Salz brauchen.

Einige der Nahrungsmittel, die Sie essen werden, enthalten schon Salz, zum Beispiel einige Milchprodukte, Fisch und Meeresfrüchte. Wenn Sie möchten, können Sie an den eingeschränkten Tagen vier bis sechs Portionen salzigere Nahrungsmittel in Ihren Speiseplan aufnehmen. Diese Nahrungsmittel sind in den oben aufgeführten Listen mit einem Sternchen (*) gekennzeichnet.

Sie können Ihren Salzbedarf an diesen Tagen aber auch mit einem der folgenden zusätzlichen Mittel decken:
* ½ Brühwürfel oder 2 Teelöffel gekörnte Brühe als Getränk oder im Essen,
* 1 Esslöffel Sojasoße,
* 1 Esslöffel Hefeextrakt oder Fleischbrühe mit heißem Wasser oder
* 3 Esslöffel Soßenfix, in heißem Wasser aufgelöst.

Verzehren Sie keine salzigen Getränke und kein salziges Essen, wenn Sie gegen zu hohen Blutdruck Diuretika (»Wassertabletten«) nehmen.

Da zu viel Salz schlecht für den Blutdruck und die Knochen ist, empfehlen wir, dass Sie diese salzigen Nahrungsmittel während der restlichen Woche auf eine Portion pro Woche beschränken (siehe Seite 93).

Ich finde, dass diese Diät wirklich einfach durchzuführen ist. Ich kann immer noch sehr viele verschiedene Sachen essen, und ich finde es wunderbar, dass ich nur einen oder zwei Tage warten muss, wenn ich Heißhunger auf Schokolade oder Kuchen habe. Und was sogar noch besser ist: dass ich kein schlechtes Gewissen habe, wenn ich mir etwas Süßes gönne. Bei der Planung meiner zwei eingeschränkten Tage achte ich auf mein gesellschaftliches Leben, sodass sich beides nicht in die Quere kommt. Für diese zwei Tage erstelle ich meinen Speiseplan sehr sorgfältig, damit ich Sachen esse, die mir Kraft und Energie geben, während ich gleichzeitig alle notwendigen Nährstoffe bekomme. Ich fühle mich gesünder und viel besser in Form!

Andrea, 30 Jahre

Kalorienarme Getränke

Es ist wichtig, dass Sie an den zwei eingeschränkten Tagen Ihrer Diät viel trinken. Versuchen Sie, insgesamt 2 Liter von den unten aufgeführten Getränken zu sich zu nehmen, um keine Probleme mit Dehydration, Verstopfung oder Kopfschmerzen zu bekommen und Hungergefühle unter Kontrolle zu halten.

- Wasser (still oder sprudelnd)
- Tee und Kaffee (schwarz oder mit Milch wie in Ihrer täglich erlaubten Menge, Süßstoff wie angegeben)
- Sodagetränke mit Geschmack ohne Zucker – lesen Sie das Etikett, damit Sie keine Marken kaufen, denen Zucker zugesetzt ist.
- Sirup mit Fruchtgeschmack, aufgefüllt mit stillem oder sprudelndem Wasser, keine Sorten mit besonders viel Fruchtgehalt, da diese natürlichen Fruchtzucker enthalten; wählen Sie stattdessen Marken ohne Zuckerzusatz, die höchstens mit Süßstoff gesüßt sind.
- Grünen Tee, Früchte- oder Kräutertees
- Diätdrinks ohne Zucker (bis zu 3 Liter pro Woche, siehe Seite 110)

- Geraspelten Ingwer mit kochendem Wasser aufgegossen (und wenn nötig mit Süßstoff, heiß oder abgekühlt)
- Zitronen- oder Limettenscheibe mit kochendem Wasser aufgegossen

Sie können allen Getränken Süßstoff beimengen. Fügen Sie keinen Zucker hinzu (siehe Seite 93). Weitere Ideen für selbst hergestellte erfrischende Getränke finden Sie in den Rezepten für die zwei eingeschränkten Tage (siehe Seite 216).

Die zwei eingeschränkten Tage für Vegetarier

Auch als Vegetarierin können Sie die 2-Tage-Diät leicht durchführen. Die vegetarische Version ist ähnlich. Da aber einige vegetarische Proteinquellen Kohlenhydrate enthalten, können Sie nicht ganz so viele Milchprodukte und andere vegetarische Alternativen zu sich nehmen. Sonst würde die maximal erlaubte Kohlenhydratmenge überschritten werden. Ihre Auswahl an Proteinprodukten ist etwas eingeschränkter als die für Fleisch- und Fischesser.

> **Tipp**
> Es ist äußerst wichtig, die empfohlene Minimalmenge an Protein und fettreduzierten Milchprodukten einzuhalten, damit Sie keinen Hunger bekommen.

Die Rezeptseiten enthalten viele schmackhafte Mahlzeiten mit Eiern, Tofu, Sojabohnen oder anderem Fleischersatz (siehe Seiten 216 ff.).

Proteinreiche Nahrungsmittel

- Frauen: Mindestens vier Portionen und höchstens zwölf Portionen am Tag von der unten stehenden Liste.
- Männer: Mindesten vier Portionen und höchstens 14 Portionen am Tag von der unten stehenden Liste.

An den zwei eingeschränkten Tagen dürfen Sie großzügige Mengen Eier und Tofu im Rahmen Ihrer täglich erlaubten Menge essen:

Protein	1 Portion entspricht
Eier	1 mittelgroßes/großes Ei
Tofu	50 g

Sie können auch von der folgenden Liste jeden Tag bis zu sechs Proteinportionen auswählen. Achten Sie aber darauf, dass Sie mit Ihren Proteinen nicht mehr als 15 g Kohlenhydrate insgesamt zu sich nehmen.

Tipp
Vermeiden Sie panierte Lebensmittel, da die Panade zusätzliche Kohlenhydrate enthält.

Protein	1 Portion entspricht
Vegetarische Würstchen/Burger mit < 5 g Kohlenhydraten	½ Stück
Texturiertes Pflanzenprotein, ungekocht	10 g oder 2 Teelöffel
Sojabohnen (gekocht)	30 g oder 2 Teelöffel
Fettarmer Hummus	15 g oder 1 Esslöffel
Tempeh	40 g
Quorn-Hackfleisch	30 g
Edamame-Bohnen	30 g oder 2 Esslöffel

Ein Wort zu Eiern

Über Eier wurde in der Presse viel Schlechtes berichtet, aber entgegen der noch immer vorherrschenden Meinung sind sie ein großartiges Nahrungsmittel für Diäthaltende, das diese ohne Probleme essen können. Eier haben einen hohen Proteingehalt, enthalten wenig Fett, haben pro Portion nur 70 Kilokalorien und sind eine gute Quelle für die Vitamine A und D (ein Ei kann 10 % Ihres täglichen Vitamin-D-Bedarfs decken) und für die Mineralstoffe Selen, Kalzium, Eisen, Zink und Folat.

Viele Menschen machen sich Sorgen, dass Eier einen zu hohen Cholesteringehalt haben. Es gibt jedoch keine Hinweise darauf, dass Eier in einem Zusammenhang mit Herzkrankheiten stehen. Kürzlich ergab eine Studie, dass Menschen auf einer Niedrigfett-Diät, die zwei Eier am Tag aßen, ohne negative Wirkung auf ihren Cholesterinwert abnahmen. Es wurde sogar eine Steigerung der guten Form des Cholesterins, des HDLs, in ihrem Körper festgestellt.[1]

Milchprodukte

Sie können 60 g eines fettarmen Käses am Tag verzehren, aber pro Woche – also einschließlich der zwei eingeschränkten und der fünf nicht eingeschränkten Tage – nicht mehr als 120 g für Frauen und 150 g für Männer. Geeignet sind zum Beispiel folgende Käsesorten:

- Fettreduzierter Cheddar
- Feta
- Mozzarella
- Bayerischer Räucherkäse
- Camembert
- Edamer
- Ricotta
- Fettreduzierter Halloumi

Sie können auch zwei Portionen am Tag aus der folgenden Liste wählen:

Milchprodukt	1 Portion entspricht
Milch (Magermilch oder fettarm)	200 ml
Sojamilch (gesüßt oder ungesüßt mit Kalzium-zusatz)*	200 ml
Joghurt: Diät-Frucht-, Natur-; griechischer Natur- oder Frischkäse (alle fettarm)	1 kleiner Becher 120 bis 150 g oder 3 gehäufte Esslöffel
Vollmilch-Naturjoghurt	80 bis 90 g oder 2 gehäufte Esslöffel
Hüttenkäse	75 g oder 2 Esslöffel
Quark	90 g oder 3 Esslöffel
Frischkäse (leicht oder extra leicht)	30 g oder 1 Esslöffel

* Ersetzen Sie die angegebene Milch nicht durch Reis- oder Hafermilch. Diese sind für die eingeschränkten Tage nicht geeignet, weil sie zu wenig Protein und zu viele Kohlenhydrate enthalten. Sie können diese Milchsorten trinken, aber an den fünf nicht eingeschränkten Tagen.

Achten Sie darauf, dass Sie während der eingeschränkten Tage die angegebenen Mengen an Fett, Gemüse und Obst zu sich nehmen (siehe Seiten 69 bis 73).

Antworten auf Ihre Fragen

»Muss ich an den zwei eingeschränkten Tagen der Diät ergänzend Vitaminpräparate nehmen?«

Bei der 2-Tage-Diät benötigen Sie keine zusätzlichen Vitaminpräparate. Häufig ist es so, dass bei Diäten die Einschränkung der Essensmenge zu einer zu geringen Aufnahme von Vitaminen und Mineralstoffen führt. Es ist jedoch immer besser, alle benötigten Nährstoffe über das Essen zu sich zu nehmen; dadurch ist eine langsame Abgabe dieser Stoffe an den Körper gewährleistet, die ihm deren Aufnahme erleichtert. Die einmalige Dosis, die Vita-

minpräparate und Nahrungsergänzungsmittel enthalten, kann
zu einem unnatürlich hohen Anstieg der entsprechenden Stoffe
im Körper führen. Zum Beispiel ist eine Befürchtung von Wissenschaftlern, dass bei hoch dosierten Kalziumpräparaten der erhöhte Kalziumspiegel im Blut zur Kalkablagerungen in den Arterien und deren Schädigung und in der Folge möglicherweise
zu Herzerkrankungen führen könnte. Die 2-Tage-Diät ist so zusammengestellt, dass sie alle Nährstoffe enthält, die Sie brauchen.
Die Nährstoffe, von denen Sie an den zwei eingeschränkten Tagen
vielleicht zu wenig zu sich nehmen könnten, sind Kalzium, Eisen,
Zink und Magnesium. Wir stellen immer wieder fest, dass bei vielen Menschen, darunter auch bei einigen unseren Probandinnen,
bereits ihre übliche Nahrung häufig zu wenig Selen, Folat und Vitamin A enthält. Gute Quellen für diese wichtigen Nährstoffe an
den eingeschränkten Tagen sind:

- Kalzium: aus fettarmen Milchprodukten, mit Kalzium angerei-
  cherter Sojamilch, fettreichem Fisch aus der Dose, bei dem Sie
  die winzigen Gräten mitessen, mit Kalzium angesetztem Tofu,
  Mandeln, Eier und grüne Blattgemüse,
- Eisen: aus magerem Fleisch, Eiern, Nüssen und grünem Ge-
  müse,
- Zink: aus magerem Fleisch, Milch, Eiern, Nüssen und Käse,
- Magnesium: aus magerem Fleisch, Geflügel, Fisch, Quorn,
  Nüssen, Sojabohnen und grünem Gemüse,
- Selen: aus Fleisch, Fisch, Paranüssen und Eiern,
- Folat: aus Spargel und grünem Blattgemüse,
- Vitamin A: aus Eiern, Käse und Margarine.

Tipp
Auch an den nicht eingeschränkten Tagen ist es wichtig, diese
Nahrungsquellen einzubeziehen.

»Sollte ich Nüsse essen, auch wenn sie sehr viele Kalorien haben?«

Viele unserer Diäthaltenden machen sich Sorgen um das Essen von Nüssen, weil sie viel Fett und damit viele Kalorien enthalten. Nüsse sind jedoch voller einfach ungesättigter und Omega-3-Fettsäuren (siehe Seite 97), und weil sie zusätzlich noch viel Protein enthalten, sind sie ebenfalls sehr sättigend. Es könnte sogar sein, dass Nüsse eine Rolle bei der Verringerung des Risikos von Herzerkrankungen spielen, da sie Arginin enthalten – einen Stoff, der die Arterienwände flexibel und dadurch weniger anfällig für Blutgerinnsel macht.

Tipp
Greifen Sie zu ungesalzenen Nüssen, um Ihre Salzaufnahme niedrig zu halten, es sei denn, Sie setzen die Nüsse an den zwei eingeschränkten Tagen als salzigen Essensanteil ein (siehe Seite 74).

»Lässt sich die 2-Tage-Diät leicht durchführen?«

Viele unserer Probandinnen waren überrascht, wie leicht es ihnen fiel, die 2-Tage-Diät durchzuführen. Weil sie einfach und gut strukturiert ist, wurde sie ihnen schnell zur Routine. Nur 3 % unserer Diäthaltenden berichteten, dass sie Probleme hatten, die Diät in ihren Alltag und die Familienmahlzeiten zu integrieren. Sie müssen vorausplanen. Aber da Sie nur an zwei Tagen Diät halten, können Sie es sich leicht machen, indem Sie größere Essensmengen vorbereiten und dann tiefgefrieren. So haben Sie immer einen vielfältigen Vorrat an Mahlzeiten zur Auswahl.

Viele unserer Diäthaltenden fanden, dass es mit der Zeit sogar leichter wurde, die Diät zu befolgen. Wie eine Frau sagte: »Im

Unterschied zu anderen Diäten, mit denen man zuerst gut zurechtkommt, die aber mit der Zeit immer schwerer durchzuhalten sind, fand ich die 2-Tage-Diät anfangs etwas mühselig. Aber sie wurde einfacher, je mehr sich mein Körper und mein Geist daran gewöhnt hatten.«

»Werde ich an meinen Diättagen Hunger haben?«

Wahrscheinlich werden Sie an Ihren zwei eingeschränkten Tagen nicht mehr Hunger haben als normalerweise. Wir haben bei unseren Diäthaltenden auf einer Skala deren Hunger eingeordnet, bevor sie mit der Diät begannen und während sie diese durchführten. Das Ergebnis war, dass sie ihr Hungergefühl an den zwei eingeschränkten Tagen und den nicht eingeschränkten Tagen genauso einstuften wie an den Tagen, bevor sie die Diät begannen.

Tipp
Manchmal hält man Durst für Hunger. Wenn Sie sich also hungrig fühlen, trinken Sie etwas, um zu probieren, ob das schon hilft.

Achten Sie an den zwei eingeschränkten Tagen darauf, dass Sie ausreichend Proteinmahlzeiten zu sich nehmen, genügend Nüsse, Milchprodukte und Gemüse, die besonders gut sättigen. Wenn Sie sich am Anfang der Diät hungrig fühlen, haben Sie Geduld und machen Sie beharrlich weiter. Die meisten unserer 2-Tage-Diäthaltenden fanden, dass alles sehr viel leichter wurde, nachdem sie sich daran gewöhnt hatten.

Ideen für Snacks während der eingeschränkten Tage Ihrer 2-Tage-Diät

- Oliven
- Eine Handvoll Nüsse (keine Esskastanien)
- Obst von der Liste
- Rohes Gemüse, zum Beispiel Selleriestangen, Gurke, grüne Paprika, Zuckererbsen, Frühlingszwiebeln und Cherrytomaten mit Soße, fettarmem Hummus, Thunfischpastete, Tsatsiki oder Guacamole (siehe Seiten 230 bis 231)
- Natur- oder Diätjoghurt
- Eine Schale Suppe (siehe Seite 224)
- Salat oder gekochtes Gemüse mit Hüttenkäse, fettarmem Frischkäse oder Hummus
- Ein halber Becher Hüttenkäse
- Smoothie aus Joghurt, Magermilch oder fettarmer Milch und Obst
- Eine halbe Dose Ölsardinen
- Ein gesalzenes Getränk (siehe Seite 74)
- Gebratener Tofu oder gebratene Hühnerfleisch-Streifen, in Gewürzen gebraten
- Gekochtes Ei
- Avocado, Mozzarella, Spieße mit Tomaten und Basilikum oder beides geschichtet
- Selleriestangen mit fettarmem Frischkäse gefüllt
- Spargelstangen in Ei getaucht
- Zuckerfreie Götterspeise
- Eislutscher aus gefrorenem, verdünntem, zuckerfreiem Sirup.

»Hilft mir die 2-Tage-Diät dabei, meine Essgewohnheiten dauerhaft zu verändern?«

Die zwei eingeschränkten Tage der 2-Tage-Diät haben bei unseren Probandinnen zunächst bewirkt, dass sie ihre üblichen »ungesunden« Essgewohnheiten und ihr schädliches Essverhalten erkannten. An den beiden eingeschränkten Tagen gewöhnten sie sich langsam daran, gesündere Sachen und kleinere Portionen zu essen. Darüber hinaus merkten sie nach und nach, wie sich Hunger und Durst wirklich anfühlen. Sie lernten, sich danach zu richten, anstatt nur um des Essens willen zu essen. Das führte dazu, dass sie sowohl an den eingeschränkten wie auch an den nicht eingeschränkten Tagen ihre Mahlzeiten und Snacks wieder intensiv genießen konnten.

Ja, die 2-Tage-Diät hilft Ihnen, wieder die Kontrolle über Ihr Essverhalten zu erlangen und neue Essgewohnheiten einzuüben.

»Warum scheide ich mehr Wasser aus?«

An den eingeschränkten Tagen werden Sie feststellen, dass Sie häufiger auf die Toilette gehen müssen. Das hat zwei Gründe:

Erstens wird in Ihrem Körper Glykogen mobilisiert, das in Leber und Muskeln gespeicherte Kohlenhydrat. Dieser Prozess setzt Wasser frei, das der Körper wieder loswerden muss.

Zweitens erhöht die Verbrennung von Fett den Ketonspiegel im Blut. Er agiert als Diuretikum (auf die gleiche Art wie Tee und Kaffee), sodass Sie mehr Wasser ausscheiden.

Ketone sind ein natürliches Nebenprodukt der Fettverbrennung im Körper. Sie wirken nicht schädlich, es sei denn, sie erreichen einen sehr hohen Spiegel, was bei der 2-Tage-Diät nicht passiert. Über Ketone gibt es negative Berichte, da bei einigen täglich durchzuführenden Diäten mit sehr geringer Kohlenhydratzufuhr der auftretende äußerst hohe Ketonspiegel zu Nebenerscheinungen wie Kopfschmerzen, Übelkeit und Mundgeruch führen kann.

Bei unseren Probandinnen verdoppelte sich der Ketonspiegel normalerweise. Bei Diäthaltenden mit einer sehr langfristigen, niedrigkalorischen Diät können fünfmal so hohe Ketonspiegel auftreten.

»Werde ich an meinen Diättagen müder sein als sonst?«

Ganz im Gegenteil! Die meisten unserer 2-Tage-Diäthaltenden äußerten sich sehr positiv darüber, wie es ihnen während der Diät ging. Viele berichteten, sie fühlten sich während und nach den eingeschränkten Tagen gestärkt, gereinigt und entgiftet. Das steigerte ihr Engagement und motivierte sie, jede Woche die beiden Diättage einzuhalten und darüber hinaus auch die restlichen fünf Tage der Woche gesund zu essen. Sie berichteten auch, dass sie sich nach dem Essen nicht mehr so aufgebläht und träge fühlten und mehr Energie hatten. Als wir ihre Stimmung und ihr Wohlbefinden im Allgemeinen maßen, stellten wir fest, dass sich ihre Werte für Anspannung, Depression, Ärger, Müdigkeit und Verwirrung halbiert hatten. In fast allen Fällen hatte sich die Stimmung verbessert.

Interessanterweise berichteten unsere 2-Tage-Diäthaltenden auch, dass die zwei eingeschränkten Tage bei ihnen die positiven Gefühle hervorriefen, die sich bei einer der üblichen Diäten oft während der ersten Tage einstellen: Erfolgsgefühle und ein Empfinden von gestärkter Energie. Dass sie diese Gefühle jede Woche aufs Neue erfuhren, schaffte einen zusätzlichen Anreiz und stärkte ihre Motivation.

»Gibt es bei der 2-Tage-Diät Nebenwirkungen?«

Keine unserer 2-Tage-Diäthaltenden berichtete von größeren Problemen, aber einige bekamen Kopfschmerzen. Wenn Ihnen das passiert, achten Sie darauf, genügend zu trinken – zwei Liter am Tag reichen normalerweise aus. Sie können mehr trinken, aber Sie sollten dafür sorgen, dass Sie auch genügend Elektrolyte zu sich nehmen, zum Beispiel Kalium, Natrium und Magnesium. Diese Mineralstoffe bekommen Sie mit den empfohlenen Portionen an Obst, Gemüse, Milchprodukten und proteinreichen Nahrungsmitteln. Vielleicht merken Sie, dass es für Sie besser ist, an den eingeschränkten Tagen noch ein salziges Nahrungsmittel oder Getränk hinzuzunehmen (siehe Seite 74).

Manchen Diäthaltenden fällt auf, dass sie weniger Tee und Kaffee trinken, obwohl man diese während der Diät nicht einschränken muss. In diesen Fällen könnten die Kopfschmerzen mit einem Koffeinentzug zusammenhängen. Auch der Abfall in der Kohlenhydratzufuhr an den eingeschränkten Tagen kann Kopfschmerzen verursachen. Aber das ist normalerweise nicht mehr der Fall, sobald sich der Körper an die geringere Kohlenhydrataufnahme gewöhnt hat.

Einige unserer 2-Tage-Diäthaltenden bekamen anfangs Verstopfung. Falls Ihnen das passiert, achten Sie darauf, dass Sie genügend Flüssigkeit zu sich nehmen und an den eingeschränkten Tagen die gesamte erlaubte Menge an Obst und Gemüse essen. Wählen Sie Kohlenhydrate, die einen hohen Ballaststoffanteil haben (siehe Anhang E, Seite 381), trinken Sie viel und folgen Sie den Empfehlungen für Bewegung und Sport.

»Ich befürchte, mich an den zwei eingeschränkten Tagen bei der Arbeit nicht konzentrieren zu können.«

Einige unserer 2-Tage-Diäthaltenden – nur 3 % – fanden es schwierig, sich zu konzentrieren. Es könnte sein, dass sie Probleme erwarteten und sich in ihrer Wahrnehmung daher die Auswirkungen verstärkten. Jedenfalls gibt es keinen Nachweis dafür, dass niedrigkalorische oder kohlenhydrateingeschränkte Diäten die Konzentrationsfähigkeit beeinflussen. In den USA wurde kürzlich eine Studie durchgeführt, bei der Studenten an zwei Tagen entweder ein sehr niedrigkalorisches Getränk (150 kcal, 30 g Kohlenhydrate) oder ein Getränk bekamen, das ihren vollständigen Kalorienbedarf pro Tag (2300 kcal, 560 g Kohlenhydrate) enthielt. Sie selbst wussten nicht, welches der beiden Getränke sie zu sich nahmen. Keiner der Studenten, die das Getränk mit den wenigen Kalorien bekommen hatten, berichtete von Konzentrations-, Energie- oder Stimmungsproblemen.[2] Andere Forschungen legen nahe, dass eine Ernährung mit wenig Kohlenhydraten und viel Proteinen das Gedächtnis und die Aufmerksamkeit sogar fördern könnte.[3] Diese Art der Ernährung wurde bereits eingesetzt, um ältere Erwachsene mit kognitiven Einschränkungen zu behandeln.[4]

Sollten Sie wirklich das Gefühl haben, sich schlecht konzentrieren zu können, oder sollten Sie unter leichten Schwindelgefühlen leiden, achten Sie auf Folgendes:

- Stellen Sie sicher, dass Sie genügend Flüssigkeit und Salz (Natrium, Kalium und Magnesium, siehe Seite 74), zu sich nehmen, indem Sie die entsprechenden empfohlenen Nahrungsmittel auswählen.

- Achten Sie darauf, dass Sie die an den eingeschränkten Tagen erlaubten 50 g Kohlenhydrate wirklich zu sich nehmen.

»Könnte ich während der 2-Tage-Diät Mundgeruch haben?«

Einige unserer Diäthaltenden klagten darüber, dass sie einen schlechten Geschmack im Mund hatten, aber dieser war meist nur geringfügig und ließ ihren Atem nicht schlecht riechen. Dieser Geschmack wird von Ketonen verursacht, Stoffe, die bei der Fettverbrennung im Körper entstehen. Auch wenn Sie diesen Geschmack vielleicht an den eingeschränkten Tagen bemerken, wird er während der nicht eingeschränkten Tage verschwinden.

Tipp
Mehr zu trinken kann hilfreich sein. Sie können auch zucker-
freie Pfefferminztabletten lutschen (bis zu zehn an einem
Tag).

»Entsprechen die eingeschränkten Tage nicht der Atkins- oder Dukan-Diät?«

Die eingeschränkten Tage der 2-Tage-Diät sind kalorienreduziert
und weisen insofern Ähnlichkeit mit kalorienreduzierten und
proteinreichen Diäten wie der Atkins- oder Dukan-Diät auf. Die
2-Tage-Diät ist jedoch anders, denn die Tage mit wenig Kalorienaufnahme dienen dem Abnehmen und gleichzeitig einer optimalen Gesundheit, da die empfohlenen Nahrungsmittel sicherstel-
len, dass Sie eine ausgewogene Menge an gesunden Fetten (wenig
gesättigte, aber viele einfach ungesättigte und Omega-3-Fette),
Obst und Gemüse zu sich nehmen. Außerdem essen Sie nur an
zwei Tagen in der Woche wenig Kalorien und an fünf Tagen eine
gesunde, ausgewogene mediterrane Kost. Dieses Prinzip unterscheidet die 2-Tage-Diät deutlich von anderen Diäten.

»Was wird das Durchführen der Diät kosten? Steigen meine Ausgaben für Essen und Getränke?«

Die 2-Tage-Diät wird wahrscheinlich weniger kosten als das, was
Sie jetzt für Ihre Ernährung ausgeben. Vor dem Beginn ihrer
Diät gaben unsere Diäthaltenden im Durchschnitt für sich selbst
50 Euro pro Woche für Essen und Trinken aus, davon 42 Euro
für Essen und fast 7 Euro für Alkohol. Von dem für Essen aus-
gegebenen Geld wurden fast 7 Euro für Fertiggerichte ausgegeben, 5,50 Euro für unterwegs gekaufte Mahlzeiten zum Mitnehmen und durchschnittlich 3,50 Euro für Süßigkeiten, Kuchen

und Kekse. Während der 2-Tage-Diät betrug der Gesamtbetrag der Diäthaltenden für Essen und Trinken in einer Woche 11 Euro weniger. Unsere Probandinnen gaben nun 39 Euro in der Woche aus, weil sie weniger Fertigmahlzeiten, Alkohol und süße Sachen kauften. Diese Differenz können Sie Ihrem Haushaltsgeld hinzufügen oder auch gesondert sparen, um sich etwas zu gönnen, wenn Sie Ihre Diätziele erreicht haben. Eine wichtige Veränderung bei der veränderten Nahrung war auch, dass der pro Kalorie ausgegebene Betrag mit dem höheren ernährungsphysiologischen Wert der Nahrungsmittel stieg – von etwa 2 Cent auf 3 Cent pro Kalorie. Da die Diäthaltenden jedoch weniger Kalorien aßen, wurde der Gesamtbetrag trotzdem geringer. Die Rezepte und Ideen für Mahlzeiten in diesem Buch (siehe Seiten 216 bis 353) enthalten viele gesunde und preiswerte Auswahlmöglichkeiten. Sie geben also nicht mehr Geld als vorher für Ihre Ernährung aus, wenn Sie die 2-Tage-Diät durchführen.

Zusammenfassung

- An den zwei eingeschränkten Tagen der 2-Tage-Diät ist Ihre Nahrungsaufnahme begrenzt auf das Essen von Proteinen, Fetten, fünf Portionen Gemüse mit wenig Kalorien, eine Portion Obst und einige fettarme Milchprodukte. Es ist wichtig, dass Sie sich an diese Vorgaben halten und das Maximum der erlaubten Portionen nicht überschreiten. Achten Sie auf genügend Protein, da dieses Ihnen ein Gefühl der Sättigung verschafft und zum Erhalt Ihrer Muskeln beiträgt.
- An den zwei eingeschränkten Tagen dürfen Sie keine hochkalorischen Nahrungsmittel wie zum Beispiel Brot, Kuchen, Süßigkeiten oder Alkohol zu sich nehmen.
- Sie benötigen keine zusätzlichen Nahrungsergänzungsmittel, da die 2-Tage-Diät so zusammengestellt ist, dass alle physiologischen Anforderungen mit der Ernährung erfüllt sind.

- Um optimal von der Diät zu profitieren, sollten Sie die zwei eingeschränkten Tage direkt nacheinander legen.
- Fast alle Diäthaltenden finden es einfach, sich an die zwei eingeschränkten Tage der Diät zu gewöhnen und sie in ihren Lebensstil zu integrieren.
- Die meisten Diäthaltenden haben keine Hungergefühle, sondern fühlen sich gesünder und haben mehr Energie, während sie die Diät durchführen. Eine kleine Minderheit bemerkt geringfügige Nebeneffekte, denen aber leicht abzuhelfen ist.

4. Anleitung für die fünf nicht eingeschränkten Tage

An den fünf nicht eingeschränkten Tagen der 2-Tage-Diät sollte Ihre Ernährung auf der Grundlage eines gesunden mediterranen Stils erfolgen. Zur mediterranen Ernährung gehören:

- Nahrungsmittel, die möglichst vollwertig und möglichst wenig industriell verarbeitet sind,
- viel Obst und Gemüse,
- Vollkorngetreide,
- Bohnen und Hülsenfrüchte,
- Nüsse,
- Olivenöl sowie
- Fisch, Geflügel und fettarme Milchprodukte.

Auch kleine Mengen mageres rotes Fleisch können Sie in Ihre Ernährung aufnehmen. Pasta, Pizza und roter Wein sind erlaubt, aber nur ausnahmsweise!

Die mediterrane Ernährung

Die mediterranen Nahrungsmittel sind reich an krankheitsabwehrenden Antioxidantien, Vitaminen und Flavonoiden. Die Vorteile dieser Ernährung sind fast zu zahlreich, um sie alle aufzulisten. Es gibt überzeugende Nachweise, dass dieser Ernährungsstil nicht nur das Risiko von Herzerkrankungen und Diabetes Typ 2 verringert, sondern auch gegen einige Krebsarten und Alzheimer schützt.[1] Ihr Essensplan für die fünf nicht eingeschränkten Tage enthält proteinreiche Nahrungsmittel mit vielen Ballaststoffen, die gut sättigen und damit das Risiko vermindern, sich zu überessen. Lassen Sie sich nicht in Versuchung führen, an diesen fünf nicht eingeschränkten Tagen Junkfood zu essen oder sich zu überessen – befolgen Sie die unten stehenden Richtlinien. Dann haben Sie die besten Chancen zum erfolgreichen Abnehmen. Umfangreiche Anleitungen mit empfohlenen Portionsgrößen für die nicht eingeschränkten Tage finden Sie im Anhang C (siehe Seiten 365 bis 371).

Proteinreiche Nahrungsmittel

Zu den proteinreichen Nahrungsmitteln gehören:
- weißer Fisch und Meeresfrüchte,
- Huhn, Pute oder Ente (ohne Haut gekocht),
- magere Stücke von rotem Fleisch – zum Beispiel Rind, Schwein, Lamm oder Innereien, mageres Wild, Hase oder Fasan (Maximum 500 g pro Woche für Frauen und 600 g pro Woche für Männer, einschließlich der zwei eingeschränkten und der fünf nicht eingeschränkten Tage),
- Hülsenfrüchte, Bohnen, Kichererbsen und Linsen – setzen Sie diese ein, um das Volumen einer Mahlzeit zu vergrößern.

Was Sie in den fünf nicht eingeschränkten Tagen insgesamt nur einmal essen sollten
Seien Sie vorsichtig bei
- fetthaltigen Stücken von rotem Fleisch, Geflügel und Wild (diese enthalten viel ungesättigte Fettsäuren),
- verarbeitetem Fleisch und Fleischprodukten mit hohem Fettanteil (zum Beispiel Wurst und Salami – enthalten viel ungesättigte Fettsäuren und Salz),
- sehr scharf gebratenem Fleisch oder Fisch (weil ein Zusammenhang von angekohltem Essen und einem erhöhten Krebsrisiko vermutet wird),
- paniertem Fisch oder Fisch im Backteig (diese enthalten mehr Kalorien und weniger Protein als purer Fisch),

• fettarmem verarbeitetem Fleisch, Schinkenspeck, Schinken und salzigem Fisch wie Bücklingen, Räucherlachs, Räuchermakrele und geräuchertem weißem Fisch, um die gesamte Aufnahmemenge von Salz in einer Woche zu begrenzen.

An den zwei eingeschränkten Tagen können Sie salzige Nahrungsmittel in Maßen zu sich nehmen, weil Sie eventuell viel Flüssigkeit und Salz ausscheiden (siehe Seite 74).

Alles über Kohlenhydrate

Kohlenhydrate liefern den größten Teil unserer Energie – normalerweise 50 bis 60 % der Kalorien. Im Gegensatz zu einem weit verbreiteten Vorurteil besteht eine traditionelle mediterrane Ernährung nicht hauptsächlich aus Pizza und Pasta. Tatsächlich sind weniger als 45 % der Kalorien Kohlenhydrate. Weil Sie an den zwei eingeschränkten Tagen sehr wenig Kohlenhydrate essen, bestehen in der gesamten 2-Tage-Diät für die Woche rund 40 % der Energie aus Kohlenhydraten. Das entspricht eher der Ernährung unserer Jäger-Sammler-Vorfahren, von denen man annimmt, dass zwischen 20 und 40 % ihrer Kalorien aus Kohlenhydraten stammten.

> **Tipp**
> Entscheiden Sie sich so oft wie möglich für vollwertige Kohlenhydrate. Sie enthalten mehr Ballaststoffe und Nährstoffe als verarbeitete oder weiße Kohlenhydratprodukte, werden langsamer verdaut und absorbiert und halten daher länger satt.

Schränken Sie den Verzehr von weißen, raffinierten Kohlenhydraten und Zucker ein, und essen Sie möglichst keine süßen Snacks wie Süßigkeiten und Kuchen. Diese Art von Kohlenhydraten wird sehr schnell verdaut und führt zu einem raschen Anstieg des Blutzucker- und Insulinspiegels, was wiederum Ihren Appetit steigert, sodass Sie unbedingt noch mehr davon wollen!

Zucker liefert vier Kalorien pro Gramm, hat jedoch keine weiteren Nährstoffe, daher spricht man oft von »leeren« Kalorien. Zu viel von jeder Art von Zucker ist schlecht für Sie. Hüten Sie sich vor allem vor Nahrungsmitteln, denen Fruktose zugesetzt ist. In der Zutatenliste taucht Fruktose zum Beispiel als »Glukosesirup«, »Maissirup« oder »Glukosefruktosesirup« auf. Fruktose findet sich unter anderem in manchen Frühstücksflocken, in Müsliriegeln, gesüßten Fruchtsäften oder Sirup, in Joghurt, Reispudding, Frischkäse, Keksen, Kuchen und Eiscreme.

Es gibt immer mehr Hinweise auf schädigende Auswirkungen des Verzehrs von Fruktose, die sowohl auf deren hohen Kaloriengehalt zurückgeführt werden, als auch darauf, dass Fruktose vom Körper direkt in Fett umgewandelt und dann in der Leber eingelagert wird. Eine Fettleber ist weniger gut in der Lage, im Blut zirkulierendes Fett zu entfernen (siehe Seite 61), sodass sich dieses Fett in den Blutgefäßen ablagert. Das führt zu einer Verengung der Gefäße und erhöhtem Blutdruck. In einer kürzlich durchgeführten Studie wurde festgestellt, dass es bei Menschen, die drei Wochen lang 1000 Kilokalorien extra in Form von Süßigkeiten und zuckerhaltigen Getränken zu sich nahmen, zu einem alarmierenden dreifachen Anstieg der Fettmenge in der Leber kam. Dieser schädigende Prozess konnte durch eine darauffolgende mediterrane Ernährung mit wenig Kalorien umgekehrt werden.[2]

Fruktose findet sich natürlicherweise in Obst, aber in sehr viel kleineren Mengen als in verarbeiteten Nahrungsmitteln: Ein Apfel enthält zum Beispiel nur ein Fünftel der Fruktose, die sich in einer einzigen Dose Coca-Cola (355 ml) befindet. Außerdem scheint Fruktose in Obst keine ungünstigen Auswirkungen auf die Gesundheit zu haben, da Obst auch schützende Pflanzenstoffe enthält.

Einer der Gründe für die schädigenden Auswirkungen der heutigen westlichen Ernährung ist die große Menge raffinierter Kohlenhydrate, die in der linken Spalte der folgenden Tabelle aufgeführt sind.

Ersetzen Sie diese Kohlenhydrate...	durch diese...
Weißbrot, Baguette, Bagels, Croissants, Teekuchen	Vollkornbrot, Pittabrot, Pumpernickel, Vielkornbrot, Roggenbrot
Weißer Reis, Couscous, weiße Nudeln	Vollkornreis (auch Naturreis oder Brauner Reis), Bulgur, Quinoa, Vollkornnudeln, Vollkorn-Couscous
Cornflakes, Müsli aus weißem Reis, Müsli mit Zucker, Instant-Haferflocken	Haferflocken, Kleie-Flocken, Kleie-Müsli, Müsli ohne Zuckerzusatz
Chips, Süßigkeiten, Kekse, gezuckertes Popcorn, Donuts, Kuchen	Joghurt, Nüsse, Popcorn natur
Fertiges Kartoffelpüree, Pommes frites	Süßkartoffeln, Pellkartoffeln, Backkartoffeln
Kräcker aus Weißmehl, Reiswaffeln	Haferkekse, Roggenknäckebrot, Vollkornkräcker
Gesüßte, sprudelnde Getränke	Wasser, verdünnter Sirup ohne Zucker, Diät-Sprudelgetränke

Diese Diät ist einfach, wenn man sie gut plant. Ich hatte kein Bedürfnis nach Schokolade, Kräckern etc. Man macht Diät, ohne Hunger zu haben, und nimmt ab ohne ein Gefühl von Entbehrung.
Chris, 63 Jahre

Ihre »Fünf am Tag«

Wir brauchen Obst und Gemüse beispielsweise, um uns vor Herzerkrankungen und Schlaganfällen zu schützen, um den Blutdruck unter Kontrolle und die Knochen gesund zu halten. Obst und Gemüse können auch beim Schutz vor bestimmten Krebsarten helfen, obwohl ein Zusammenhang mit Krebs nicht ganz so stark und überzeugend wie der mit Herzerkrankungen nachgewiesen werden konnte.[3] Der Verzehr von Obst und Gemüse kann auch das Risiko von Demenz verringern.

An den zwei eingeschränkten Tagen dürfen Sie fünf Portionen Gemüse mit wenig Kalorien und eine Obstportion mit wenig Ka-

lorien zu sich nehmen. An den fünf nicht eingeschränkten Tagen
können Sie viele verschiedene Früchte und Gemüse (einschließlich solcher mit höherem Kaloriengehalt) essen.

> **Tipp**
> Sie sollten versuchen, am Tag zwei Portionen Obst und fünf
> Portionen Gemüse zu verzehren.

Aber erwarten Sie nicht, dass das Essen von viel Obst und Gemüse bedeutet, dass Sie automatisch weniger von den anderen
Nahrungsmitteln essen wollen. In einer Studie wurden Übergewichtige aufgefordert, am Tag sechs bis acht Portionen Obst und
Gemüse in ihre Ernährung aufzunehmen; es zeigte sich, dass sie
diese dem hinzufügten, was sie sowieso aßen, und in den acht
Wochen der Untersuchung 2 kg zunahmen.[4]
    Wir empfehlen, mehr Gemüse als Obst zu essen, da Gemüse
im Allgemeinen weniger Kalorien enthält. Zum Beispiel kann
eine Banane je nach Größe 80 bis 160 Kilokalorien enthalten, während 20 Champignons nur 16 Kilokalorien und eine große Portion Broccoli nur knappe 30 Kilokalorien hat. Gemüse bieten eine
großartige Möglichkeit, Ihren Teller zu füllen, während Sie gleichzeitig wenig Kalorien hinzufügen. Wenn Sie schon eine Diät gemacht haben, wissen Sie wahrscheinlich, dass eine Tafel Schokolade von 100 g zwischen 400 und 600 Kilokalorien hat. Für die
gleiche Menge Kalorien könnten Sie also 2 kg Broccoli essen!

*Es ist so toll, abzunehmen und zu wissen, dass ich gesund esse. Ich
liebe den Fisch, das Huhn und die Salate an den mediterranen
Tagen.*
Anna, 43 Jahre

Fakten über Fett

Wir brauchen alle etwas Fett in unserer Ernährung, aber zu viel davon führt dazu, dass wir Pfunde ansetzen (ein Gramm Kohlenhydrate enthält vier Kalorien, während ein Gramm Fett neun enthält). Versuchen Sie daher, beim Kochen kein Extrafett zu benutzen und entscheiden Sie sich lieber fürs Grillen, für das Erwärmen in der Mikrowelle oder fürs Dämpfen, wenn Sie können. Wenn Sie Öl benutzen, nehmen Sie wenig Olivenöl, Soja- oder Rapsöl oder ein paar Spritzer Speiseöl-Spray.

Verzichten Sie möglichst auf gesättigte Fettsäuren, da diese schädigend sind, weil sie beispielsweise die Arterien verstopfen. Gesättigte Fettsäuren finden sich in fettem rotem Fleisch, verarbeitetem Fleisch und Würsten, vollfetten Milchprodukten, Palmöl, Schokolade und Kokosöl. Versuchen Sie diese Fette durch »gesunde« Fette zu ersetzen, vor allem durch einfach ungesättigte Fettsäuren. Ungesättigte Fettsäuren unterstützen die Senkung des Cholesterinspiegels. Sie kommen unter anderem in Oliven, Olivenöl, Rapsöl, Avocados sowie Nüssen (zum Beispiel Erdnüssen, Mandeln, Pekannüssen, Haselnüssen, Cashewnüssen und Pistazien) vor.

Omega-3-Fettsäuren sind ein wichtiger Bestandteil einer gesunden Ernährung. Insbesondere helfen sie bei der Gesunderhaltung des Herzens, wirken zu hohem Blutdruck entgegen und regulieren die Blutfettwerte. Ihre entzündungshemmende Wirkung erhält das Gehirn und das Nervensystem gesund und vermindert das Risiko, an Diabetes und bestimmten Krebsarten zu erkranken. Zwar braucht unser Körper auch Omega-6-Fettsäuren, doch in der derzeit vorherrschenden Ernährung sind zu wenig Omega-3-Fettsäuren und ein Überschuss an Omega-6-Fettsäuren vorhanden. Das führt dazu, dass die Omega-3-Fettsäuren ihre Aufgaben im Körper nicht angemessen ausführen können.

Dieses Ungleichgewicht gleicht man am besten aus, indem man mehr Omega-3-Fettsäuren verzehrt. Sie sind vor allem in

Fisch, zum Beispiel in Lachs, Sardinen, Makrelen und frischem
Thunfisch (nicht in Dosenthunfisch), enthalten. Vegetarier können Omega-3-Fettsäuren zum Beispiel mit Eiern, Leinsamen,
Walnüssen und Rapsöl zu sich nehmen. Omega-6-Fettsäuren sollten Sie nur in Maßen verwenden. Sie sind in Lebensmitteln wie
Mais, Sonnenblumenöl, Pute und Wildfleisch, Krustentieren, Dosenthunfisch, Pinienkernen und Sesam enthalten.

Ich fand es bisher immer schwierig, Diäten zu machen – sie ließen
sich schlecht mit meinem Leben vereinbaren. Die 2-Tage-Diät ist viel
einfacher, da man sie um das herum planen kann, was gerade so
passiert. Man kann auf Partys und Hochzeiten gehen, im Restau-
rant essen und trotzdem abnehmen!
Mary, 31 Jahre

Ausreichend trinken

Die meisten Menschen trinken viel zu wenig. Gerade wenn man
abnehmen möchte, ist es besonders wichtig, ausreichend Flüssigkeit aufzunehmen. Wir empfehlen, mindestens acht Gläser Flüssigkeit am Tag zu trinken (2 Liter). Das hilft Ihnen, sich satt zu
fühlen, gut mit Flüssigkeit versorgt zu sein und keine Verstopfung zu bekommen.

Häufig verwechselt man Durst mit Hunger. Wenn Ihnen also
danach ist, etwas zu essen, trinken Sie zunächst etwas und warten
Sie ab, ob Ihr Hungergefühl verschwindet. Einige Forschungsergebnisse weisen sogar darauf hin, dass das Trinken von Wasser
vor dem Essen dabei helfen kann, bei den Mahlzeiten weniger zu
essen. Kaltes Wasser zu trinken kann tatsächlich die Stoffwechselrate eine Stunde nach dem Trinken erhöhen.[5] Aber freuen Sie
sich nicht zu sehr! Dadurch werden am Tag nur fünf Kalorien
mehr verbrannt. Aber über das Jahr gerechnet kommt auch dabei
etwas zusammen, und schließlich hilft ja jedes kleine bisschen,
oder?

Manchmal hört man die Sorge, dass die Aufnahme von zu viel Flüssigkeit der Gesundheit schaden kann. Der Grund sind wahrscheinlich gelegentliche Berichte, dass eine exzessive Wasseraufnahme (mehr als 5 Liter am Tag) zu Wasservergiftung (Hyperhydratation) führen kann, bei der die Salze im Blut eine extreme Verdünnung erfahren. Doch dieses Problem tritt nur auf, wenn sehr große Mengen Wasser in sehr kurzer Zeit getrunken werden. Idealerweise sollten Sie nicht mehr als 1 Liter in einer Stunde trinken.

Die üblichen kohlensäurehaltigen Getränke – gemeint sind nicht Diätgetränke – stellen heute in der Ernährung der westlichen Welt ein großes Problem dar. Sie enthalten große Mengen Zucker (etwa zehn Teelöffel in einer Dose von 330 ml), haben 150 Kilokalorien, aber keine Nährstoffe. Im Körper werden sie schnell in Fett umgewandelt.

Was Sie trinken sollten
Sie sollten mindestens acht Gläser oder 2 Liter Flüssigkeit am Tag trinken, zum Beispiel:
- Wasser (still oder mit Kohlensäure),
- Tee – schwarzen oder grünen, mit oder ohne Koffein,
- Kaffee – mit oder ohne Koffein,
- Kräuter- und Früchtetees sowie
- zuckerfreie kohlensäurehaltige Getränke oder Diätgetränke oder verdünnten Diätsirup (weniger als 3 Liter pro Woche – siehe Seite 109).

Was Sie nicht trinken sollten
Trinken Sie möglichst wenig und selten von folgenden Getränken:
- Alkohol,
- Limonade,
- Fruchtsaft (maximal 200 ml am Tag) und
- Gemüsesaft (maximal 200 ml am Tag).
  Vermeiden Sie auch das Süßen von Getränken.

Fruchtsaft

Viele denken, dass ein Glas reiner, ungesüßter Fruchtsaft eine gesunde Ergänzung einer Mahlzeit ist. Wenn Sie unbedingt möchten, können Sie ein Glas Fruchtsaft am Tag trinken, aber es ist immer besser, stattdessen ein Stück Obst zu essen. Fruchtsaft hat nicht nur viele Kalorien, er ist auch frei von Ballaststoffen. Daher sättigt er nicht so gut wie ein Stück Obst.

In einer Untersuchung bekamen Probanden zunächst entweder einen Apfel zu essen oder Apfelsaft zu trinken und dann eine Mahlzeit, von der sie essen sollten, bis sie satt waren. Die Apfel-Esser aßen weniger und nahmen insgesamt 15 % weniger Kalorien auf als diejenigen, die Apfelsaft getrunken hatten.[6]

Ballaststoffe und ihre Bedeutung für Gesundheit und Gewicht

Ballaststoffe kommen vorwiegend in unserer pflanzlichen Nahrung vor. Sie sind sehr wichtig für alle, die abnehmen wollen – und die 2-Tage-Diät machen. Ballaststoffe

• verlängern die Sättigung,
• halten den Blutzucker stabil und
• sorgen für eine optimale Funktion der Verdauungsorgane.

Es gibt zwei verschiedene Arten von Ballaststoffen, die beide wichtig für Diäthaltende sind.

Unlösliche Ballaststoffe

Unlösliche Ballaststoffe sind in Getreide und Hülsenfrüchten enthalten. Sie schützen gegen Verstopfung und tragen zur Gesundheit der Verdauungsorgane bei, indem sie die Ansammlung giftiger Substanzen verhindern (Nebenprodukte der Eiweißverdauung), die mit Darmkrebs in Zusammenhang gebracht werden. Da die 2-Tage-Diät viel Protein enthält, ist es sehr wichtig, dass Sie genug von dieser Ballaststoffart an Ihren nicht eingeschränkten Tagen zu sich nehmen.

Warum Ballaststoffe wichtig für Ihre Gesundheit sind

Ballaststoffe spielen eine Schlüsselrolle beim Aufrechterhalten des Gleichgewichts nützlicher Bakterien in Ihrem Darm. Jeder Mensch hat bis zu 100 Millionen Bakterien in seinem Darm (mit einem Gewicht von zirka 1,8 kg). Diese Zahl weist darauf hin, wie wichtig sie für unsere Gesundheit sind. Kürzlich durchgeführte Untersuchungen haben gezeigt, dass es gesunde Kombinationen von Bakterien gibt; werden diese durch schlechte Ernährung zerstört, kann das zu Krankheiten und sogar Fettleibigkeit führen. Bakterien fermentieren im Darm die Ballaststoffe, die wir essen, und produzieren Fettsäuren, so genannte »kurzkettige« Fettsäuren. Mehr und mehr Studien weisen darauf hin, dass der Verzehr von vielen Ballaststoffen dazu führt, dass im Darm die richtigen Bakterien vorhanden sind, die dann wiederum die richtigen Fettsäuren produzieren. Diese haben drei Schlüsselrollen beim Schutz unserer Gesundheit:

• Die Fettsäuren sind wichtiger »Treibstoff« für die Zellen, die den Darm auskleiden, und halten diese gesund.

• Einige der im Darm produzierten Fettsäuren werden absorbiert und zirkulieren in der Blutbahn, wo sie den Zuckerspiegel und die Menge der Krankheiten hervorrufenden Fettsäuren im Blut verringern.

• Auch das Gewicht eines Menschen kann von den Bakterien im Darm beeinflusst werden. Übergewichtige Menschen haben ein ungesundes Bakterienverhältnis in der Darmflora, was eine Gewichtszunahme verursachen kann.[7]

Lösliche Ballaststoffe

Lösliche Ballaststoffe kommen zum Beispiel in Haferflocken, Bohnen, Obst und Gemüse vor. Sie verlangsamen die Geschwindigkeit, in der das Essen den Magen wieder verlässt. Außerdem verlangsamen sie die Absorption von Nährstoffen. Dadurch vermeiden sie einen übermäßigen Anstieg des Blutzuckers nach den Mahlzeiten und helfen, den Blutzuckerspiegel stabil zu halten. Lösliche Ballaststoffe unterstützen auch einen niedrigen Cholesterinspiegel.

An den nicht eingeschränkten Tagen sollten Sie mindestens 24 g Ballaststoffe am Tag verzehren – unlösliche und lösliche Ballaststoffe gemischt (siehe Anhang E auf Seite 381).

Stellen Sie sicher, dass Sie an den zwei eingeschränkten Tagen der 2-Tage-Diät die erlaubte Obst- und Gemüsemenge zu sich nehmen. Trotzdem werden Sie meist eher eine Ballaststoffmenge um die 14 g erreichen.

Sollten Sie an Ballaststoffe in Ihrer Ernährung nicht gewöhnt sein, dann erhöhen Sie den Verzehr davon am besten nach und nach über eine Zeit von zwei bis drei Wochen. Mehr Ballaststoffe zu essen führt zu einer erhöhten Gasbildung. Wenn Sie zu schnell auf eine ballaststoffreiche Ernährung umsteigen, kann das dazu führen, dass Sie sich voll und unbehaglich fühlen und Blähungen bekommen.

Tipp

Achten Sie darauf, dass Sie während der langsamen Steigerung Ihres Ballaststoffverzehrs auch mehr trinken – pro Tag mindestens acht Gläser Wasser oder andere niedrigkalorische Getränke.

Milchprodukte

Über Milchprodukte wurde – wie über Eier – in den zurückliegenden Jahren in der Presse öfter negativ berichtet. Behauptungen, dass der Verzehr von Milchprodukten Brustkrebs begünstigen könnte, haben viele Frauen veranlasst, keine Milchprodukte mehr zu verzehren, obwohl trotz umfassender Untersuchungen kein Nachweis für einen Zusammenhang mit Brustkrebs erbracht werden konnte.

Für Diäthaltende birgt der Verzehr von fettarmen Milchprodukten große Vorteile. Milchprotein scheint besonders sättigend zu sein, und Studien weisen darauf hin, dass das Kalzium in Milchprodukten die Fettverbrennung in den Fettzellen fördert. Zwar geht es dabei nur um geringe Mengen, aber immerhin – Sie brauchen dann etwa 45 Kilokalorien pro Tag nicht an anderer Stelle Ihrer Ernährung einzusparen.

Das Kalzium in Milchprodukten kann auch günstige Auswirkungen auf den Blutdruck haben. Es ist grundlegend wichtig für die Gesundheit der Knochen. Die 2-Tage-Diät enthält viel Protein, Kalzium, Vitamin D und Obst und Gemüse, die alle dabei helfen, die Knochen gesund zu erhalten. Das ist sehr wichtig, da es zwangsläufig während einer Diät zu einer geringen Reduzierung der Knochendichte kommt, weil man leichter wird und die Knochen weniger Gewicht tragen müssen. Das Tragen des Gewichts ist jedoch ein Training, das die Knochen stark hält (siehe Seite 152 »Herz-Kreislauf-Übungen«).

Sie sollten mindestens 800 mg Kalzium am Tag zu sich nehmen. Das entspricht 200 ml Milch, einem Joghurt und einer halben Dose Lachs, vorausgesetzt, Sie essen die winzigen Gräten mit. Wenn Sie Milchprodukte nicht mögen oder eine Laktoseintoleranz haben, achten Sie darauf, dass Sie viel Kalzium über andere Nahrungsmittel aufnehmen (siehe folgende Tabelle).

Berechnungstabelle für Kalzium

Nahrungsmittel	Kalzium (mg)
Sardinen (in der Dose), wenn Sie die Gräten mitessen (100 g)	500
Lachs (in der Dose), wenn Sie die Gräten mitessen (100 g)	300
Fettarmer Käse, zum Beispiel Edamer oder fettarmer Cheddar (30 g)	240
Soja-, Reis-, Haselnuss-, Hafermilch (mit Kalziumzusatz) (200 ml)	240
Fruchtsaft mit Kalziumzusatz (200 ml)	240
Magermilch oder fettarme Milch (200 ml)	235
Joghurt (150 g)	225
Frischkäse (150 g)	165
Violetter Broccoli (roh) (80 g)	160
Spinat, Blattkohl oder Grünkohl (gekocht) (100 g)	150
Okraschoten (roh) (80 g)	130
Hüttenkäse (100 g)	125
Sojajoghurt (mit Kalziumzusatz) (110 g)	120
Garnelen (roh oder gekocht) (100 g)	110
Tofu (100 g)*	100*
Gebackene Bohnen (½ Dose) (210 g)	100
Kidneybohnen (½ Dose/120 g)	85
Getrocknete Feigen (30 g)	80
Vollkornbrot (2 mittelgroße Scheiben) (80 g)	75
Orange (160 g)	75
Mandeln (30 g)	70
Brunnenkresse (30 g)	50
Broccoli (roh) (80 g)	45
Süßkartoffel (roh oder gekocht) (180 g)	45
Kohl (roh oder gekocht) (80 g)	45
Erbsen (frisch oder tiefgefroren) (80 g)	30
Grüne Bohnen oder Prinzessbohnen (roh oder gekocht) (80 g)	30

Nahrungsmittel	Kalzium (mg)
Ei	30
Rhabarber (gedämpft) 3 Esslöffel (80 g)	30
Aprikosen oder Rosinen (getrocknet) (30 g)	30
Rote Linsen (getrocknet) (45 g)	25

* Die Kalziummenge in Tofu kann je nach Marke stark variieren. Achten Sie darauf, Tofu zu wählen, der mit Kalzium angesetzt wurde. Die Zutatenliste enthält dann Kalzium.

Gehen Sie sparsam mit Salz um

Salz in größeren Mengen kann Ihrer Gesundheit schaden. Zu viel Salz kann

- den Blutdruck steigern,
- das Risiko von Herzerkrankungen und Schlaganfall erhöhen und
- zu einem Verlust von Kalzium in den Knochen führen, wodurch das Osteoporoserisiko zunimmt.

Derzeitige Richtlinien empfehlen, nicht mehr als 6 g Salz pro Tag (etwa einen Teelöffel) zu sich zu nehmen – in Deutschland liegt die von einer Frau verzehrte Durchschnittsmenge bei 6,5 g pro Tag, bei einem Mann bei 9 g pro Tag.[8] Viele Experten sind der Ansicht, dass es gesünder wäre, wenn wir nur 3 g pro Tag zu uns nähmen. Etwa drei Viertel unseres Salzkonsums befinden sich in dem Essen, das wir kaufen, vor allem in verarbeiteten Nahrungsmitteln, zum Beispiel in Fertiggerichten, Dosensuppen, Würsten, Pizzas und Take-away-Essen. Überprüfen Sie daher beim Einkaufen die Zutatenliste auf den Salzgehalt pro 100 g:

- salzarm sind weniger als 0,3 g Salz oder 0,1 g Natrium,
- ein mittlerer Salzgehalt liegt bei 0,3 bis 1,5 g Salz oder 0,1 bis 0,6 g Natrium,
- ein hoher Salzgehalt beginnt bei 1,5 g Salz oder mehr beziehungsweise ab 0,6 g Natrium.

Wie Sie Ihren Salzverbrauch senken können

- Essen Sie weniger Fertiggerichte und Fertigsoßen.
- Essen Sie weniger salzige Snacks wie Chips und gesalzene Nüsse.
- Salzen Sie beim Kochen und bei Tisch möglichst wenig. Würzen Sie stattdessen mit Pfeffer, frischen oder getrockneten Kräutern oder Zitronensaft.
- Kaufen Sie Gerichte mit wenig Salz.
- Kaufen Sie, wenn Sie Dosen verwenden, Gemüse oder Hülsenfrüchte in Wasser eingelegt. Bevorzugen Sie ungesalzene Tiefkühlgemüse.
- Verzehren Sie möglichst wenig salzigen Fisch wie Bückling und geräucherten Lachs und möglichst wenig Fleischprodukte wie Schinkenspeck und Schinken.

Lebensmittelkennzeichnung

Es ist immer gut, wenn man weiß, was in einem Nahrungsmittel steckt, vor allem wenn man eine Diät macht. Bei der 2-Tage-Diät brauchen Sie keine Kalorien zählen, aber vielleicht wollen Sie die Lebensmitteletiketten lesen. Neben einer Reihe von Angaben, zu dem die Hersteller verpflichtet sind, zum Beispiel dem Zutatenverzeichnis sortiert nach dem Gewichtsanteil der Zutaten in absteigender Reihenfolge und des Mindesthaltbarkeits- oder Verbrauchsdatums, gibt es noch freiwillige Kennzeichnungen.

Ampelkennzeichnung

Die Ampelkennzeichnung ist eine für den Hersteller freiwillige Angabe. Sie wird bisher in Deutschland nur wenig verwendet. Es wird immer wieder diskutiert, ob die Ampelkennzeichnung verpflichtend für die Lebensmittelhersteller sein sollte. Diese Kennzeichnung sagt Ihnen auf einen Blick, ob der Gehalt an Fett, gesättigtem Fett, Salz und Zucker niedrig ist (grün), im mittleren Bereich liegt (gelb) oder hoch ist (rot). Wenn Sie also ein Produkt mit nur grünen Lichtern in der Ampel kaufen, wissen Sie sofort, dass dies eine relativ gesunde Wahl ist.

GDA-Kennzeichnung

Die GDA-Kennzeichnung (GDA = Guideline Daily Amount/ Richtlinie zur täglichen Menge) ist ebenfalls freiwillig. Sie bezieht sich auf die ungefähre Menge an Nährstoffen oder Kalorien, die für eine Durchschnittsperson für eine gesunde Ernährung empfohlen wird. Auf dem Produkt wird der Prozentsatz angegeben, den ein bestimmter Nährstoff oder die Kalorienmenge in diesem Nahrungsmittel vom gesamten täglichen Bedarf ausmacht. Zum Beispiel steht also auf einem Joghurt, wie viel Fett, Zucker, Salz, gesättigtes Fett und wie viele Kalorien er enthält und welchen Prozentsatz diese jeweils bezogen auf die Richtlinie für den täglichen Bedarf ausmachen.
Die GDA-Kennzeichnung ist für den Verbraucher sehr viel schwieriger zu interpretieren.
Die Nützlichkeit beider Systeme und ihre Freiwilligkeit werden weiter diskutiert, um in Zukunft verbraucherfreundlichere Lösungen zu finden.

Wie nützlich sind die Kennzeichnungen für Diäthaltende?

Da beide momentan existierenden Systeme sich auf einen »durchschnittlichen« Erwachsenen beziehen, müssen Sie in Betracht ziehen, dass die Voraussetzungen für die Kennzeichnung auf Sie vielleicht nicht zutreffen. Die für Sie zu empfehlende Nährstoff- oder Kalorienmenge kann niedriger sein, vor allem wenn Sie die 2-Tage-Diät machen und abnehmen wollen. Auch enthalten beide Systeme nicht alle vorteilhaften Nährstoffe; zum Beispiel helfen sie Ihnen nicht, ein Lebensmittel auszuwählen, das einen hohen Gehalt an Ballaststoffen oder Omega-3-Fettsäuren aufweist.

Antworten auf Ihre Fragen

»Wie steht es mit Transfetten?«

Transfette sind Fette, die in geringen Mengen natürlicherweise in Fleisch vorkommen. Doch bis vor kurzem waren die Hauptquellen von Transfetten industriell erzeugte Nahrungsmittel, die ungesättigte Fette enthalten, welche zur Härtung und Haltbarmachung in gesättigte Fette umgewandelt wurden (durch Wasserentzug). Auf diese Art gelangten Transfette zum Beispiel in Margarine, Kekse, Backwaren, Chips und Kräcker.

Transfette sind schädlich für die Gesundheit. Sie können das Risiko von Herz-Kreislauf-Erkrankungen erhöhen. Der Anteil an Transfetten in verarbeiteten Lebensmitteln hat sich zum Glück inzwischen verringert. Doch in einigen Lebensmitteln sind sie immer noch vorhanden. Lesen Sie also die Zutatenlisten und vermeiden Sie Produkte, bei denen »Pflanzenfett, gehärtet«, »Pflanzenfett, teilweise gehärtet« oder »Öl, gehärtet« auf der Zutatenliste steht.

»Sollte ich mich an Lebensmittel mit einem niedrigen Glyx halten?«

Einige Diäten basieren auf Nahrungsmitteln mit einem niedrigen glykämischen Index (GI oder auch Glyx) als einer Methode zum Abnehmen. Der Index zeigt auf, wie schnell der Blutzucker steigt, wenn man ein bestimmtes Nahrungsmittel isst, bezieht sich aber nur auf Kohlenhydrate. Lebensmittel wie Fleisch und Käse werden nicht mit einem glykämischen Index eingestuft. Der GI von Nahrungsmitteln reicht von 0 bis 100 (wobei Zucker einen GI von 100 hat).

Nahrungsmittel mit einer hohen GI-Punktzahl werden schnell abgebaut und lassen den Blutzucker entsprechend schnell ansteigen, während Nahrungsmittel mit einem niedrigen GI-Wert langsam verdaut werden und den Zucker nach und nach ins Blut abgeben. Aber die Dinge sind komplizierter, denn der Einfluss des Essens auf den Blutzucker hängt nicht nur von dessen GI ab, sondern auch von der Menge der Kohlenhydrate, die es enthält (auch als glykämische Last bezeichnet). Einige Lebensmittel mit einem hohen GI wie zum Beispiel die Wassermelone (GI 72) enthalten sehr wenig Kohlenhydrate und haben daher auch nur eine geringe Auswirkung auf den Blutzucker. Dazu kommt noch, dass der GI von kohlenhydratreichen Nahrungsmitteln nur aussagt, was passiert, wenn diese Nahrungsmittel isoliert aufgenommen werden, was selten passiert. Der GI sinkt zum Beispiel, wenn das kohlenhydrathaltige Nahrungsmittel zusammen mit Protein und Fett verzehrt wird. Außerdem sind nicht alle Lebensmittel mit einem niedrigen GI gesund – zum Beispiel haben Schokolade und Eiscreme einen niedrigen GI! Das alles kann ziemlich verwirrend sein. Daher ist unser Rat, den GI zu vergessen. Streben Sie »einfach« eine Ernährung mit viel Ballaststoffen und unraffinierten Nahrungsmitteln an.

»Sind künstliche Süßstoffe sicher?«

Es gibt zwei Hauptarten künstliche Süßstoffe. Süßstoffe mit erhöhter Süßkraft und Zuckeraustauschstoffe oder Füllsüßstoffe. Süßstoffe mit erhöhter Süßkraft wie zum Beispiel Aspartam oder Sucralose sind weitaus süßer als Zucker und werden häufig Softdrinks beigemischt. Es gibt Bedenken, dass sie den Appetit stei-

gern und das gesunde Gleichgewicht der Darmflora stören könnten, aber bisherige Studien erbrachten noch keine eindeutigen
Ergebnisse. Zuckeraustauschstoffe wie zum Beispiel Xylit und
Sorbit enthalten halb so viele Kalorien wie Zucker und werden
in Süßwaren eingesetzt, um ihnen Volumen, Struktur und Süße
zu geben. Hohe Dosen dieser Süßstoffe können Symptome wie
Übelkeit und Durchfall verursachen und ebenfalls das Gleichgewicht der Darmflora stören, doch auch hier sind weitere Untersuchungen nötig. In der EU unterliegen sämtliche Lebensmitteln
zugesetzten Süßstoffe einer strengen Sicherheitsüberprüfung.
Es werden Empfehlungen erlassen, wie viel man davon täglich
höchstens zu sich nehmen sollte. Bei diesen Höchstmengen ist
ein großer Sicherheitsspielraum bemessen.

Obwohl die derzeitigen Richtlinien für Aspartam lauten, nicht
mehr als 40 mg täglich zu verzehren – das entspricht etwa zwölf
Dosen eines Diätgetränks –, haben die Ergebnisse zweier aktuel-
ler Studien Bedenken geweckt, dass Aspartam in einem Zusammenhang mit bestimmten Blutkrebsarten stehen könnte. Dieser
Zusammenhang zeigte sich in einer Untersuchung mit Tieren,
deren tägliche Aufnahme an Aspartam sechs Dosen Diätgetränk
am Tag entsprach, sowie in einer Studie mit menschlichen Probanden, bei der die Aufnahme von bis zu 3 Litern eines Diätgetränks pro Woche einen Zusammenhang mit einer höheren Rate
von Brustkrebserkrankungen bei Männern (aber nicht bei Frauen)
aufwies.[9] Auch wenn diese Ergebnisse vorläufig sind, empfehlen
wir, dass Sie nicht mehr als 3 Liter, also neun Dosen Diätgetränke
pro Woche zu sich nehmen (siehe Seite 75). Ersetzen Sie aber die
Diätgetränke nicht durch Getränke, die Zucker enthalten und
schlecht für Ihre Gesundheit und Ihr Gewicht sind. In der oben
genannten Studie wiesen zuckerhaltige Getränke einen genauso
starken Zusammenhang mit Blutkrebs wie Diätgetränke auf.

»Darf ich Alkohol trinken?«

Sie können ab und zu ein alkoholisches Getränk trinken, aber möglichst nicht mehr als sieben Einheiten in der Woche und nicht an den eingeschränkten Tagen. Die folgende Tabelle zeigt, wie viele Einheiten Alkohol ein typisches alkoholisches Getränk enthält. Alkohol birgt für Diäthaltende gleich zwei Probleme:

• Erstens enthält er viele Kalorien – ein Glas mit 250 ml Wein hat 260 Kilokalorien und ein Alcopop 200 Kilokalorien – und

• zweitens baut Alkohol Hemmungen ab, sodass die Wahrscheinlichkeit steigt, dass Sie der Versuchung zu essen nachgeben!

Man weiß außerdem, dass Alkohol, den man vor oder während des Essens trinkt, dazu führt, dass man mehr isst. Sogar ein Aperitif kann die Menge des danach zu sich genommenen Essens um 30 % steigern.[10] Auch wenn das Trinken geringer Mengen Alkohol hilft, gegen Herzerkrankungen zu schützen, kann Alkohol andererseits das Risiko verschiedener Krebsarten erhöhen, darunter Brustkrebs, Darmkrebs, Leberkrebs, Mundkrebs und Speiseröhrenkrebs. Die beste Wahl mit den wenigsten Kalorien ist ein Drink aus Alkohol, gemixt mit einem Diätgetränk (zum Beispiel Gin mit Slimline Tonic, Whisky mit Diät-Cola oder Wodka mit Diät-Limonade). Wenn Sie abends ausgehen, legen Sie für sich selbst vorher fest, wie viel Sie maximal trinken wollen. Starten Sie mit einem Softdrink mit wenig Kalorien oder mit Wasser und vermeiden Sie salzige Snacks, die durstig machen (und normalerweise voller Kalorien sind). Trinken Sie auf jeden Fall mehr Softdrinks mit wenig Kalorien oder Wasser mit Kohlensäure als Alkohol.

Alkohol	Einheiten	Kilokalorien
Glas Wein 13 % (250 ml)	3,3	240
Glas Wein 13 % (175 ml)	2,3	170
Sekt (125 ml)	1,5	100
Cidre (568 ml)	2,3	210

Alkohol	Einheiten	Kilokalorien
Bier/helles 4% (568 ml)	2,3	170
Alcopop 5% (275 ml)	1,4	200
Portwein (50 ml)	1	79
Sherry (50 ml)	1	58
Gin mit Diät-Tonic (25 ml Gin)	1	50

»Soll ich meinen Koffeinkonsum einschränken?«

Viele Menschen glauben, dass Koffein den Blutdruck erhöht und das Risiko von Herzerkrankungen steigert und entkoffeinierter Tee oder Kaffee daher »gesünder« ist. Tatsächlich ist jedoch nicht nachgewiesen, dass Tee und Kaffee, mit oder ohne Koffein, schlecht für die Gesundheit sind. Beide können sehr zufriedenstellende Getränke sein und das Bedürfnis nach einem Snack verdrängen. Die Experten sind sich darüber einig, dass bei den meisten Menschen kein eindeutiger Zusammenhang zwischen Koffeinkonsum und dem Risiko von erhöhtem Blutdruck oder Herzkrankheiten besteht[11], obwohl bei Menschen, die bereits einen hohen Blutdruck haben, Koffeinkonsum einen weiteren leichten, temporären Anstieg verursachen kann. Sowohl Tee als auch Kaffee stecken voller krankheitsabwehrender Antioxidantien, die das Risiko von Herzkrankheiten und einigen Krebsarten verringern können. Solange Sie genügend Kalzium zu sich nehmen, ist Koffein nicht schlecht für die Knochen; die Polyphenole in Tee und Kaffee könnten sogar eine schützende Wirkung haben.

Vielleicht ziehen Sie entkoffeinierten Tee oder Kaffee vor, weil manche Menschen nach dem Genuss von Koffeingetränken nicht gut schlafen können. Auch entkoffeiniert enthalten Tee und Kaffee Antioxidantien, die sich günstig auf die Gesundheit auswirken. Es gibt keine offensichtlichen Bedenken gegen die Substanzen, die für den Entkoffeinierungsprozess eingesetzt werden.

Allerdings ist es sinnvoll, dass Sie den Konsum von Tee, Kaffee und anderen koffeinhaltigen Getränken auf höchstens die Hälfte Ihres Flüssigkeitskonsums pro Tag begrenzen. Koffeinhaltige Getränke wirken diuretisch, das heißt, Ihr Körper produziert mehr Urin und verliert dadurch Wasser. Eine kürzlich durchgeführte Studie kam zu der Empfehlung, dass der Konsum von 400 mg Koffein am Tag keine nachteiligen Auswirkungen auf den menschlichen Körper hat. Schwangere sollten nicht mehr als 200 mg Koffein pro Tag konsumieren (siehe folgender Kasten), während Kinder nicht mehr als 2,5 mg am Tag pro kg Ihres Körpergewichts konsumieren sollten.[12]

Wie hoch ist Ihr Koffeinkonsum?
- 1 Becher gefilterter Kaffee: 125 mg Koffein
- 1 Becher Instant-Kaffee: 100 mg Koffein
- 1 Becher Tee: 65 mg Koffein
- 1 Dose Diät-Cola: 40 mg Koffein
- 30 g Schokolade mit 70 % Kakao: 24 mg Koffein

»Wie sicher ist es, Fisch zu essen?«

Fisch ist gesund und ein wichtiger Bestandteil der 2-Tage-Diät – vor allem »fetter« Fisch, denn er ist eins unserer wenigen Nahrungsmittel, die Vitamin D enthalten. Bestimmte Fischarten können jedoch niedrige Werte von Umweltgiften wie Dioxin, PCB oder Quecksilber enthalten, die schädlich sein können, wenn sie sich im Körper ansammeln. Essen Sie möglichst nicht mehr als vier Portionen fettreichen Fisch sowie bestimmte weiße Fischsorten und Meeresfrüchte (Seebrasse, Wolfsbarsch, Steinbutt, Heilbutt, Seewolf und braunes Krabbenfleisch) in der Woche. Kinder und Schwangere oder Frauen, die eine Schwangerschaft planen, sollten sich auf zwei Portionen pro Woche beschränken. Diese Personengruppen sollten Schwertfisch, Haifisch und Speerfisch ganz meiden. Alle anderen sollten sich bei diesen Fischarten auf eine Portion pro Woche beschränken, da diese Fische Quecksilber enthalten können. Folgende Fischarten sind in unbegrenzter Menge sicher für den Verbraucher:

- Kabeljau,
- Schellfisch,
- Scholle,
- Seelachs,
- Köhler,
- Seezunge,
- Flunder,
- Rotbarbe,
- Knurrhahn sowie
- weißes Krabbenfleisch.

»Kann ich noch naschen?«

Wir haben festgestellt, dass sich unsere 2-Tage-Diäthaltenden in zwei Gruppen teilten:

- diejenigen, die es genossen, Süßigkeiten in ihre Ernährung aufzunehmen, weil sie sich dadurch weniger eingeschränkt fühlten, und
- diejenigen, denen es wichtiger war, auf Schokolade und andere Süßigkeiten zu verzichten.

Nur Sie selbst können wissen, was bei Ihnen besser funktioniert. Aber bedenken Sie, dass das Verbot eines Nahrungsmittels dazu führen kann, dass man ein besonders starkes Verlangen danach entwickelt und sich in der Folge daran überisst. Wenn Sie in Ihre Ernährung während der Diät ein paar Süßigkeiten aufnehmen wollen, empfehlen wir, diese auf drei Portionen pro Woche zu begrenzen (siehe die folgende Tabelle). Beachten Sie, dass einige Nahrungsmittel, die oft für gesund gehalten werden, wie zum Beispiel Müsliriegel, sehr viele Kalorien enthalten – eine Portion sind dann nur zwei kleine Bissen davon (3 cm^2).

Wenn Sie glauben, nicht ohne Schokolade leben zu können, machen Sie sich keine Sorgen! Zwar ist sie an Ihren zwei eingeschränkten Tagen nicht erlaubt, aber an den fünf nicht eingeschränkten Tagen ist es in Ordnung, wenn Sie eine kleine Menge Schokolade oder eine andere süße Nascherei essen. Nur bedenken Sie, dass Schokolade viele Kalorien, viel Zucker und gesättigtes Fett enthält! Also übertreiben Sie es nicht (auf der Tabelle unten finden Sie empfohlene Mengen) und wählen Sie eine dunkle Schokolade mit hohem Kakaogehalt (70 bis 85 %), die sich günstig auf den Blutdruck und den Blutzucker auswirken kann. In einer kürzlich durchgeführten Untersuchung verzehrten Frauen vier Wochen lang entweder 20 g einer dunklen Schokolade mit 80 % Kakaogehalt oder 20 g Milchschokolade. Bei den Frauen, die die dunkle Schokolade gegessen hatten, sanken der Blutdruck und der Insulinspiegel, während bei der Gruppe mit der Milchschokolade genau die gegenteilige Wirkung festgestellt wurde. Die Wirksamkeit ihres Insulins hatte sich um 20 % verringert.[13]

Nasch-Portionen	Erlaubte Mengen während der nicht eingeschränkten Tage
Fettarme Chips	1 kleine Tüte (25 bis 30 g)
Kekse	2 Stück
Schokolade (idealerweise ab 70 % Kakao)	5 kleine Stücke oder 30 g
Eiscreme	2 Kugeln (100 g) Standard-Eiscreme oder 1 Kugel (50 g) Sahne-Eiscreme
Früchte-Malzbrot	1 Scheibe
Rosinenbrötchen	1 Brötchen
Früchte-Teeküchlein	1 Küchlein
Cupcake	2 sehr kleine mit dünnem oder gar keinem Guss
Müsliriegel	2 kleine Bissen (3 cm²)
Konfekt oder Trüffel einzeln	3

Ideen für Snacks an den fünf nicht eingeschränkten Tagen der Woche

- Haferkekse, Roggenknäckebrot oder Vollkornkräcker mit fettarmem Hummus, fettarmem Frischkäse oder Hüttenkäse
- Ein Stück Obst
- Rohes Gemüse, zum Beispiel Stangensellerie, Gurke, grüne Paprika, Zuckererbsen, Frühlingszwiebeln oder Kirschtomaten mit Salsa, fettarmem Hummus, Tsatsiki oder Guacamole
- Natur-, Diät- oder Fruchtjoghurt
- Früchtekuchen, mit oder ohne Margarine oder anderem fettarmem Aufstrich
- Eine kleine Handvoll ungesalzene Nüsse (zum Beispiel Walnüsse, Pistazien oder Paranüsse) oder Trockenobst (zum Beispiel Aprikosen, Feigen, Rosinen oder Mangoscheiben)
- Ein Glas Gemüsesaft (Karotte, Tomate oder Mischungen)
- Natur-Popcorn (in Pflanzenöl gepoppt, ohne Zusatz von Zucker oder Salz)
- Ein Schälchen Suppe (siehe Seiten 224 bis 229)
- Smoothie, gemixt aus Magermilch oder fettreduzierter Milch, Joghurt und einem Stück Obst
- Fruchtgummi ohne Zucker
- Eislutscher aus gefrorenem verdünntem Sirup ohne Zucker

Zusammenfassung

- Die Ernährung während der fünf nicht eingeschränkten Tage der 2-Tage-Diät basiert auf einer gesunden mediterranen Kost mit viel Gemüse, Vollkornprodukten, Bohnen, Fisch, Hülsenfrüchten, Obst, Nüssen sowie gesunden Ölen. Sie kann kleine Mengen mageres, rotes Fleisch enthalten.

- Der Verzehr von Nahrungsmitteln mit einem hohen Anteil löslicher und nicht löslicher Ballaststoffe hilft Ihnen, sich satt zu fühlen, hält Ihren Blutzucker stabil und Ihren Darm gesund.
- Achten Sie darauf, an Ihren fünf nicht eingeschränkten Tagen viele gesunde eiweißhaltige Nahrungsmittel zu essen, da diese sättigen und das Überessen verhindern. Dadurch nehmen Sie bei der 2-Tage-Diät noch mehr ab.
- Fettarme Milchprodukte erhöhen das Sättigungsgefühl und stärken Ihre Knochen.
- Es ist sehr wichtig, dass Sie gut mit Flüssigkeit versorgt sind und mindestens acht Gläser beziehungsweise 2 Liter am Tag trinken.
- Sie dürfen sich gelegentlich Alkohol oder eine Nascherei gönnen, aber möglichst nur zwei- oder dreimal in der Woche.

5. Für den Erfolg der 2-Tage-Diät sorgen

Sie haben den Entschluss gefasst, die 2-Tage-Diät durchzuführen, und wollen jetzt richtig durchstarten. In diesem Kapitel geben wir Ihnen Tipps, damit Ihre Bemühungen ganz sicher von Erfolg gekrönt werden. Wir zeigen Ihnen, wie Sie eventuell auftretende Probleme meistern können, und beantworten Fragen zur Ernährung.

Acht Schritte zum erfolgreichen Abnehmen

Schritt eins: Planen Sie im Voraus

Schreiben Sie eine Einkaufsliste, bevor Sie Ihren wöchentlichen Einkauf machen – und halten Sie sich an die Liste. Wenn Sie die richtigen Sachen zu Hause haben, werden Sie sich eher an die 2-Tage-Diät halten, als wenn in Ihren Küchenschränken lauter Versuchungen wie Kekse, Chips und Schokolade stehen. »Aus den Augen, aus dem Sinn« trifft hier zu. Es ist viel leichter, einem Verlangen auf Trostessen zu widerstehen, wenn es gar nicht erreichbar ist. Noch schlimmer ist es, wenn Sie sogar von seinem Anblick in Versuchung geführt werden. In einer Studie wurden die Süßigkeiten der Probanden nur von deren Schreibtischen auf die andere Seite des Zimmers gestellt – daraufhin aßen sie weniger davon.[1] Wenn Sie in Ihren Schränken Süßigkeiten »für die Kinder« aufbewahren und sich oft selbst davon bedienen, überlegen Sie, ob es nicht an der Zeit ist, diese Sachen verschwinden zu lassen und damit auch die Ernährung der Kinder zu verbessern. Wenn das keine Lösung ist (wenn Sie die Meuterei der Kinder nicht ertragen können!), verfrachten Sie die Naschereien in einen speziellen Behälter, der mit »Nur für Kinder!« beschildert ist.

Tipps, die Ihnen die Diät erleichtern

- Gehen Sie nie mit leerem Magen einkaufen: Die Versuchung ist dann einfach zu groß, Sachen zu kaufen (und zu essen), die Sie später bereuen werden.
- Bereiten Sie sich gesunde Lunch-Pakete vor, die Sie mit zur Arbeit nehmen können. Bewahren Sie – falls Ihnen das nötig erscheint – gesunde Snacks in Ihrer Schreibtischschublade, in Ihrer Handtasche oder in Ihrem Auto auf, um der Versuchung besser widerstehen zu können, Sachen zu essen, die Sie nicht essen sollten. In Kapitel 8 (Seiten 206 bis 215) finden Sie dafür viele Ideen.
- Haben Sie keine Scheu, den Menschen in Ihrer Umgebung zu sagen, dass Sie abnehmen wollen. Erklären Sie, dass Sie deswegen lieber keine Schokolade, Süßigkeiten oder Kuchen geschenkt bekommen möchten. Bitten Sie die anderen, Sie beim gemeinsamen Kaffeetrinken nicht zum Naschen zu überreden.
- Bitten Sie Freunde und Ihre Familie, Ihre Abnehmbemühungen aktiv zu unterstützen (siehe Seite 54). Sprechen Sie darüber und lassen Sie die wichtigen Menschen in Ihrem Leben wissen, wie es Ihnen geht und wie Sie sich fühlen. Wenn Sie sich schwertun und Ermutigung brauchen, halten Sie damit nicht hinterm Berg – bitten Sie einfach darum.

Für mich waren süßes Gebäck, Schokolade und Kuchen immer ein besonderer Genuss. Dass ich sie nicht mehr wie früher essen kann, finde ich das einzig Negative an der Diät. Aber inzwischen gewöhne ich mich schon ganz gut daran und ich verstehe, dass sie schlechte Auswirkungen auf meinen Körper und meine Gesundheit hatten.

Susie, 35 Jahre

Schritt zwei: Achten Sie auf die Kalorien in Getränken

Getränke können gut oder schlecht für Sie sein. In einer Untersuchung wurde festgestellt, dass die Probanden weniger aßen, wenn sie während einer Mahlzeit ein Glas Wasser oder ein anderes Getränk ohne Kalorien zu sich nahmen.[2] Doch Vorsicht, einige Getränke enthalten sehr viele Kalorien. Eine Dose mit 330 ml normaler Coca-Cola enthält 145 Kilokalorien, während die Diät-Cola nur eine Kilokalorie enthält. Außerdem umgehen diese flüssigen Kalorien die normale Appetitkontrolle, machen also nicht satt, sodass man nur allzu leicht viel zu viel davon konsumiert. Wenn Sie ein Bedürfnis nach Getränken mit Kohlensäure haben, nehmen Sie ab und zu ein Diätgetränk in Ihren Essensplan auf. Trotz immer wieder kursierender Bedenken gibt es keinen überzeugenden Nachweis dafür, dass diese Getränke das Osteoporose-Risiko erhöhen, indem sie den Knochen Kalzium entziehen. Solange Sie genügend Kalzium zu sich nehmen, besteht keine Gefahr.

Auch bei anderen Getränken gibt es große Unterschiede im Kaloriengehalt. Einige Caffè Latte können Ihre Kalorienmenge nach oben schnellen lassen, sogar wenn Sie einen »Skinny« (mit fettarmer Milch zubereitet) nehmen. Ein großer, mit Vollmilch zubereiteter Caffè Latte hat erstaunliche 223 Kilokalorien, während der mit fettarmer Milch noch immer 131 Kilokalorien enthält. Dagegen hat ein schwarzer Kaffee (Americano) mit etwas fettarmer Milch nur 20 Kilokalorien. Trinken Sie Ihren Kaffee oder Tee also mit einem Schuss Milch oder stattdessen gleich Kräutertee.

Schritt drei: Achten Sie auf die Portionsgrößen

Es wird wohl kaum jemandem entgangen sein, dass in den letzten Jahrzehnten die Portionsgrößen immer umfangreicher geworden sind. Die Lebensmittelfirmen und Vertriebsstellen wollen den Kunden immer mehr verkaufen, so hat man sich nach und nach an größere Portionen gewöhnt.

Viele Snacks mit hohem Kalorienanteil sind heute zwei-, manchmal sogar dreimal so groß wie vor 30 Jahren. Das bedeutet den zwei- bis dreifachen Kaloriengehalt. Untersuchungen haben gezeigt, dass die meisten Menschen, die mit größeren Portionen konfrontiert sind, als sie eigentlich brauchen, diese aufessen, ohne überhaupt darüber nachzudenken.[3] Die gute Nachricht ist, dass es andersherum genauso funktioniert. Wenn die Portionen kleiner sind und weniger Kalorien enthalten, isst man auch weniger, ohne das Gefühl zu haben, etwas zu entbehren.[4] Deswegen enthält die 2-Tage-Diät neben den Angaben zur Art der Nahrungsmittel auch klare Richtlinien zu den zu konsumierenden Mengen. An den zwei eingeschränkten Tagen dürfte das kein Problem darstellen, da der hohe Proteinanteil der Nahrung gut sättigt. Wir erwarten nicht, dass Sie jedes einzelne Nahrungsmittel wiegen – wir stellen Ihnen sowohl für die zwei eingeschränkten Tage wie auch für die fünf nicht eingeschränkten Tage neben dem Gewicht der Portionen auch einfache Richtlinien zur Verfügung, mit denen Sie die Portionsgrößen abschätzen können. Für viele unserer Diäthaltenden war es hilfreich, zunächst bestimmte Nahrungsmittel zu wiegen; von Frühstücksflocken, Nudeln und Reis zum Beispiel verwendet man leicht zu viel. Hat man sich erst einmal an die empfohlenen Portionsgrößen gewöhnt, erübrigt sich das Wiegen.

Weil ich variieren kann, wann in der Woche ich die zwei eingeschränkten Tage durchführe, kann ich mich damit nach gesellschaftlichen Ereignissen und freien Tagen richten.
Jane, 49 Jahre

Schritt vier: Setzen Sie sich zum Essen an den Tisch

Wenn Sie essen, während Sie fernsehen, am Schreibtisch oder am Computer sitzen, unter Zeitdruck stehen oder auch nur Radio hören, ist Ihre Aufmerksamkeit gleichzeitig auf etwas anderes gerichtet. Sie werden dann wahrscheinlich mehr Kalorien konsumieren als ohne Ablenkung, weil Sie einfach nicht darauf achten, wie viel Sie essen.[5] In einer Studie wurde untersucht, wie viel Chips die Probanden aßen, während sie fernsahen. Es waren 40 % mehr als bei einer anderen Gelegenheit, während der sie nicht fernsahen.[6]

Ein unkontrolliertes »Vollstopfen« mit Essen vermeidet man am besten, indem man

- sich an einen Tisch setzt,
- langsam isst und
- jeden Bissen genießt, ohne gleichzeitig etwas anderes zu tun, zum Beispiel fernzusehen.

Es dauert etwa 15 Minuten, bis die Sättigungssignale des Gehirns im Magen wahrgenommen werden. Warten Sie also nach dem Beenden einer Mahlzeit 15 Minuten, bevor Sie entscheiden, ob Sie noch Hunger haben und wirklich eine zweite Portion oder ein Dessert brauchen.

Die 2-Tage-Diät war für mich gut geeignet, weil ich dadurch lernte, die richtigen Nahrungsmittel zu essen und mit verschiedenen Sachen zu experimentieren. Meine Zentimeter schwanden dahin. Hosen, die sehr eng saßen, sind jetzt bequem, und ich habe nicht mehr dieses aufgeblähte Gefühl.
Ruth, 53 Jahre

Schritt fünf: Vermeiden Sie »Diät«-Nahrungsmittel

Die Supermärkte sind voll von fettarmen, zuckerreduzierten »Diät«-Nahrungsmitteln, die den Konsumenten einen einfachen Weg vorgaukeln, wie sie weniger Kalorien essen und dadurch abnehmen können. Wir empfehlen Ihnen, diese stark industriell verarbeiteten »Diät«-Nahrungsmittel in den Regalen zu lassen und stattdessen zu den vollwertigen und nicht industriell verarbeiteten Nahrungsmitteln zu greifen, die wir für die eingeschränkten und nicht eingeschränkten Tage der 2-Tage-Diät empfehlen. Natürlich kann es hilfreich sein, den Kaloriengehalt eines Nahrungsmittels zu kennen. Denken Sie aber daran, dass die Kalorien pro 100 g oder 100 ml oder pro Produkt angegeben sind. Sie müssen also entsprechend umrechnen, wie viele Kalorien eine Portion enthält.

Gehen Sie nicht davon aus, dass fettarm auch arm an Kalorien bedeutet. Viele Produkte, auf denen »leicht« oder »mit weniger Fett« oder etwas Ähnliches steht, enthalten trotzdem viel Fett und daher auch viele Kalorien. Außerdem ersetzen Lebensmittelproduzenten das Fett in fettarmen Produkten oft durch Zucker, um den Geschmack zu verbessern, daher können diese Nahrungsmittel genauso viele Kalorien wie die mit Fett enthalten und sind darüber hinaus oft mit Fruktose hergestellt (siehe Seite 94). Die einzigen »Diät«-Nahrungsmittel, die in Ihrer Ernährung nützlich sein können, sind Produkte mit niedrigem Fettgehalt und solche, bei denen künstlicher Süßstoff und kein Zucker zugesetzt wurde, zum Beispiel Diätgetränke. Achten Sie bei diesen aber darauf, dass Sie innerhalb der Grenze von drei Liter pro Woche bleiben.

Schritt sechs: Kontrollieren Sie Ihre Erwartungen

Halten Sie sich an die Regeln der 2-Tage-Diät, befolgen Sie die Richtlinien zu Bewegung und Sport (siehe Kapitel 6), und wir versprechen Ihnen, dass Sie erfolgreich – und schnell – abnehmen werden. Dies vorausgeschickt fügen wir hinzu, dass das natürlich nicht über Nacht passiert und es durchaus sein kann, dass Sie einige Rückschläge überwinden müssen. Sie werden in den zwei eingeschränkten Tagen Fett abbauen, aber Sie werden auch einen Gewichtsverlust während und direkt nach diesen Tagen bemerken, der auf einen Wasserverlust zurückzuführen ist – normalerweise sind das über die beiden Tage verteilt ungefähr ein bis zwei Pfund. Fettverbrennung ist ein komplexer Prozess, und die meisten nehmen nicht mehr als 2 kg Fett pro Woche ab. Jeder darüber hinausgehende Gewichtsverlust ist wahrscheinlich »nur« ein Verlust von Wasser.

Denken Sie zurück, wie lange es gedauert hat, bis Sie Ihr überschüssiges Gewicht zugenommen haben. Seien Sie realistisch und akzeptieren Sie, dass es auch eine Weile dauern wird, bis Sie es wieder los sind. In einem Pfund Körperfett stecken ungefähr 4500 Kilokalorien, um also in einer Woche ein Pfund Fett zu verlieren, müsste Ihr Körper 4500 Kilokalorien mehr verbrennen oder 4500 Kilokalorien weniger zu sich nehmen – das sind etwa 640 Kilokalorien pro Tag. Leider ist es aber nicht so einfach, denn wenn Sie eine Diät machen, sinkt Ihre Stoffwechselrate und Ihr Körper gewöhnt sich daran, weniger Kalorien zu verbrauchen. Bei einer Studie wurden Kalorienaufnahme und -verbrauch (bei niedrigerer Stoffwechselrate und körperlicher Aktivität) und der Gewichtsverlust gemessen. Man fand heraus, dass man für einen Gewichtsverlust von einem Pfund Fett pro Woche durchschnittlich 850 Kilokalorien weniger pro Tag essen muss, als man eigentlich braucht.[7] Das sind sehr viele Kalorien! Der beste Weg zum Erreichen des gewünschten Ergebnisses ist eine Kombination aus Diät und Sport. Wenn Sie fünfmal in der Woche je eine halbe Stunde Sport machen, müssen Sie nur 700 Kilokalorien am Tag weniger essen, um dieses Pfund Fett abzunehmen. Wenn Sie fünfmal in der Woche jeweils eine Stunde Sport machen, sind es nur noch 550 Kilokalorien, die Sie weniger essen müssen. Vielleicht finden Sie es enttäuschend, dass Sport so wenige Kalorien verbrennt, aber denken Sie daran, dass dadurch Ihre Gesundheit insgesamt verbessert wird und das Risiko vieler Krankheiten sinkt (siehe Seite 147). Und noch wichtiger: Wir stellen immer wieder fest, dass Sport den Diäthaltenden offensichtlich hilft, sich an ihre Diät zu halten.

Ich bin 30 Jahre alt und habe in drei Wochen etwas mehr als sieben
Pfund abgenommen. Schon nach einer Woche konnte ich erste Er-
folge feststellen. Ich neige dazu, dass mir jeden Winter ein »Winter-
mantel« wächst (das heißt, ich nehme ein paar Pfund zu, weil ich
zu viel Trostessen nasche!). Diese Diät hat mir wirklich geholfen, die
Pfunde wieder abzunehmen, was mir weder durch eine andere Diät
noch durch Sport bisher gelungen ist.

Sally, 30 Jahre

Schritt sieben: Überprüfen Sie Ihren Fortschritt

Regelmäßige Kontrolle ist ein wichtiger Bestandteil jedes Ab-
nehmplans. Wir wissen, dass Diäthaltende, die sich selbst überprüfen, erfolgreicher sind. Natürlich gibt Ihnen Ihr Gefühl in
Ihrer alten Kleidung schon einen Hinweis darauf, ob Sie wirklich abnehmen, aber Sie sollten sich trotzdem einmal wöchentlich wiegen, Taille und Hüften messen und die Ergebnisse auf-
schreiben. Mit diesen Maßen können Sie anhand der Tabelle im
Anhang A (siehe Seite 357 bis 358) Ihren Körperfettanteil und
das Gewicht Ihres Körperfetts berechnen – idealerweise alle zwei
Wochen.

Wie Sie Ihren Fortschritt überprüfen

- Das Gewicht kann von Tag zu Tag schwanken (nach unten oder oben um zwei bis viereinhalb Pfund). Daher ist
  es keine gute Idee, sich täglich zu wiegen, da Sie dadurch
  ein verzerrtes Bild von Ihrem Gesamtfortschritt bekommen
  können.
- Das Gewicht kann sich im Laufe eines Tages verändern.
  Wiegen und messen Sie sich also immer zur gleichen Tageszeit (idealerweise morgens, da wir am Ende des Tages
  normalerweise schwerer sind, und bevor Sie frühstücken).

- Verwenden Sie immer dieselben verlässlichen Waagen. Stellen Sie Ihre Badezimmerwaage nicht auf eine unebene oder weiche Oberfläche wie zum Beispiel einen Teppich – die meisten Badezimmerwaagen funktionieren am besten, wenn sie auf einem harten, ebenen Boden stehen.
- Wiegen Sie sich ohne Kleidung und Schuhe oder tragen Sie höchstens etwas sehr Leichtes.
- Messen Sie Taille und Hüften, ohne bekleidet zu sein, da manche Kleidungsstücke einengen und zu unzuverlässigen, irritierenden Maßen führen können.
- Frauen wiegen vor ihrer Periode oft mehr und haben einen größeren Taillenumfang, weil der Körper während dieser Zeit mehr Wasser speichert. Das kann 2 bis 5 kg ausmachen, je nachdem, wie viel jemand wiegt.
- Da Sie während der zwei eingeschränkten Tage Ihrer 2-Tage-Diät Wasser verlieren, empfehlen wir, sich unmittelbar vor diesen Tagen und nicht danach zu wiegen. Gleich danach haben Sie zwar abgenommen, weil Sie Fett verbrannt haben, aber Sie haben auch Wasser verloren.

Ich esse sehr viel unterwegs. In der Vergangenheit waren Restaurants immer der Ort, an dem ich meine Diäten abbrach. Aber mit dieser Diät kann man tatsächlich von einer normalen Speisekarte wählen – sogar an einem eingeschränkten Tag. Seit ich mit der 2-Tage-Diät begonnen habe, musste ich mindestens an einem meiner zwei eingeschränkten Tage im Restaurant essen, und trotzdem habe ich schon fantastisch abgenommen. Das ist mit Sicherheit die Diät, die sich am leichtesten in ein normales Leben integrieren lässt.
Alison, 26 Jahre

Schritt acht: Belohnen Sie sich für Ihren Erfolg

Auch wenn es bis zu Ihrer letztendlichen Belohnung – dem Erreichen Ihres Zielgewichts – noch eine Weile dauert, ist es wichtig, dass Sie auf dem Weg dorthin auch Ihre kleinen Erfolge anerkennen und sich dafür belohnen. Abzunehmen erfordert konzentrierte Aufmerksamkeit und engagierte Mühe. Sie verdienen regelmäßiges Schulterklopfen für Ihre harte Arbeit. Sie sollten sich bereits kurzfristige Ziele fürs Abnehmen und Bewegung oder Sport gesetzt haben. Ein Belohnungssystem zu entwerfen fügt einen weiteren Anreiz zum Durchhalten hinzu, verhindert das Aufkommen von Langeweile durch die Diätreglements und ist etwas, auf dass Sie kurzfristig hinarbeiten können.

Belohnungen sind etwas sehr Persönliches. Nur Sie wissen, womit Sie sich wirklich verwöhnen können – allerdings kommen Essen oder Alkohol natürlich nicht in Frage! Aber dies könnte zum Beispiel Ihre Gelegenheit sein, das Geld einzusetzen, dass Sie durch die 2-Tage-Diät eingespart haben (siehe Seite 88), um sich etwas zu gönnen:

- Kaufen Sie sich neue Kleidung oder dieses Paar Stiefel oder Schuhe, das Sie schon so lange haben wollen!
- Vereinbaren Sie einen Termin bei der Kosmetikerin, der Maniküre, der Pediküre oder beim Friseur.
- Nehmen Sie einen Tag frei und genießen Sie einfach die freie Zeit.
- Kaufen Sie Karten für einen Film, ein Theaterstück oder eine Show.
  Und für Männer:
- Warum nicht mal ein paar Runden auf einer Gokart-Bahn drehen?
- Oder leisten Sie sich dieses neue Teil für Ihren Werkzeugkasten, das Sie schon lange haben wollen!

Fallstudie: Sarah

Sarah wog 92 kg und versuchte verzweifelt abzunehmen. Ihre Mutter hatte in ihren vierziger Jahren Brustkrebs gehabt, und nach anfänglicher Heilung war der Krebs zehn Jahre später wieder da. Sarah, 39 Jahre, sagte von sich, dass sie schokoladensüchtig sei, wusste, dass ihr Übergewicht ihr Brustkrebsrisiko erhöhte. Sie war in Abnehm-Clubs gewesen und hatte viele verschiedene Diäten allein probiert, aber obwohl sie abgenommen hatte, waren die verlorenen Pfunde immer schon bald zurück. Als Sarah die 2-Tage-Diät begann, hatte sie die Hoffnung schon fast aufgegeben. »Ich wusste, dass es eine Herausforderung werden würde, aber ich habe mir eine Routine zugelegt. Ich habe immer an den gleichen zwei Wochentagen meine Diättage gemacht und jede Woche die gleichen Sachen gegessen. Die Diättage habe ich auf die Arbeitstage gelegt, an denen ich am meisten zu tun hatte. Dadurch habe ich das Essen gar nicht vermisst. Was mich erstaunt hat, war, dass ich an den nicht eingeschränkten Tagen gar nicht das Bedürfnis hatte, mich zu überessen – vielleicht weil ich bewusster wahrnahm, was ich aß. Ich habe im ersten Monat 6,4 kg abgenommen und über einen Zeitraum von sechs Monaten 25 kg. Es ist die einfachste Diät, die ich je gemacht habe.«

Antworten auf Ihre Fragen

»Ist es wichtig, zu bestimmten Tageszeiten zu essen?«

Wann wir essen, ist neben unserem tatsächlichen Hungergefühl von allen möglichen Faktoren abhängig – zum Beispiel von Familiengewohnheiten, sozialem Druck und davon, ob wir Zeit dafür haben. Es gibt keinen schlüssigen Hinweis darauf, dass die Stoffwechselrate oder die Fähigkeit des Körpers, Fett zu verbrennen, davon beeinflusst wird, ob man früh am Tag mehr isst als später, ob man vermeidet, nach einer bestimmten Zeit am Abend noch zu essen oder ob man über den Tag verteilt viele kleine Mahlzeiten anstatt einiger großer zu sich nimmt.[8] Was jedoch wichtig ist, ist Ihre persönliche Reaktion auf die Zeiten sowie die Häufigkeit des Essens, und ob bestimmte Situationen Sie anfällig für Überessen machen. Wenn Sie zum Beispiel wissen, dass die Abende eine Zeit sind, in der Sie besonders Lust auf Naschereien bekommen, oder wenn Sie wissen, dass es Ihnen abends schwerfällt, keine große Abendmahlzeit zu essen, selbst wenn Sie keinen Hunger haben, dann ist es wichtig, dass Sie sich das bewusst machen und Vorsichtsmaßnahmen für Zeiten treffen, in denen Sie sich überessen könnten. Für viele sind die Abende eine gefährliche Zeit. Oft hilft es, beschäftigt zu bleiben, zum Beispiel könnten Sie

- die Zeitungen aussortieren,
- bügeln oder
- etwas Praktisches mit Ihren Händen tun (wie zum Beispiel Stricken), während Sie fernsehen.

Wenn Sie sich nach einem harten Arbeitstag mit Tee und Keksen vor dem Fernseher belohnen, aber es nicht bei einem Keks belassen können, dann suchen Sie sich eine andere Art der Belohnung, zum Beispiel ein entspannendes Aromaschaumbad oder Sie gehen aus. Es kann auch helfen, sich nach der letzten Mahlzeit am Abend die Zähne zu putzen. Damit signalisieren Sie Ihrem Körper, dass das Essen für diesen Tag beendet ist.

»Macht Essen nach fünf Uhr abends nicht dicker?«

Es ist eine weit verbreitete Vorstellung, dass abendliches Essen dick macht. Aber die Wissenschaft hat eindeutig nachgewiesen, dass die Gesamtzahl an Kalorien, die man während der 24 Stunden eines Tages zu sich nimmt, entscheidend dafür sind, ob man zu- oder abnimmt. Was man abends isst, wird nicht mit größerer Wahrscheinlichkeit als Fett eingelagert als das, was man früher am Tag isst. Mehrere Untersuchungen haben ergeben, dass Essen, das man spät abends noch zu sich nimmt, vom Körper auf die gleiche Art verarbeitet wird wie das gleiche Essen, das man in mehreren kleinen Mahlzeiten im Laufe des Tages verzehrt.[9]

»Ich habe gehört, dass man durch Schlafmangel dick werden kann. Stimmt das?«

Wir haben alle eine innere Uhr, die von unserem Gehirn gesteuert wird. Sie hilft, die Hormone zu koordinieren, die unseren Appetit und Stoffwechsel beeinflussen. Unsere innere Uhr hängt mit unserem normalen Wach- und Schlafrhythmus zusammen, der wiederum natürlicherweise vom Kreislauf von Tageslicht und Dunkelheit abhängig ist. Wenn Ihr Lebensstil nicht im Einklang mit dieser inneren Uhr steht, kann das Ihren Stoffwechsel und die Gewichtskontrolle beeinträchtigen. Die Forschungen auf diesem Gebiet sind noch recht neu, aber es gibt bereits Hinweise darauf, dass Menschen, die relativ wenig Schlaf bekommen und gern nachts aufbleiben und auch den größten Teil ihres täglichen Essens nachts zu sich nehmen (oder Menschen, die dies tun müssen, weil sie Schicht arbeiten), ein größeres Risiko zum Zunehmen haben. Als Grund wird ein erhöhter Appetit und eine eventuelle Einschränkung des Stoffwechsels und der Fettverbrennung vermutet.

Untersuchungen haben übereinstimmend ergeben, dass es den Appetit und den täglichen Kalorienkonsum um 200 Kilokalorien erhöht, wenn man nur fünf bis sechs Stunden schläft.[10] Bei einer kürzlich durchgeführten Studie verbrachten die Probanden in einer Art Hotel in Boston drei Wochen unter Bedingungen, in denen sie nur fünfeinhalb Stunden pro Nacht schlafen durften. Ihre inneren Uhren wurden gestört, indem ihnen Tageslicht verwehrt wurde und ihr Leben sich in einem 28-Stunden-Rhythmus abspielte. Nach nur drei Wochen war ihre Stoffwechselrate um 8 % gesunken, was einer Gewichtszunahme von 5,8 kg im Jahr entspricht.[11]

Wenn Sie Schicht arbeiten

Wenn man Schicht arbeitet und gleichzeitig eine Diät macht, ist mehr Planung und Selbstdisziplin als bei einer normalen Arbeitszeit nötig, denn Schichtarbeit bringt die innere Uhr zwangsläufig durcheinander. Aber man kann es trotzdem schaffen. Das zeigte eine kürzlich durchgeführte Studie mit männlichen Schichtarbeitern in einer Aluminiumfabrik in Australien. Die Männer hielten eine gesunde kalorienreduzierte Diät und ein Sportprogramm ein, wobei sie die folgenden »Tipps für Schichtarbeiter« beherzigten. Es funktionierte! Nach 14 Wochen hatten sie im Durchschnitt fast 4 kg Gewicht und 4 cm Taillenumfang abgenommen.[12]

Tipps für Schichtarbeiter

- Wenn Sie nachts arbeiten, essen Sie eine leichte Mahlzeit während der Nacht und ein kleines Frühstück nach Beenden der Arbeit.
- Planen Sie im Voraus, damit Sie so gesund wie möglich essen. Dies gilt vor allem für Situationen, in denen das Angebot an Esswaren wahrscheinlich Junkfood mit vielen Kalorien und viel Fett sein wird. Nehmen Sie zu Ihrer Schicht Obst- und Gemüse-Snacks mit und begrenzen Sie Ihren Konsum von kohlensäure- und koffeinhaltigen Getränken. Trinken Sie während Ihrer Schicht Wasser.
- Für Schichtarbeiter ist es oft mühevoll, Schlaf guter Qualität zu bekommen. Stellen Sie sicher, dass Ihr Schlafzimmer ruhig, dunkel und nicht zu warm ist. Schließen Sie Vorhänge oder Rollläden, benutzen Sie Ohrstöpsel und eine Schlafmaske, wenn nötig. Sorgen Sie dafür, dass Ihre Familie und Ihre Freunde wissen, dass Ihr Schlaf nicht unterbrochen werden darf. Entwerfen Sie sich einen Schlafplan und halten Sie sich daran. Schlafen Sie während der Arbeitswoche und am Wochenende immer zur selben Zeit.

- Bauen Sie in Ihre Arbeitspausen Bewegung ein. Gehen Sie zehn Minuten spazieren und machen Sie ein paar einfache Stretch-Übungen.
- Machen Sie Herz-Kreislauf- und Kraftübungen (siehe Seiten 152 bis 153), nachdem Sie sich ausgeruht haben oder aufgewacht sind.
- Werden Sie Mitglied in einem 24-Stunden-Fitness-Studio, wenn Sie außerhalb der normalen Öffnungszeiten trainieren wollen. Joggen Sie, walken Sie, fahren Sie Rad, tanzen Sie oder machen Sie eine Aktivität, die Ihren Herzschlag erhöht und Kalorien verbrennt.
- Sprechen Sie mit anderen Schichtarbeitern und tauschen Sie Tipps aus, wie Sie während Ihrer Arbeitsschicht gesund bleiben können. Gründen Sie mit Ihren Kollegen eine Gruppe mit diesem Ziel oder schließen Sie sich einer existierenden Gruppe an.

»Muss ich frühstücken?«

Bestimmt haben die meisten von uns irgendwann gehört, dass ein gutes Frühstück für unsere physische und mentale Leistung wichtig ist, weil der Körper die ganze Nacht ohne Essen war und nun für die am Tag anstehenden Aufgaben neue Nahrung braucht. Und oft liest man, dass gerade für Diäthaltende das Frühstück eine wesentliche Grundlage bildet, weil es den Stoffwechsel ankurbelt und hilft, ein Überessen später am Tag zu vermeiden. Doch während Kinder tatsächlich frühstücken sollten, ist unsere Empfehlung, sich nicht zum Frühstücken zu zwingen, wenn einem nicht danach ist. Es gibt Morgenmenschen, die gleich nach dem Aufstehen Hunger haben und ein Frühstück brauchen, um in Gang zu kommen, aber wenn Ihnen morgens überhaupt nicht nach Frühstück ist, dann hören Sie auf Ihren Körper und essen Sie, wenn Sie Hunger bekommen.

In einer Studie nahmen Probanden, die normalerweise nicht frühstückten, ein Frühstück ein. Es zeigte sich, dass sie trotzdem den Rest des Tages nicht weniger als sonst aßen – tatsächlich aßen sie sogar 300 Kilokalorien mehr als ohne Frühstück. Als jedoch Probanden, die immer frühstückten, das Frühstück wegließen, überaßen sie sich später am Tag.[13] Die Botschaft lautet also: Wir sind alle unterschiedlich. Tun Sie also, was sich für Sie richtig anfühlt. Aber wenn Sie zu denjenigen gehören, die ein Frühstück brauchen, müssen das nicht Toast und Müsli sein. Ein Frühstück mit viel Protein, zum Beispiel aus Eiern, trägt dazu bei, dass Sie sich länger satt fühlen. Forscher verglichen das Essverhalten im Verlauf des weiteren Tages nach einem Eier-Frühstück mit 400 Kilokalorien und nach einem Kohlenhydrat-Frühstück (in dem Fall Bagels): Die Personen, die zum Frühstück Eier aßen, konsumierten im Verlauf des weiteren Tages 400 Kilokalorien weniger als die Bagel-Esser.[14]

»Ich habe schon so oft versucht abzunehmen, dass ich nicht sicher bin, ob sich noch ein weiterer Versuch lohnt. Haben die vielen Diäten meinem Stoffwechsel geschadet?«

Wir haben festgestellt, dass die 2-Tage-Diät zu erfolgreichem Abnehmen führt, und zwar nicht nur bei Menschen, die zum ersten Mal eine Diät machten, sondern auch bei denen, die schon viele erfolglose Diätversuche hinter sich hatten. Einige unserer Probandinnen waren bereits bei mehr als zehn vorherigen Versuchen gescheitert. Forscher in Seattle verglichen die Ergebnisse einer Diät bei Diäthaltenden, die drei- oder viermal vorher den Jo-Jo-Effekt erlebt und ab- und wieder zugenommen hatten, mit denen, die zum ersten Mal eine Diät machten. Diejenigen, die mehrere Diäten hinter sich hatten, nahmen genau wie die anderen ab, ihr Insulinspiegel fiel und Entzündungen in ihrem Körper gingen zurück (die erwartete günstige Auswirkung des Gewichtsverlusts).[15]

Snacks – ja oder nein?

Snacken oder nicht snacken? Diese Frage ist Thema endloser Diskussionen. Manche argumentieren, dass Snacken dabei hilft, den Appetit im Zaum zu halten, weil man keinen Heißhunger bekommt und sich dann auch bei den Mahlzeiten nicht überisst. Andere sind der Meinung, dass durch das Snacken die Aufmerksamkeit dauernd aufs Essen gerichtet ist und man daher insgesamt mehr isst. Uns berichteten Diäthaltende, dass sie bei früheren Abnehmbemühungen versuchten, etwa jede Stunde etwas zu essen, weil sie glaubten, das würde ihren Stoffwechsel ankurbeln. Das ist jedoch nicht der Fall.

Es gibt keinen Nachweis dafür, dass Snacks zwischen den Mahlzeiten helfen, den Hunger im Zaum zu halten oder den Spiegel der »Appetit«-Hormone zu senken. Und ob man nun an einem Tag zwei große Mahlzeiten isst oder sechs oder sieben kleine, wenn es sich um die gleiche Gesamtmenge Essen handelt, gibt es keinen Unterschied in der Stoffwechselrate. Es kann sein, dass man nach einer großen Mahlzeit weniger Körperfett verbrennt, aber diese Auswirkung ist äußerst gering.[16] Wie viele Mahlzeiten am Tag Sie zu sich nehmen, ist also Ihnen überlassen. Entscheidend ist nicht, wann Sie essen, sondern wie viel Sie insgesamt innerhalb eines Tages essen. Sie wissen wahrscheinlich selbst am besten, welches Essensmuster für Sie am günstigsten ist und Ihnen hilft, Ihren Appetit unter Kontrolle zu halten. Ist das nicht der Fall, experimentieren Sie und finden Sie heraus, ob Sie sich mit zwei oder drei großen Mahlzeiten oder fünf oder sechs kleinen am Tag wohler fühlen.

Solange nicht die Gefahr eines anschließenden Überessens besteht, kann es aber tatsächlich Vorteile bringen, zwischen zwei Mahlzeiten längere Pausen einzuhalten. Wir wissen, dass in den Zellen positive Veränderungen stattfinden, wenn sie nicht andauernd mit Kalorien gefüttert werden (siehe Seite 29). Versuchen Sie deshalb, die nächtliche Essenspause zwischen Abendbrot und Frühstück nicht zu unterbrechen.

Sparen Sie Kalorien durch Austausch von Lebensmitteln!	
✗	✔
Dose Coca-Cola und Schokomuffin (465)	Diät-Cola und Apfel (45)
Riegel Milchschokolade (280)	Diät-Joghurt (100)
Kleine Tüte Chips (160)	Gemüse-Sticks und fettarmer Dip (25)

»Hilfe – ich habe meine Diät gebrochen!«

Auch der engagiertesten Diäthaltenden passiert mal ein Ausrutscher. Normalerweise besteht er darin, etwas »Verbotenes« zu essen. Das ist einer der Gründe, warum wir in die 2-Tage Diät auch Naschereien aufgenommen haben. Wenn Sie einmal von der Diät abweichen, machen Sie sich deswegen keine Vorwürfe und fühlen Sie sich nicht gleich als Versagerin. Geben Sie auf keinen Fall auf! Diätverstöße passieren jedem, und das Beste, was Sie tun können, ist, so schnell wie möglich wieder ins richtige Gleis zu kommen. Bei unseren Probandinnen stellten sich freie Tage als die größten Gefahrenzeiten heraus. Manche bekamen auch Probleme,
- wenn sie gestresst waren,
- wenn sie sich gehetzt fühlten und keine Zeit für regelmäßiges Essen hatten,
- wenn sie kurz vor ihrer Periode waren oder
- wenn sie sich in bestimmten gesellschaftlichen Verpflichtungen befanden.

Tipp

Auch wenn Sie an fünf von sieben Tagen keine Diät machen müssen, kann es Zeiten geben, in denen es hilfreich ist, sich selbst eine »Diätpause« zu verordnen. Das ist eine gute Art, mit Phasen klarzukommen, die besonders risikoreich sind, oder um eine deprimierende Zeit oder Langeweile durch die Diät zu bekämpfen.

In einer Studie wurde der Einfluss von geplanten zweiwöchigen »Ferien« von der Diät auf den langfristigen Erfolg der Diäthaltenden untersucht. Das Ergebnis war, dass die Diäthaltenden es nach der Pause schafften, erfolgreich zu ihrer Diät zurückzukehren, und dass ihr langfristiger Erfolg von der Unterbrechung nicht behindert wurde.[17] Wenn Sie also wissen, dass Sie demnächst zu einem besonderen Ereignis mit verführerischem Essen gehen werden, planen Sie im Voraus, zeitweilig von Ihrer Diät abzuweichen und dann wieder den richtigen Kurs einzuschlagen. Das ist allemal besser, als wenn Sie sich einreden, dass Sie sich an diesem Tag nicht in Versuchung bringen lassen werden, und nachher enttäuscht von sich selbst sind, wenn es doch passiert.

Und denken Sie daran, wenn Sie Ihre Diät ungeplant unterbrechen, dass Sie aus der Erfahrung lernen können, damit Sie es das nächste Mal schaffen, eine nicht gewollte Unterbrechung zu vermeiden. Stellen Sie sich deshalb folgende Fragen:

- »Was war das für eine Situation?«
- »Wie habe ich reagiert?«
- »Wie habe ich mich danach gefühlt?« und
- »Was könnte ich das nächste Mal anders machen?«

»Warum nehme ich immer langsamer ab?«

Wenn man schon eine Weile Diät gehalten hat, wird es schwerer, in gleichem Maß wie zu Anfang abzunehmen. Nach ungefähr sechs Monaten nimmt der Gewichtsverlust im Allgemeinen massiv ab. Das kann zum Teil an der 10- bis 15-prozentigen Verlangsamung der Stoffwechselrate liegen, die immer eintritt, wenn der Körper sich an den Gewichtsverlust anpasst, und daran, dass man weniger isst (auch wenn man Sport macht). Aber oft verlangsamt sich der Gewichtsverlust auch, weil man sich nicht mehr so sorgfältig an die Diät oder sein Bewegungsprogramm hält wie am Anfang.

Wenn Sie weniger als ein bis zwei Pfund pro Woche abnehmen, überprüfen Sie Folgendes:

- Befolgen Sie den korrekten Diätplan für jemanden mit Ihrem Geschlecht, Ihrem Gewicht und Ihrem Alter (siehe Anhang D, Seiten 372 bis 380)?
- Essen Sie an den zwei eingeschränkten Tagen der Diät zu viel oder überessen Sie sich sogar?
- Essen Sie zu viel oder überessen Sie sich an den fünf nicht eingeschränkten Tagen oder trinken Sie zu viel Alkohol?
- Entspricht Ihr Bewegungsprogramm den Empfehlungen (siehe Kapitel 6)?
- Nehmen Sie jede Gelegenheit wahr, in Ihrem Tagesablauf physisch aktiv zu sein? Nehmen Sie zum Beispiel die Treppe anstatt des Fahrstuhls und versuchen Sie, möglichst viel zu laufen anstatt zu fahren?
- Führen Sie vier Tage lang eine Strichliste Ihrer Essensportionen und ein Tagebuch Ihrer körperlichen Aktivitäten, um zu überprüfen, wie viel Sie essen und wie aktiv Sie wirklich sind. Denken Sie daran, sowohl die Wochentage als auch das Wochenende mit aufzunehmen.

»Wie widerstehe ich meinen Essgelüsten?«

Die meisten von uns bekommen ab und zu Heißhunger auf bestimmte Sachen. Leider können diese Heißhungerattacken während einer Diät schlimmer werden. Auch wenn so ein Verlangen manchmal durch Hunger entsteht, werden viele von etwas anderem ausgelöst. Zum Beispiel kann man aus Gewohnheit zu Schokolade greifen, um sich wieder besser zu fühlen, wenn man Langeweile hat oder unsicher, angespannt oder ängstlich ist. Vielleicht reagieren Sie auch auf äußere Auslöser, wenn Sie zum Beispiel Schokolade in dem Regal neben der Kasse liegen sehen, während Sie gerade Ihren gesunden Salat zum Mittagessen kaufen. Oder in Gesellschaft sehen Sie andere essen und bekommen ein Verlangen danach, das Gleiche zu essen. Interessanterweise hörte bei vielen unserer Diäthaltenden das Verlangen nach Schokolade und süßen Naschereien auf, aber manchmal hatten sie während ihrer zwei eingeschränkten Tage Heißhunger auf Brot, Müsli und andere kohlenhydratreiche Nahrungsmittel, die sie dann aber während ihrer fünf nicht eingeschränkten Tage essen konnten.

Versuchen Sie, Ihre speziellen Auslöser zu erkennen:

- Wann bekommen Sie diese Essgelüste am häufigsten, und was sind die allgemeinen Umstände?
- Liegt es an der Art, wie Sie sich gerade fühlen? Liegt es daran, was um Sie herum passiert? Oder ist es eine Kombination aus beidem?

Die gute Nachricht ist, dass Sie Ihr Gehirn umprogrammieren können, um über diese Heißhungerattacken hinwegzukommen. Vielleicht steckt nur das Verlangen dahinter, überhaupt irgendetwas zu essen – in diesem Fall versuchen Sie es mit einem heißen Getränk, einem Diätgetränk, einigen zuckerfreien Pfefferminztabletten oder einem zuckerfreien Kaugummi.

Hier sind zwei mögliche Methoden, die helfen können, Ihren Heißhunger zu überwinden:

- **Ablenkung**. Heißhunger auf ein bestimmtes Nahrungsmittel

ist wie eine Welle, die immer größer wird und dann wieder ab-
ebbt. Wenn Ihr Verlangen nach Essen sich also übermächtig
anfühlt – als sei ihm nicht zu widerstehen –, denken Sie daran,
dass es auch wieder vorbeigeht. Versuchen Sie, es zu überlis-
ten, indem Sie sich ablenken. Vielleicht machen Sie die Erfahrung, dass der Heißhunger nach 15 bis 20 Minuten verschwun-
den ist, wenn Sie sich so lange auf etwas anderes konzentrieren
konnten. Stürzen Sie sich in die Hausarbeit, rufen Sie eine
Freundin an, gehen Sie spazieren, nehmen Sie eine ausgiebige
Dusche mit einer herrlich duftenden Duschlotion oder putzen
Sie sich gründlich die Zähne.

• **Akzeptanz** (spüren Sie dem Gefühl des Heißhungers nach).
Erleben Sie bewusst die ganze Kraft Ihres Verlangens, konzentrieren Sie sich darauf und versuchen Sie von außen wahrzunehmen, was Sie denken und fühlen, ohne sich dem zu überlassen. Diese Herangehensweise ist anfangs schwieriger. Aber
wenn Sie merken, dass Sie es schaffen, dem Heißhunger zu
widerstehen, kann Ihnen das ein unglaubliches Erfolgserlebnis
bescheren. Das nächste Mal wird es Ihnen schon leichter fallen,
weil Sie ja wissen, dass Sie in der Lage sind, Ihre Essensgelüste
zu kontrollieren und selbst zu entscheiden, was Sie essen.[18]

»Wie kann ich Trostessen vermeiden?«

Viele überessen sich, wenn sie sich gestresst oder deprimiert fühlen. Auch wenn das Essen kurzfristig dazu führen kann, dass man
sich besser fühlt, spendet Trostessen langfristig gesehen nicht viel
Trost, vor allem dann nicht, wenn man abnehmen möchte. Oft
fühlt man sich bald darauf sogar noch schlechter. Für diese Fälle
ist die Lösung, sich das Gefühl der Sorge oder des Stresses bewusst zu machen und andere Methoden zu finden, um damit fertigzuwerden (siehe Seite 56).

»Vor meiner Periode habe ich jedes Mal Anfälle von Heißhunger. Was kann ich dagegen tun?«

Für viele Frauen ist die Woche vor dem Einsetzen ihrer Periode eine schwierige Zeit. Neben Stimmungsschwankungen und Unsicherheitsgefühlen erleben Sie oft Heißhungerattacken, die sich vor allem auf kohlenhydratreiche Nahrungsmittel richten. Man nimmt an, dass dieses Verlangen dem Ziel unseres Körpers entspringt, genügend Kohlenhydrate aufzunehmen.

Etwa die Hälfte unserer Probandinnen hatten während der zwei eingeschränkten Tage Probleme, ihren prämenstruellen Heißhungerattacken zu widerstehen. Wir empfehlen, dass Sie experimentieren und sich bewusst machen, wie Sie sich fühlen. Wenn es zu schwer für Sie ist, die zwei eingeschränkten Tage in der Zeit vor Ihrer Periode einzuhalten, versuchen Sie sie durchzuführen, wenn Sie nicht mehr unter dem prämenstruellen Syndrom (PMS) leiden.

An den fünf nicht eingeschränkten Tagen können Sie den Heißhunger auf Kohlenhydrate bekämpfen, indem Sie Produkte aus Vollkorn anstatt aus raffiniertem Mehl essen (siehe Tabelle Seite 95). Es wird vermutet, dass auch Kalzium, Magnesium und Vitamin B6 das prämenstruelle Syndrom zu verringern helfen.[19] Essen Sie also möglichst viele Lebensmittel, in denen diese Nährstoffe reichlich enthalten sind. Kalzium ist in fettarmen Milchprodukten, Eiern, Spinat, grünem Gemüse, eingelegten Sardinen und Lachs (einschließlich der kleinen Gräten) enthalten; gute Quellen für Magnesium sind zum Beispiel Vollkornprodukte und Gemüse; Vitamin B6 findet sich in magerem Fleisch, Eiern, Vollkornprodukten, Sojabohnen, Erdnüssen und Milch.

Tipp
Die gute Nachricht ist: Viele Frauen stellen fest, dass ihre Probleme mit PMS nachlassen, wenn sie abnehmen und regelmäßig Sport treiben.

»Ich bin anfällig für Winterdepression. Wie kann ich dann meine Essgelüste beherrschen?«

Viele Menschen fühlen sich während der Wintermonate oft niedergeschlagen und lethargisch und haben den so genannten »Winterblues«, aber einige Menschen leiden ernsthaft unter einer Winterdepression oder einer saisonal-affektiven Störung (auch SAD von Seasonal Affective Disorder). Verursacht wird diese Störung durch einen Mangel an Tageslicht, der den Serotoninspiegel abfallen lässt. Serotonin fördert die Entspannung und die gute Laune. SAD tritt häufiger bei Frauen auf, vor allem in der Altersstufe zwischen 20 und 50 Jahren. Ob Sie den Winterblues haben oder unter einer ernsthaften Winterdepression leiden, Sie werden wahrscheinlich einen Heißhunger auf stärke- und zuckerhaltige Nahrungsmittel feststellen, die beide die Ankurbelung des Serotoninspiegels unterstützen. Was können Sie also tun? Sport ist eine sehr gute Therapie, da er auf Körper und Geist ausgleichend wirkt und man sich danach wieder besser fühlt. Schon eine Stunde an der frischen Luft spazieren zu gehen (möglichst bei Tageslicht) hilft an Winterdepression Leidenden.

Wir stellen oft fest, dass das Abnehmen in den Sommermonaten leichter fällt, vielleicht weil man dann sowieso mehr Lust auf niedrigkalorische Nahrungsmittel hat und schwer verdauliches Trostessen nicht so verführerisch erscheint. Wenn es draußen warm ist, begibt man sich auch lieber ins Freie, um sich zu bewegen. Im Sommer nahmen unsere Diäthaltenden im Durchschnitt 6,8 kg ab, während es im Winter nur 5,3 kg waren. Das heißt aber nicht, dass Sie den Beginn Ihrer Diät (und Ihres Sports) bis zum Sommer verschieben sollten! Seien Sie sich nur bewusst, dass das Abnehmen im Winter eine größere Herausforderung darstellen kann. Schieben Sie Ihre Diät jedoch auf, ergibt sich womöglich noch ein Winter, in dem Sie zunehmen, sodass bei Diätbeginn Ihr Ziel noch ein paar Pfunde weiter entfernt liegt.

Essen unterwegs und Take-away-Essen

Während Ihrer 2-Tage-Diät sollten Sie darauf vorbereitet sein, außerhalb Ihrer eigenen vier Wände zu essen, sei es bei der Arbeit oder bei gesellschaftlichen Anlässen. Wie können Sie trotzdem die Diät weiter einhalten?

- Wenn man unterwegs isst, sind die Mahlzeiten oft größer und enthalten mehr Kalorien als die selbst zubereiteten Mahlzeiten zu Hause, und oft findet sich darin auch noch eine Menge verborgenes Fett. Inzwischen halten einige Schnellrestaurants für Ihre Kunden Informationen über die Kalorien in den Gerichten bereit. Falls diese Angaben zur Verfügung stehen, nutzen Sie sie. Bestellen Sie möglichst kein Menü mit festem Preis für alle Gänge, da Sie leicht in Versuchung geführt werden könnten, mehr zu essen und mehr Kalorien zu sich zu nehmen, als Sie eigentlich brauchen oder wollten – nur weil sie im Preis enthalten sind. Vermeiden Sie »All-you-can-eat«-Angebote! Dabei ist die Versuchung, sich den Teller vollzuladen, einfach zu groß.

- Hungern Sie nicht den ganzen Tag, wenn Sie zum Essen ausgehen wollen. Sie könnten sich sonst leicht überessen, wenn das Essen schließlich vor Ihnen steht.

- Teilen Sie bei einem mehrgängigen Menü mit Ihren Freunden, damit Sie sich nicht überessen.

- Bestellen Sie einfach zwei Vorspeisen anstatt einer Vorspeise und eines Hauptgangs.
- Essen Sie langsam und genießen Sie jeden Bissen.
- Fragen Sie ruhig nach dem, was Sie genau möchten. Bitten Sie einfach darum, dass die auf der Speisekarte angegebenen Gerichte Ihren Wünschen angepasst werden. In den meisten Restaurants wird man Ihren Wunsch gern erfüllen.
- Bitten Sie darum, dass Sie kalorienreiche Soßen oder Dressings neben dem Essen serviert bekommen; dann können Sie selbst entscheiden, wie viel Sie davon zu Ihrem Gericht verwenden möchten.
- Haben Sie keine Bedenken nachzufragen, wie das Essen zubereitet wurde, wenn das aus der Speisekarte nicht hervorgeht. Die meisten Kellner werden Ihnen gern Auskunft geben.
- Vorsicht vor zu viel Knabberzeug vor der eigentlichen Mahlzeit! Mit in Olivenöl getränktem Brot, Papadam (Kichererbsenfladen) oder Kartoffel- oder Garnelen-Chips nehmen Sie eine Menge Extrakalorien zu sich.
- Trinken Sie viel Wasser und wenig Wein. Wasser aus dem Hahn sollten Sie gratis bekommen, sodass Sie Geld und gleichzeitig Kalorien sparen.
- Folgende Begriffe stehen für besonders viel Fett und Extrakalorien: à la Crème, au Gratin, in Backteig, Béarnaise, Béchamel, paniert, Butter, knusprig, Käsesoße, Cordon bleu, in Sahne, im Teigmantel, überbacken, in Blätterteig, gebraten, Hollandaise, reich, sautiert, Tempura.

Zusammenfassung

- Planen Sie im Voraus, überprüfen Sie, wie viel Sie abnehmen, bewegen Sie sich möglichst viel, machen Sie Sport und kontrollieren Sie die Größe Ihrer Portionen, um Ihre Erfolgschancen zu maximieren.
- Finden Sie heraus, welche Art zu essen am besten zu Ihnen passt, ob es eher mehrere kleine oder wenige große Mahlzeiten am Tag sind.
- Erfolgreiches Abnehmen braucht seine Zeit. Lassen Sie sich nicht entmutigen, wenn die Pfunde nicht so schnell purzeln, wie Sie gehofft hatten, oder wenn Sie im Laufe der Zeit weniger abnehmen. Wenn Sie sich weiter an die 2-Tage-Diät halten, werden Sie Ihr Ziel erreichen.
- Stellen Sie sicher, dass Sie genügend schlafen, und achten Sie darauf, nicht in allzu großen Stress zu geraten. Diese beiden Faktoren zu vernachlässigen kann Sie aus dem Gleichgewicht bringen und dazu führen, dass Sie vom richtigen Kurs abweichen.
- Belohnen Sie sich für jeden Erfolg und seien Sie nicht enttäuscht, wenn Sie gelegentlich gegen Ihren Willen von der Diät abweichen. Besinnen Sie sich auf Ihre Diätziele und fahren Sie mit der 2-Tage-Diät fort.

Weniger Kartoffeln und Brot zu essen hat dazu geführt, dass ich mich nicht mehr so vollgestopft fühlte. Mein Magen ist geschrumpft, deswegen habe ich auch nicht mehr solchen Hunger.
Georgina, 53 Jahre

6. Werden Sie aktiv!

Wenn Sie aktiver werden und bleiben, nehmen Sie mehr ab, profitieren stärker von den gesundheitlichen Verbesserungen durch die 2-Tage-Diät und heben Ihre Stimmung und Ihr Energieniveau. Und es gibt noch eine gute Nachricht: Auch wenn Sie bisher eine eingefleischte Couch-Potato waren – es ist nie zu spät, um körperlich aktiv zu werden. Es muss auch nicht schwer sein – unsere Diäthaltenden haben uns gezeigt, dass sie körperliche Aktivität als festen Bestandteil in ihr Leben aufnehmen konnten, ohne vorher jemals Sport gemacht zu haben. Wir zeigen Ihnen, wie Sie langsam anfangen und nach und nach aktiver werden und wie Sie dabei motiviert bleiben. So erreichen Sie Ihr Zielgewicht einfacher und werden gleichzeitig körperlich fit.

Warum Bewegung so wichtig ist

Menschen, die eine Diät beginnen, neigen ohne hilfreiche Anleitung dazu, sich weniger zu bewegen. Studien haben gezeigt, dass bei vielen das Aktivitätsniveau um 40 % fällt, wenn sie eine Diät beginnen. Aber wer sich weniger bewegt, verbraucht auch weniger Kalorien, und das macht es schwerer abzunehmen.[1] Werden Sie jedoch gleichzeitig aktiver, tritt der gegenteilige Effekt ein: Die Pfunde schmelzen schneller, Ihre Gesundheit wird gefördert, Sie sehen besser aus und fühlen sich besser.

Mit Bewegung schneller abnehmen

Wenn Sie abnehmen, sinkt Ihre Stoffwechselrate, weil Ihr Körper weniger Kalorien braucht, um zu funktionieren. Dagegen hilft Bewegung, die Extrakalorien verbraucht. So steigt die Geschwindigkeit, in der Sie abnehmen. Durch Bewegung allein verliert man nicht viel Gewicht, es ist die Kombination aus Diät und Bewegung, die den Unterschied ausmacht. Bei Studien nahmen Menschen, die nur Sport, aber keine Diät machten, nur 1,4 kg ab; diejenigen, die nur Diät machten, aber keinen Sport, nahmen 7,5 kg ab; aber die wirklichen Gewinner waren die, die Diät und Sport machten – sie verloren 9,5 kg.[2]

Muskeln, die Kalorien verbrennen, behalten

Jeder, der abnimmt, verliert sowohl Fett als auch Muskeln. Durch Bewegung können Sie diesen Muskelverlust jedoch halbieren. Nehmen Sie zum Beispiel 8,6 kg ab, sind davon 2,7 kg Muskeln, wenn Sie körperlich nicht aktiv sind. Bei gleichzeitiger körperlicher Aktivität verlieren Sie nur 1,4 kg Muskeln. Möglichst viele Muskeln zu behalten ist für die Fettverbrennung wichtig, weil die Muskeln siebenmal mehr Kalorien verbrennen als die Fettzellen. Eine der Hauptauswirkungen des Alterns ist der Verlust von Muskelmasse – die westliche Durchschnittsfrau verliert ungefähr jedes Jahr 0,3 kg Muskelmasse. Wenn Sie während Ihrer Diät körperlich aktiv sind, wird das Tempo des Alterungsprozesses vermindert, und Sie sparen sechs Jahre normalen Muskelverlustes.

Ich hatte die Befürchtung, dass ich durch Sport an meinen zwei eingeschränkten Tagen mehr Hunger bekäme. Tatsächlich ist das regelmäßige Schwimmen nach der Arbeit für mich zu einer hilfreichen Gewohnheit geworden, die mich auf Kurs hält und meine abendlichen Naschanfälle verhindert.

Pat, 54 Jahre

Ihr Körper liebt Bewegung!

Unsere Körper sind dafür gemacht, sich zu bewegen. Wenn sie sich nicht bewegen dürfen, leiden sie. Knochen und Muskeln werden schwächer, Herz und Lunge haben weniger Kraft, um das Blut durch den Körper zu pumpen. Körperliche Aktivität kann Ihr Immunsystem stärken und Sie so gegen Virusinfektionen und Erkältungen schützen. Eine einzige Sporteinheit kann für 24 bis 48 Stunden Ihren Blutdruck senken, die Wirksamkeit des Insulins erhöhen (die so genannte Insulinsensitivität) und den Wert der schädlichen Blutfette herabsetzen.[3] Wenn Sie 150 Minuten in der Woche aktiv sind – das ist gerade eine halbe Stunde an fünf Tagen in der Woche –, verringert das bereits Ihr Risiko, an Diabetes Typ 2 zu erkranken, senkt das Herzerkrankungs- und Schlaganfallrisiko um 30 % und das Risiko eines verfrühten Todes um 50 %.[4] Die Gesundheitsvorteile, die man durch körperliche Aktivität erreicht, sind wahrscheinlich genauso groß wie die durch das Einstellen des Rauchens. Wenn man sich noch etwas mehr bewegt – drei bis vier Stunden in der Woche –, kann man dadurch das Brust- und Darmkrebsrisiko um 30 % senken. Darüber hinaus ist Bewegung gut für Knochen und Gelenke und hilft so beim Schutz gegen Osteoporose und Arthritis.

> *Ich stelle immer wieder fest, dass ich mich leichter an meine Diät halten kann, wenn ich gleichzeitig aktiv bin. Wenn ich einen schnellen Spaziergang mache oder jogge, bekomme ich bessere Laune und meine Entschlusskraft, mich nicht zu überessen, wird gestärkt.*
> Rachel, 44 Jahre

Verbesserte Stimmung

Wenn Sie sich sportlich betätigen, werden Sie nicht nur die körperlichen Vorteile Ihrer Aktivität spüren, Sie werden auch mehr Energie bekommen und besser schlafen. Außerdem stimulieren

Bewegung und Sport die Freisetzung von »Wohlfühl«-Hormonen, sodass Sie zufriedener und entspannter werden. Sogar Depressionen können dadurch gelindert werden. So ist Sport ein gutes Mittel gegen einige Faktoren, die bei vielen erst dazu geführt haben, dass sie sich überessen – Stress, Depressionen und ein zu geringes Selbstwertgefühl.

Der Anfang

Es spielt keine Rolle, wie lange Sie schon keinen Sport mehr gemacht haben und wie wenig körperlich fit Sie sich fühlen – Sie können den ersten Schritt machen und den Entschluss fassen, aktiver zu werden. Auch nach mehreren Jahren der Inaktivität vergisst der Körper nicht, wie gut ihm Sport tut und wie er sich daran anpasst. Eine kanadische Gesellschaft für Sport und körperliche Fitness hat einen Fragebogen für diejenigen entwickelt, die nach einer langen Zeit körperlicher Inaktivität anfangen wollen, sich auf sportliche Art zu bewegen. Beginnen Sie also damit, diesen PAR-Q (Physical Activity Readiness Questionnaire) genannten Test auszufüllen.

Fragebogen zu Beginn eines Fitness-Programms

(Fragebogen für 15- bis 69-Jährige)[5]

Regelmäßige körperliche Aktivität macht Spaß und ist gesund. Immer mehr Menschen fangen an, sich täglich zu bewegen oder Sport zu treiben. Für die meisten ist das vollkommen ungefährlich, sie gehen damit keinerlei Risiko ein. Einige sollten aber besser mit ihrem Arzt sprechen, bevor sie körperlich aktiv werden.

Haben Sie vor, körperliche Aktivitäten viel intensiver als zur Zeit zu betreiben, dann beantworten Sie zunächst die folgenden sieben Fragen. Wenn Sie zwischen 15 und 69 Jahre alt sind, werden Sie durch den Test herausfinden, ob Sie Ihren Arzt konsultieren sollten, bevor Sie Ihr Übungsprogramm für körperliche Fitness beginnen.

Bei der Beantwortung der Fragen lassen Sie sich von Ihrem gesunden Menschenverstand leiten. Bitte lesen Sie die Fragen sorgfältig durch und beantworten Sie jede ehrlich, indem Sie JA oder NEIN ankreuzen.

Hat Ihr Arzt Ihnen jemals gesagt, dass Ihr Herz nicht ganz in Ordnung ist und Sie nur Sport machen sollten, den er Ihnen empfiehlt? ❑ Ja ❑ Nein

Spüren Sie manchmal einen Schmerz in der Brust, wenn Sie sich körperlich anstrengen? ❑ Ja ❑ Nein

Hatten Sie im letzten Monat Schmerzen in der Brust, ohne dass Sie körperlich aktiv waren? ❑ Ja ❑ Nein

Fühlen Sie sich manchmal schwindlig und verlieren das Gleichgewicht oder werden Sie sogar ohnmächtig? ❑ Ja ❑ Nein

Haben Sie Probleme mit Ihren Knochen oder Gelenken (zum Beispiel Rücken-, Knie- oder Hüftprobleme), die durch eine Veränderung Ihrer körperlichen Aktivität schlimmer werden könnten? ❑ Ja ❑ Nein

Nehmen Sie zur Zeit vom Arzt verschriebene Medikamente gegen zu hohen Blutdruck oder Herzbeschwerden (zum Beispiel Diuretika)? ❑ Ja ❑ Nein

Kennen Sie einen anderen Grund, warum Sie im Moment nicht körperlich aktiv werden sollten? ❑ Ja ❑ Nein

Eine oder mehr Fragen mit »Ja« beantwortet

Sprechen Sie mit Ihrem Arzt, **bevor** Sie sehr viel aktiver werden oder **bevor** Sie sich zum Beispiel in einem Fitnessstudio einem Fitnesstest unterziehen. Informieren Sie Ihren Arzt über den Fragebogen und darüber, welche Fragen Sie mit »Ja« beantwortet haben.

- Vielleicht können Sie alle Sportarten machen, die Sie mögen, solange Sie langsam anfangen und dann nach und nach die Anforderungen steigern. Oder vielleicht sollten Sie Ihre Aktivitäten auf diejenigen beschränken, die für Sie sicher sind.
- Reden Sie mit Ihrem Arzt über die Aktivitäten/Sportarten, die Sie gerne machen würden, und hören Sie auf seinen Rat.

Alle Fragen mit »Nein« beantwortet

Wenn Sie alle Fragen mit »Nein« beantwortet haben, können Sie ziemlich sicher davon ausgehen, dass Sie:

- anfangen können, körperlich aktiver zu werden. Beginnen Sie langsam und steigern Sie Ihre Aktivitäten nach und nach. Das ist die sicherste und einfachste Art, sportlicher und fitter zu werden;
- sich einem Fitnesstest unterziehen können. Dies ist eine ausgezeichnete Bestimmungsmethode für Ihren momentanen Fitnesszustand. Wir empfehlen auch dringend, dass Sie Ihren Blutdruck messen lassen. Wenn er über 144/94 liegt, sprechen Sie mit Ihrem Arzt, bevor Sie Ihre körperliche Aktivität steigern.

Vorsicht mit körperlicher Aktivität

Verschieben Sie eine Steigerung Ihrer körperlichen Aktivität:

- wenn Sie momentan erkrankt sind, zum Beispiel an einer Erkältung oder einer fieberhaften Grippe. Beginnen Sie erst wieder Sport zu treiben, wenn Sie sich gesund fühlen;
- wenn Sie schwanger sind oder sein könnten. Sprechen Sie dann vor der Aufnahme körperlicher Aktivität mit Ihrem Arzt.

Wichtig
Wenn sich Ihr Gesundheitszustand verändert, sodass Sie nun eine der Fragen des Fragebogens mit »Ja« beantworten würden, informieren Sie Ihren Fitnesstrainer oder Ihren Arzt. Fragen Sie, ob Sie Ihren Plan für Ihre körperlichen Aktivitäten ändern sollten.

Aktivität in den Tag integrieren

Wenn Sie sich in Ihrem Alltag mehr bewegen – zum Beispiel laufen anstatt Auto zu fahren, die Treppen benutzen statt des Fahrstuhls – hilft das beim Verbrennen von Kalorien. Allein schon zu stehen oder hin- und herzugehen ist besser als zu sitzen. Wissenschaftler vermuten, dass selbst bei regelmäßigem Sport zu viel Sitzen die Gesundheit beeinträchtigen kann, sodass das Risiko von Diabetes Typ 2 und Herzerkrankungen steigt.[6] Wogegen dieses Risiko allein schon dadurch gesenkt werden kann, dass man alle 20 Minuten aufsteht und sich einen Moment lang bewegt.[7] Versuchen Sie also über Ihre geplanten sportlichen Übungen hinaus mehr aktive Bewegung in Ihren Alltag zu integrieren und diese mit verstärkter Energie auszuführen. Viele kleine körperliche Aktivitäten summieren sich und steigern Ihren Kalorienverbrauch. So können durch ganz normale Aktivitäten im Verlauf eines Tages unter Umständen sogar mehr Kalorien verbrannt werden als in einer Stunde im Fitnessstudio. Im Anhang F auf Seite 383 finden Sie Ideen, wie Sie mehr körperliche Aktivitäten in Ihrem Alltag unterbringen können.

Körperlich aktiv sein

Worauf kommt es an?

Fürs Abnehmen müssen zwei Bewegungsarten kombiniert werden. Das sind:

- Herz-Kreislauf-Übungen, zum Beispiel strammes Gehen, Radfahren oder Schwimmen und alles, was den Herzschlag beschleunigt, wodurch einem warm wird und wobei man etwas außer Atem gerät sowie
- Kraftübungen – mit leichten Gewichten, Gymnastikband oder dem eigenen Körpergewicht, um die Muskeln zu trainieren.

Herz-Kreislauf-Übungen

Herz-Kreislauf-Übungen helfen, Kalorien zu verbrennen, und verbessern die Fitness. Sie senken das Risiko von Herzerkrankungen und von einigen Krebsarten, helfen beim Senken des Blutdrucks, verbessern den Cholesterinspiegel, verbrennen Körperfett und sind ein ausgezeichnetes Anti-Stress-Mittel. Während des Gehens oder Joggens Belastungsübungen zu integrieren hilft, die Knochendichte zu erhalten und so das Knochenbruchrisiko im Alter zu reduzieren.

Wenn ich eine Stunde Aerobic gemacht und 350 Kilokalorien verbrannt habe, will ich als Allerletztes diese wieder mit 350 Kilokalorien an Snacks ersetzen. Wenn man sich das mal vorstellt – in nur ein paar Minuten kann man 350 Kilokalorien an Schokolade oder Chips zu sich nehmen!

Angela, 35 Jahre

Kraftübungen

Kraftübungen vergrößern Ihre Muskelmasse und verleihen den Muskeln Stärke und Ausdauer. Mehr Muskeln bedeuten, dass Ihre Stoffwechselrate ansteigt, sodass Ihr Körper sogar im Ruhezustand mehr Kalorien verbrennt und straffer wird. Kraftübungen unterstützen ebenso die Senkung des Blutdrucks, verbessern den Cholesterinspiegel sowie die Insulinsensitivität. Außerdem sind diese Übungen für den Erhalt starker Knochen wichtig und halten die Gelenke gesund, weil die Muskeln um die Gelenke herum kräftiger werden und diese so bei ihren Aufgaben besser unterstützen können. Durch stärkere Muskeln verringert sich Ihr Risiko, zu stürzen und sich Verletzungen zuzufügen. Auch Ihr Gleichgewichtssinn wird verbessert.

Flexibilitätsübungen

Flexibilitäts- oder Beweglichkeitsübungen dienen einem weiteren wesentlichen Teil körperlicher Fitness, der häufig vernachlässigt wird. Die Beweglichkeit des Körpers lässt im Alter nach, ist jedoch für das tägliche Leben äußerst wichtig. Wenn man unbeweglich geworden ist, kann man manchmal so einfache Dinge wie Schnürsenkel binden oder Rücken unter der Dusche waschen nicht mehr bewältigen. Beweglichkeit bezieht sich auf ein Gelenk oder zusammenhängende Gelenke und bestimmt die Möglichkeiten, mit denen Bewegungen ausgeführt werden können. Wenn Sie regelmäßige Stretch-Übungen in Ihr Fitnessprogramm aufnehmen, werden Sie Ihre Flexibilität erhalten und verbessern. Dadurch wird auch das Verletzungsrisiko beim Sport verringert.

Die Ziele Ihres Bewegungsprogramms

Kurzfristig – also für die ersten sechs Monate – sollten Sie sich für Ihre Herz-Kreislauf-Übungen vornehmen, diese nach und nach auf 150 Minuten mäßig anstrengender oder 75 Minuten stark anstrengender Übungen pro Woche zu steigern. Anstrengende Aktivität lässt die Herzfrequenz stärker ansteigen und verbrennt mehr Kalorien als nur mäßig anstrengende Bewegung. Wenn Sie körperliche Aktivität nicht gewöhnt sind, erscheinen Ihnen im Moment 150 oder 75 Minuten vielleicht entmutigend viel, aber Sie können sich dieser Zeit nach und nach annähern. Auch von zunächst kleineren Bewegungseinheiten wird Ihre Gesundheit schon bedeutend profitieren. Vielleicht haben Sie von kürzlich veröffentlichten Forschungsergebnissen gehört, die besagen, dass man nur jede Woche ein paar Minuten äußerst intensiv Sport zu machen braucht. Während sich gezeigt hat, dass diese Vorgehensweise zwar einige Gesundheitsvorteile bringt, hat sie jedoch keinen großen Einfluss auf das Körpergewicht. Für eine größtmögliche Wirkung der 2-Tage-Diät sollten Sie also den empfohlenen Umfang an körperlicher Aktivität pro Woche anstreben.

Mäßige Aktivität	Anstrengende Aktivität
Verbrennt drei- bis fünfmal so viele Kalorien wie im Ruhezustand	Verbrennt mindestens sechsmal so viele Kalorien wie im Ruhezustand
Gehen bei 4 bis 6,4 km/h	Schnelles Gehen (7,2 km/h oder 6,4 km/h bergauf) oder Joggen (6,4 km/h oder schneller)
Rasen mähen	Holz hacken
Badminton	Squash
Tanzen	Aerobic mit starker Belastung
Gemütliches Radfahren bei 9,6 km/h	Schnelles Radfahren bei 16 km/h
Erholungsschwimmen bei mäßiger Geschwindigkeit	Schwimmen (10 Bahnen à 25 m in 5 Minuten – alle Schwimmarten)

Sie können Ihre Gesamtzeit an körperlicher Aktivität in fünf kleine Zeiteinheiten einteilen (fünfmal 30 Minuten mäßige Bewegung oder fünfmal 15 Minuten anstrengende Bewegung) oder seltener längere Zeiträume einplanen. (Aufwärm- oder Abkühlübungen sind in dieser Zeit nicht einberechnet.) Sollten Sie sich für längere Übungseinheiten entscheiden, versuchen Sie diese dreimal pro Woche durchzuführen, da einige wichtige Gesundheitsvorteile (zum Beispiel die Reduktion von Cholesterin) nur 48 Stunden nach dem Sport anhalten. Sie können auch mäßige und anstrengende Bewegungsaktivitäten kombinieren und das

Maß Ihrer Aktivität von Tag zu Tag Ihrem Terminplan anpassen (zum Beispiel schaffen Sie es an einem Tag vielleicht nur, 15 Minuten zu joggen, während Sie an einem anderen Tag genug Zeit haben, um eine Stunde zu schwimmen).

Langfristig gesehen – ab sechs Monate nach dem Beginn Ihres geplanten Trainings – sollten Sie 300 Minuten mäßige oder 150 Minuten anstrengende körperliche Aktivität in einer Woche anstreben. Auf diesem Niveau hilft Ihnen die Bewegung abzunehmen, nicht wieder zuzunehmen und noch weitere Vorteile für Ihre Gesundheit zu erlangen.[8]

Machen Sie neben Ihren Herz-Kreislauf-Übungen zwei bis drei muskelstärkende Übungen und zwei bis drei Flexibilitätsübungen pro Woche, um das Risiko von Verletzungen zu reduzieren und so beweglich wie möglich zu bleiben. Vielleicht kommt Ihnen das im Moment viel vor, aber die Übungen lassen sich gut miteinander kombinieren. Machen Sie einfach vor dem Herz-Kreislauf-Training zum Aufwärmen und nachher zum Abkühlen einige Stretch-Übungen, und fügen Sie ein paarmal in der Woche ein paar Kraftübungen hinzu.

Auf die Plätze...

Überlegen Sie zuerst sorgfältig, was Sie erreichen wollen – und noch wichtiger, was für Sie realistisch ist. Sportliche Betätigung sollte ohne Überanstrengung durchführbar sein, Spaß machen, man muss sie sich leisten können, und sie muss in Ihre Lebensweise passen und eventuelle körperliche Beschwerden berücksichtigen.

Welche Art körperlicher Aktivität passt am besten zu mir?

Wenn Sie bisher überhaupt nicht körperlich aktiv waren, sollten Sie mit Laufen beginnen. Laufen ist das beste kostenlose Bewegungsprogramm, das es gibt.

Für jemanden mit Gelenk- oder Atemproblemen stellt Schwimmen ein gutes Training für den ganzen Körper dar. Allerdings entfällt dabei für den Körper das Tragen seines Eigengewichts, sodass die Knochen nicht so gestärkt werden wie bei anderen Sportarten.

Radfahren ist gut für die Gelenke, aber ebenfalls ein Sport mit reinem Muskeltraining. Für Menschen mit Rücken- oder Schulterproblemen sind Liegeräder besser, bei denen die Oberschenkel in einem rechten Winkel zum Körper nach vorn gestreckt sind.

Joggen ist eine ausgezeichnete kostenlose Aktivität, kann aber die Knie- und Hüftgelenke belasten, vor allem wenn man auf harter Oberfläche läuft; dann sind hochwertige Sportschuhe besonders wichtig, um die Gelenke zu schonen.

Tipp

Wenn Sie Probleme haben, motiviert zu bleiben, sollten Sie aus dem breiten Angebot von Kursen für die verschiedensten Sportarten etwas für sich auswählen. Das ist für Anfänger sehr empfehlenswert. Gleichzeitig haben Sie noch einen sozialen Anreiz.

Fühlen Sie sich zu gehemmt, um mit anderen zusammen Sport zu machen oder sich im Badeanzug zu zeigen, kaufen Sie sich eine DVD mit Sportübungen oder leihen Sie eine aus der Bibliothek. Versuchen Sie etwas zu finden, das zu Ihnen passt und Ihnen Spaß macht.

Mich fitter und schlanker zu fühlen motiviert mich, Sport zu treiben, und hebt meine Stimmung.
Lorna, 53 Jahre

Wie Sie auch anfangen, der Schlüssel zum Erfolg liegt darin, dass Sie es wirklich ernst meinen und mit ganzem Herzen dabei sind. Die meisten Menschen, die regelmäßig Sport treiben, führen ein sehr geschäftiges Leben – wie Sie wahrscheinlich auch. Der Unterschied – bis jetzt – ist, dass diese Menschen dem Sport in ihrem Leben eine Priorität einräumen. Es dauert etwa drei Monate, bis Sport sich als Gewohnheit etabliert hat. Planen Sie ihn also in Ihr Leben ein.

Tipp

Überprüfen Sie, wo Sie in Ihrem Terminkalender etwas streichen könnten oder wo Sie noch eine Lücke haben, die Sie für Bewegungsübungen nutzen können. Überlegen Sie, ob Sie eine inaktive Zeit (wie zum Beispiel fernzusehen) weglassen und stattdessen hier Ihre Bewegungsübungen unterbringen können.

Wählen Sie die Tageszeit, die für Sie am besten geeignet ist. Wenn Sie Ihre Bewegungsübungen früh am Tag machen, hilft Ihnen das, Ihre Stimmung zu heben und Ihr Energieniveau für den Tag zu steigern. Morgens ist es besonders wichtig, sich vor anstrengendem Sport gut aufzuwärmen, da die Körpertemperatur noch niedriger ist, wodurch das Verletzungsrisiko steigt. Wenn Sie nachmittags oder abends Sport machen, werden Sie sich wahrscheinlich mehr anstrengen, da Ihre Muskeln schon warm sind und Ihnen die Sportübungen leichter fallen.

Sport an der frischen Luft hat zusätzliche Vorteile, vor allem in den Sommermonaten, wenn der Körper durch den Sonnenschein die Produktion von Vitamin D erhöht (im Winter sind die UV-Strahlen nicht stark genug).

... *fertig, los!*

Wie beim Abnehmen auch, ist es wichtig, sich für sein Körpertraining kurzfristige und langfristigere Ziele zu setzen, um sich immer deutlich vor Augen führen zu können, was man anstrebt, und um seinen Fortschritt messen zu können.

- **Werden Sie konkret.** Experten sind sich einig, dass man erfolgreicher ist, wenn man sich konkrete Ziele setzt. Sich nur vorzunehmen, dass man »fit werden« oder »mehr laufen« will, ist nicht konkret genug und wird dann wahrscheinlich doch nicht umgesetzt. Versuchen Sie, sich für bestimmte Aktivitäten Ziele mit festen Strecken und Zeiten zu setzen. Zum Beispiel wäre ein kurzfristiges Ziel, den Einkauf zu Fuß zu erledigen, ohne außer Atem zu geraten, oder ein kurzes Fußballspiel mit den Enkelkindern zu schaffen. Etwas längerfristig können Sie schon ehrgeiziger werden und sich zum Beispiel vornehmen, es in zwölf Wochen geschafft zu haben, 30 Bahnen schwimmen oder zehn Kilometer gehen zu können oder vielleicht sogar bei einem kleinen Wohltätigkeitslauf von fünf oder zehn Kilometern mitzumachen.
- **Halten Sie Ihre Ziele erreichbar.** Seien Sie ehrgeizig, aber realistisch. Sie können Ihre Ziele immer neu stecken, wenn Sie sie sehr schnell erreichen.
- **Legen Sie Fristen fest.** Legen Sie einen realistischen Zeitrahmen fest, in dem Sie Ihr Ziel erreichen wollen. Sie können ein längerfristiges Ziel in mehrere Schritte pro Woche einteilen.
- **Setzen Sie einen Vertrag auf.** Schreiben Sie auf, was Sie erreichen wollen und warum, wie Sie dies zu tun planen und wie andere Ihnen dabei helfen können. Fertigen Sie mehrere Kopien von dem Vertrag an und bringen Sie sie an vielen Stellen in Ihrer Wohnung an. Überlegen Sie, ob Sie einen Blog eröffnen wollen oder einen Facebook-Eintrag einstellen, in dem Sie erzählen, was Sie anstreben und wie Sie es erreichen wollen. Wenn andere erst einmal von Ihren Plänen wissen, wird es schwerer, sie aufzugeben, und vielleicht bekommen Sie sogar Gleichgesinnte mit an Bord, die Sie ermutigen.
- **Stellen Sie einen Zeitplan für Ihre sportlichen Aktivitäten auf.** Schreiben Sie Verabredungen mit sich selbst zum Sport in Ihren Terminkalender und halten Sie sich daran; stehen Sie 30 Minuten früher auf, tauschen Sie 30 Minuten Fernsehen ge-

gen Bewegungsübungen ein oder schaffen Sie sich zum Spazierengehen einen Hund an (oder leihen Sie sich einen aus).

Achten Sie auf Ihre Sicherheit

Um Ihre Diätpläne nicht durch körperliche Überanstrengung oder Verletzungen zu gefährden, können Sie viel tun:

- Bauen Sie Ihr Sportprogramm langsam auf, um das Risiko von Verletzungen klein zu halten.
- Tragen Sie lockere, bequeme Kleidung und wählen Sie die richtigen Schuhe mit einer guten Spannunterstützung – vor allem wenn Sie gehen oder joggen.
- Wärmen Sie sich vor dem Bewegungstraining behutsam auf und kühlen Sie sich danach langsam ab. So vermeiden Sie Verletzungen und helfen Ihrem Körper, sich an die Anstrengung zu gewöhnen und wieder davon zu erholen (siehe unten).
- Machen Sie vor und nach Ihrem Training immer Dehnübungen.
- Überanstrengen Sie sich nicht. Zeichen von Überanstrengung sind zum Beispiel Schwindel, Übelkeit und Schmerzen in der Brust.
- Trainieren Sie nicht draußen, wenn es zu heiß oder zu kalt ist oder Sie sich nicht wohlfühlen.
- Essen Sie vor dem Training keine große Mahlzeit und warten Sie nach dem Essen mindestens eine Stunde, bevor Sie Sport machen.
- Trinken Sie viel Wasser.

Aufwärmen

Durch ein Aufwärmen der Gelenke vor dem Sport können diese die nachfolgende Anforderung besser verkraften. Sie können diese Mobilisierungsübungen auch durchführen, während Sie auf der Stelle gehen. Sie erhöhen damit Ihre Herzfrequenz und bereiten Ihren Körper auf die Aktivität vor. Achten Sie bei Beginn der

Übungen auf eine gute Haltung und behalten Sie diese während der Übungen möglichst bei. Stehen Sie aufrecht und ziehen Sie den Bauchnabel leicht in Richtung Wirbelsäule, um die Bauchmuskeln mit zu beteiligen. Sehen Sie geradeaus, lassen Sie die Schultern entspannt sinken und ziehen Sie die Schulterblätter etwas zueinander. Stellen Sie die Füße hüftbreit auseinander. Die Knie sollten nicht durchgedrückt sein, sondern entspannt eine leichte Beugung aufweisen. Es ist wichtig, dass Sie die Übungen sanft und behutsam ausführen und die Gelenke nicht über den Punkt hinaus zur Bewegung zwingen, an dem es sich noch gut anfühlt. Wiederholen Sie jede Mobilitätsübung sechs- bis zehnmal.

Gelenk	Mobilitätsübung	Beschreibung
Kopf/Hals	Nackenbeugung	Kopf zur Seite neigen, Ohr zur linken Schulter, wieder in mittlere Position, dann Ohr zur rechten Schulter.
	Nackendrehen	Kopf drehen und so weit nach links schauen wie möglich, zurück in die Mittelposition, dann so weit wie möglich nach rechts schauen.
	Kinn zurückziehen	Den Kopf nach hinten ziehen, ohne das Kinn nach unten zu neigen, so als würde man ein Doppelkinn machen wollen.
Schultern	Schulterheben	Schultern in Richtung Ohren heben und entspannt wieder nach unten sinken lassen.
	Schulterrollen	Beide Arme seitlich entspannt hängen lassen, mit den Schultern kreisen. Zuerst Schultern zu den Ohren ziehen, dann nach hinten, unten, vorn und so wieder zu den Ohren kreisen.
	Armkreisen	Nach dem Schulterrollen die Hände auf die Schultern legen und mit den Ellbogen Kreise ziehen. Dann die Arme im rechten Winkel seitlich strecken und mit dem Kreisen fortfahren. Wenn es anstrengend wird, mit den Armen nacheinander kreisen.
Brustwirbelsäule (oberer Rücken)	Rumpfdrehung	Mit nach vorn gerichteten Hüften nur den Oberkörper drehen, während Schulter und Kopf eine Linie bilden. Zuerst nach links, dann nach rechts.

Gelenk	Mobilitätsübung	Beschreibung
Lendenwirbel-säule (unterer Rücken)	Seitbeuge	Gerade und aufrecht stehen. Beide Füße am Boden lassen und den Körper seitlich beugen, erst nach links, dann nach rechts. Dabei den Körper in einer Ebene halten. Nur seitwärts beugen, nicht nach vorn oder hinten die Körperebene verlassen.
Lendenwirbel-säule und Hüften	Hüftkreisen	Die Hüften kreisen, erst im Uhrzeigersinn, dann gegen den Uhrzeigersinn.
Knie und Hüfte	Knie zur Hüfte	Linkes Bein mit gebeugtem Knie bis in Hüfthöhe heben, dann das Gleiche mit dem rechten Bein.
Fußknöchel	Fußspitze vor und zurück	Gewicht auf dem linken Bein, die Zehen des rechten Beins vom Körper wegstrecken, dann Zehen zum Körper ziehen, während der Hacken nach vorn geht. Nun die Übung mit dem anderen Fuß wiederholen.

Dehnübungen vor dem Training

Die Dehnübungen bereiten die erwärmten Muskeln weiter auf das Training vor und reduzieren das Verletzungsrisiko. Sie sollten jede Dehnung rechts und links durchführen und zehn bis 15 Sekunden auf jeder Seite halten.

Wade

Aufrecht stehen, rechts einen größeren Schritt vorwärts machen und den Fuß in einer Ebene mit der Hüfte vor sich stellen. Das linke Bein bleibt gestreckt. Vorsichtig nach vorn lehnen, dabei die Hände zur Unterstützung auf das rechte Knie legen. Die Dehnung sollte in der oberen Wade des linken Beins zu spüren sein. Die Füße bleiben nach vorn ausgerichtet

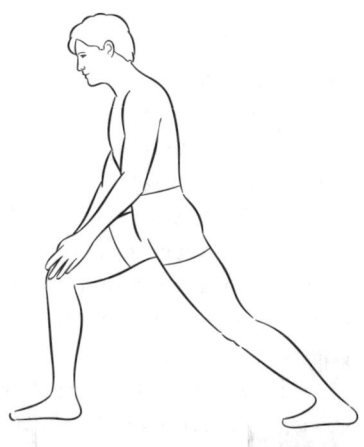

und parallel. Nicht den Hacken des linken Beins nach innen rutschen lassen.

Rückseite Oberschenkel

Aufrecht stehen, mit dem rechten Bein einen kleinen Schritt nach vorn machen. Dieses Bein gerade und ausgestreckt halten, während das linke Bein behutsam gebeugt und das Gesäß nach hinten gedrückt werden (als würden Sie in die Hocke gehen). Diese Dehnung sollten Sie im oberen Teil der rechten Beinrückseite spüren. Sie können Ihre Hände zur Unterstützung auf das gebeugte Knie legen.

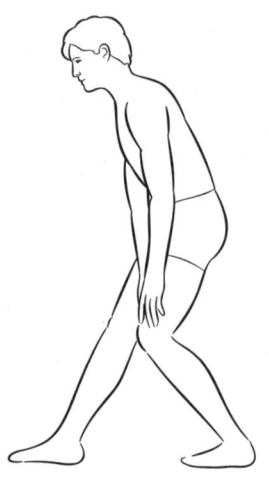

Vorderseite Oberschenkel (Quadrizeps-Muskel)

Stellen Sie sich zum Abstützen neben eine Wand. Den Hacken des rechten Fußes nach oben zum Gesäß ziehen. Mit einer Hand halten (mit der anderen können Sie sich an der Wand abstützen). Diese Dehnung sollten Sie an der Vorderseite Ihres Oberschenkels spüren. Wenn nicht, kippen Sie Ihr Becken nach vorn, bis Sie die Dehnung spüren.

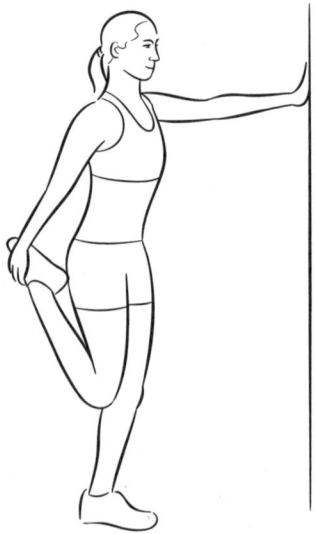

Körperseite (schräger Bauchmuskel)

Aufrecht stehen, Füße hüftbreit und nach vorn zeigend. Rechte Hand auf die rechte Hüfte legen, linken Arm gerade über den Kopf strecken und gleichzeitig nach rechts beugen. Körper bleibt in einer Ebene. Diese Dehnung sollten Sie von unter dem gestreckten Arm die ganze Seite des Rumpfes entlang spüren.

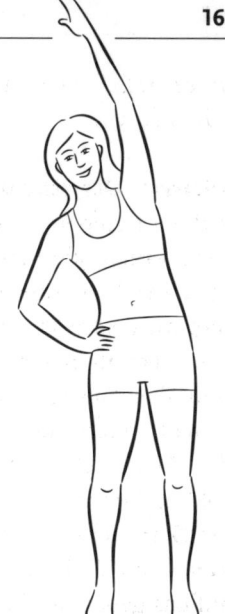

Schulter

Aufrecht stehen. Rechten Arm gestreckt vor den Körper führen, dabei den Ellbogen nicht ganz durchstrecken. Nun die linke Hand um den rechten Oberarm legen und den rechten Arm behutsam in Richtung Körper drücken.

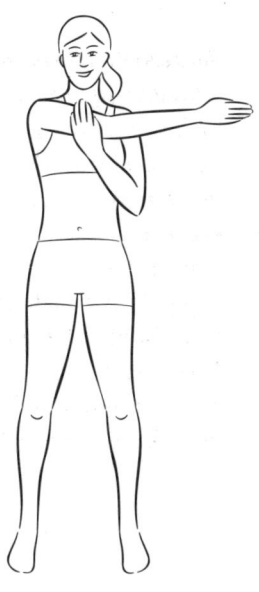

Hintere Oberarmseite
(Trizeps-Muskel)

In aufrechter Position einen Arm gerade über den Kopf heben, dann den Ellbogen hinter dem Kopf beugen, sodass die Hand nach unten zeigt und den oberen Rücken berührt. Die freie Hand umfasst dabei den Ellbogen und zieht ihn sanft nach hinten und unten.

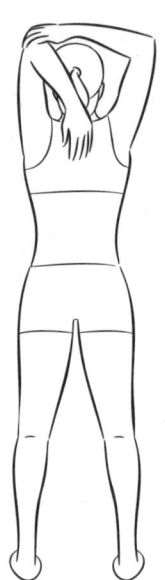

Schulter (Schulter- und Deltamuskulatur)

Neben einer Wand stehen und die rechte Handfläche dagegen legen. Einen oder zwei Schritte vorwärts machen, dabei die Handfläche flach an der Wand halten. Sie darf sich drehen, sodass die Finger in die den Schritten entgegengesetzte Richtung zeigen. Erlauben Sie Ihrem Körper, sich leicht nach links zu drehen. Diese Dehnung sollten Sie in Ihrer Schulter und quer über die Brust spüren.

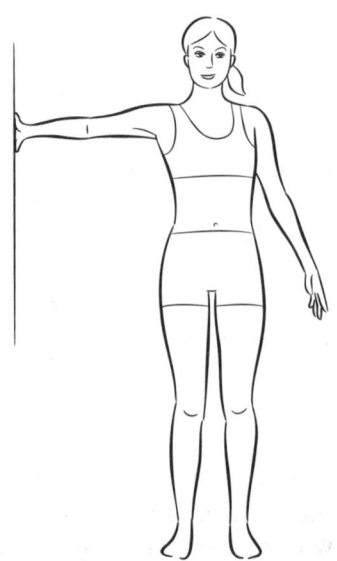

Abkühlen

Nach dem Training sollten Sie sich nach und nach etwa vier bis sechs Minuten abkühlen, während Ihre Herzfrequenz und Ihr Atem sich normalisieren. Wenn Sie ganz plötzlich ohne Abkühlphase aufhören, könnte es passieren, dass Sie sich sehr schwach oder schwindlig fühlen oder Ihnen etwas übel wird. Je fitter Sie werden, desto leichter wird Ihr Körper sich Belastungsänderungen anpassen, und Ihre Herzfrequenz wird sich schneller wieder normalisieren. Wiederholen Sie zum Abkühlen Ihre Aufwärm-Dehnübungen, halten Sie dieses Mal die Dehnung aber bis zu 60 Sekunden, um Ihre Flexibilität zu verbessern und Steifheit zu vermeiden.

Herz-Kreislauf-Training

Wenn Sie beim Sporttreiben noch Anfänger sind, ist zweifellos Laufen die billigste, einfachste und sicherste Methode, um fit zu werden. Beginnen Sie behutsam. Laufen Sie in einer Geschwindigkeit, die Ihnen angenehm ist, bei der Ihnen aber etwas warm wird und Sie ein wenig außer Atem geraten. Sie sollten immer noch in der Lage sein, sich gleichzeitig zu unterhalten. Suchen Sie sich eine Laufstrecke aus, die Sie zum Ausgangspunkt zurückführt, die sicher ist, möglichst flach und idealerweise noch interessant. Machen Sie sich über die Länge der Strecke keine großen Gedanken. Wenn Sie erst einmal mehr Ausdauer haben, können Sie in der gleichen Zeit beliebig weiter laufen.

Gehen ist eine sehr sichere Form der Bewegung. Daher müssen Sie sich nicht unbedingt vorher aufwärmen, es sei denn, Sie gehen Ihre Strecke morgens oder Sie begeben sich auf ein langes und schnelles Lauftraining.

Wir haben ein 12-wöchiges Programm für Übende in drei verschiedenen Niveaus zusammengestellt, das sich im Laufe der Wochen langsam steigert. Wenn Ihnen die Anforderung für die erste Woche zu leicht ist, beginnen Sie gleich mit der zweiten oder dritten Woche. Werden Ihnen die Anforderungen zu schnell zu hoch, wiederholen Sie eine Woche so lange, bis Sie sich bereit fühlen, das nächste Niveau zu absolvieren. Das Ziel ist es, die Anforderung der zwölften Woche zu meistern. Dann sollten Sie 150 Minuten mäßiges Training absolvieren. Das sind etwa eine halbe Stunde an fünf Tagen der Woche. Es ist nicht entscheidend, auf welchem Niveau Sie begonnen haben. Ihren 12-Wochen-Laufplan finden Sie im Anhang G, ab Seite 385.

Überprüfen Sie die Verbesserung Ihrer Ausdauer

Damit Sie sicher und in der für Sie richtigen Intensität trainieren, müssen Sie selbst überprüfen, wie stark Ihr Training Sie beansprucht.

Der Sprechtest ist eine einfache Art, um zu kontrollieren, ob Ihre körperliche Bewegung Sie weder zu wenig noch zu sehr beansprucht. Sie sollten ein bisschen außer Atem geraten, aber immer noch in der Lage sein, beim Laufen zu sprechen. Wenn Sie kaum noch ganze Sätze sprechen können, sind Sie zu schnell und müssen Ihre Geschwindigkeit drosseln.

Eine andere Art zur Überprüfung der Trainingsintensität ist die häufig beim Fitnesstraining angewandte so genannte »wahrgenommene Rate der Anstrengung« (auch RPE genannt von englisch *Rate of Perceived Exertion*). Mithilfe einer numerischen Skala von 1 bis 10 (1 ist die niedrigste Intensität und 10 die höchste) schätzen Sie während Ihres Trainings ein, wie Sie sich fühlen, und ob Ihre optimale Trainingsgeschwindigkeit schneller oder langsamer sein sollte.

- 0 = überhaupt keine Anstrengung
- 1 = sehr, sehr leichte Anstrengung
- 2 = sehr leichte Anstrengung
- 3 = leichte Anstrengung
- 4 = mäßige Anstrengung
- 5 = schon etwas schwer (Sie müssen sich anstrengen, um ein Gespräch zu führen)

- 6 = schwer
- 7 = sehr schwer
- 8 = sehr, sehr schwer
- 9 = extrem schwer
- 10 = Ihre absolut größtmögliche Anstrengung (ein Gespräch ist nicht mehr möglich und das Atmen fällt sehr schwer)

Am meisten profitieren Sie von Ihrem Training, wenn Sie sich mindestens bei moderater Intensität (4 oder 5 auf der Skala) bewegen. Versuchen Sie, dieses Niveau während Ihrer Trainingseinheit durchzuhalten. Wenn Ihnen das Laufen zu leicht fällt, werden Sie schneller, wenn es Sie zu sehr anstrengt, verringern Sie Ihre Geschwindigkeit. Üben Sie dieses Überprüfungssystem beim Laufen, bevor Sie es in anderen Trainingssituationen ausprobieren. So trainieren Sie immer auf die für Sie optimale Art und können gleichzeitig Ihren Fortschritt überprüfen. Da sich Ihre Ausdauer nach und nach verbessert, werden Sie zum Beispiel irgendwann feststellen, dass Sie den »Anstrengungsgrad« für dieselbe Laufstrecke in derselben Zeit nur noch mit 3 anstatt mit 4 angeben brauchen.

Kraftübungen

Bei Kraftübungen geht es sowohl um die Vergrößerung Ihrer Muskelmasse als auch um die Steigerung von Stärke und Ausdauer Ihrer Muskeln. Für ein Trainieren der Ausdauer braucht man leichtere Gewichte oder kleinere Widerstände und mehr Wiederholungen.

Wir haben die Übungen so gestaltet, dass jeder sie unabhängig von seinem Fitnessniveau durchführen kann. Machen Sie sie zwei- oder dreimal in der Woche, um möglichst viel Muskelmasse zu behalten, während Sie abnehmen. Wärmen Sie sich vorher immer auf und kühlen Sie sich nach den Übungen ab.

- Führen Sie Ihre Bewegungen langsam und kontrolliert durch, sowohl beim Zusammenziehen als auch beim Entspannen der Muskeln.

- Achten Sie auf Ihren Atem. Während der Anspannungsphase sollten Sie einatmen, während der Entspannungsphase ausatmen. Ebenso wie bei den Dehnübungen müssen Sie vermeiden, dass Sie den Atem anhalten, wenn Sie sich auf eine Übung konzentrieren.

- Achten Sie auf Ihre Haltung und auf Ihr Gleichgewicht. Stellen Sie sich vor einen Spiegel, um Ihre Haltung zu überprüfen. Stellen Sie sich einen Faden vor, der am Scheitelpunkt Ihres Kopfes angebracht ist und Sie nach oben zieht. So können Sie besser in eine korrekte aufrechte Haltung mit entspannten Schultern kommen. Ihre Füße sollten hüftbreit aufgestellt und Ihr Gewicht gleichmäßig darauf verteilt sein. Eine gute Haltung unterstützt die Mitarbeit der wichtigen Muskelgruppen der Rumpfmuskulatur um Bauch- und Rückenbereich.

- Die Übungen dürfen nicht dazu führen, dass Sie Schmerzen haben oder sich dabei unwohl fühlen – wenn es so ist, hören Sie auf!

- Vermeiden Sie, die Ellbogen oder Knie durchzudrücken oder andere Gelenke zu überdehnen.

- Bei Übungsprogrammen ist oft von Wiederholungen und Sätzen die Rede; ein Satz besteht aus der Anzahl der empfohlenen Wiederholungen. Ein »Satz à zehn Wiederholungen« der Übung Armbeugen sind also zehn Wiederholungen, zwei Sätze à zehn Wiederholungen wären 20 Wiederholungen, wobei nach jeder Wiederholungseinheit (hier zehn) eine kleine Pause eingelegt werden soll. Nach der Beschreibung der Übungen finden Sie eine Tabelle mit den empfohlenen Wiederholungen und Sätzen der jeweiligen Übung und der anzustrebenden Steigerung im Verlauf der Wochen.

  Kraftübungen mit Wiederholungen können Sie mit Hanteln, Aerobic-Bändern, dem Gewicht Ihres eigenen Körpers, mit Gymnastikbällen oder einem der anderen vielen verschiedenen Übungsgeräte auf dem Markt durchführen.

Tipp
Für Hanteln brauchen Sie kein Geld auszugeben, mit Wasser oder Sand gefüllte Plastikflaschen erfüllen denselben Zweck. Wasser wiegt ein Gramm pro Milliliter. Wenn Sie also eine Halbliterflasche aus Plastik mit Wasser füllen, wiegt Ihre selbstgemachte Hantel ein Pfund. Um sie schwerer zu machen, füllen Sie sie mit Sand.

Brauchen Sie noch schwerere Gewichte, können Sie immer noch überlegen, ob Sie sich ein Hantel-Set zulegen. Ein Gymnastik- oder Aerobic-Band (manchmal auch nach einer Herstellerfirma Thera®-Band genannt) ist meist aus Latex. Sie werden in verschiedenen Farben angeboten, die unterschiedlichen Bandstärken zugeordnet sind (die Zuordnung ist von Firma zu Firma verschieden). Man kann sie für sehr viele Übungen verwenden. Für Armbeugen zum Beispiel gehen Sie folgendermaßen vor: Legen Sie das Gymnastikband auf den Boden und stellen Sie einen Fuß in die Mitte des Bandes. Nehmen Sie die beiden Enden des Trainingsbandes in je eine Hand. Stellen Sie sicher, dass Sie das Band fest im Griff haben. Nun können Sie den Widerstand des Gymnastikbandes für Ihre Armbeugen einsetzen. Schlingen Sie das Band nicht so um die Hand, dass der Blutfluss blockiert wird.

Wenn Sie bei einer Kraftübung mit Ihrem eigenen Körpergewicht arbeiten, zum Beispiel beim Liegestütz oder Knieliegestütz, fangen Sie mit der einfachsten Position an, bevor Sie nach und nach zu schwierigeren übergehen. Beginnen Sie zum Beispiel mit einem Liegestütz im Vierfüßlerstand, bevor Sie die Beine strecken und nur auf den Zehen abstützen.

Armbeugen
Aktive Muskeln: Bizeps
Beschreibung: Aufrecht mit schulterbreit aufgestellten Füßen stehen, beide Arme an der Seite nach unten gestreckt, Handflächen zeigen nach vorn. Mit einem leichten Gewicht in der rechten Hand, dieses nach oben bis in Schulterhöhe bewegen. Dabei Ellbogen beugen. Die Armhaltung oberhalb des Ellbogens nicht verändern. Arme wechseln und wiederholen.
Fortgeschrittene: 1. Versuchen Sie die Armbeuge mit beiden Armen auf einmal.
2. Erhöhen Sie das Gewicht.

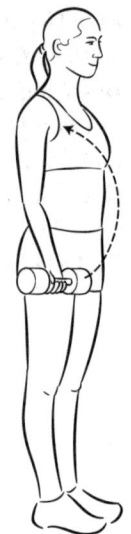

Trizeps-Streckung
Aktive Muskeln: Trizeps
Beschreibung: Sie liegen mit dem Rücken auf dem Boden, Beine angewinkelt, Arme liegen seitlich des Körpers. In der rechten Hand ein leichtes Gewicht. Arm senkrecht heben, dann Ellbogen behutsam beugen, bis Gewicht seitlich des Kopfes gelangt. Arm in Ausgangslage zurückführen. Arm wechseln und wiederholen.
Fortgeschrittene: 1. Versuchen Sie die Übung mit beiden Armen auf einmal.
2. Erhöhen Sie das Gewicht.
3. Führen Sie die Übung im Stehen durch, Arm und Gewicht beim Heben und Senken hinter Ihrem Kopf.

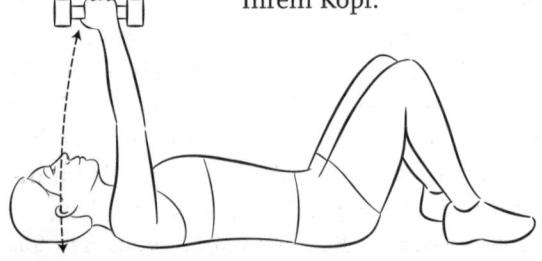

Knie-Liegestütz

Aktive Muskeln: Brustmuskel (Pectoralis)

Beschreibung: Sie knien auf allen vieren, die Hände schulterbreit mit den Handflächen flach auf dem Boden (Vierfüßlerstand). Die Füße vom Boden anheben, dort halten, sodass Ihr Gewicht auf Knien und Armen ruht. Jetzt langsam die Ellbogen beugen, dabei den Rücken gerade halten, mit der Nase Richtung Boden bewegen.

Fortgeschrittene: 1. Die Beine breiter aufstellen und strecken, sich auf die Zehen stützen und die Übung so ausführen (Liegestütz).

                   2. Die Beine strecken, auf die Zehen stützen, die Füße berühren sich an ihren Innenseiten.

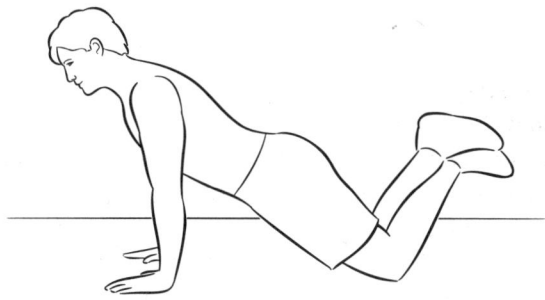

Planke

Aktive Muskeln: Bauchmuskeln

Beschreibung: Sie liegen auf dem Bauch, die Arme liegen angewinkelt neben dem Kopf, Handflächen und Unterarme sind in Kontakt mit dem Boden. Stellen Sie sich vor, Sie sind vom Hals bis zu den Zehen ein langes, steifes Stück Holz. Drücken Sie sich hoch (Handflächen und Unterarm bleiben im Kontakt mit dem Boden), Zehen sind dabei in einer Position, die dem Liegestütz ähnelt. Halten Sie diese gerade, horizontale Plankenstellung. Seien Sie vorsichtig, wenn Sie Probleme mit dem unteren Rücken haben. Spannen Sie den Bauch Richtung Wirbelsäule an. Wenn Ihnen die Plankenhaltung zu anstrengend ist, entspannen Sie sich und lassen Sie sich behutsam zu Boden sinken. Versuchen Sie dann die einfachere Version der Übung auf allen vieren. Wenn Sie trainierter sind, schieben Sie Ihre Knie mehr und mehr nach hinten, bis Ihre Beine gestreckt sind wie oben beschrieben.

Fortgeschrittene: 1. In der Position der Planke ein Bein 2,5 cm vom Boden anheben, zwei Sekunden lang halten und Beine wechseln.

2. Drehen Sie sich seitlich, sodass Ellbogen, Schulter und Kopf eine Linie bilden. Füße sind geschlossen, unterer Fuß liegt mit der Außenkante auf dem Boden.

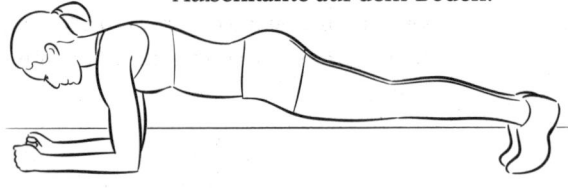

Einhändiges Rudern

Aktive Muskeln: Rückenmuskeln und Bizeps

Beschreibung: Aufrecht stehen, Füße schulterbreit, Beine und Rücken gerade. Mit einem Gewicht in einer Hand und gestrecktem Arm den Oberkörper gerade nach vorn beugen, dann das Gewicht zu sich hin ziehen, dabei Ellbogen beugen. Mit dem anderen Arm wiederholen.

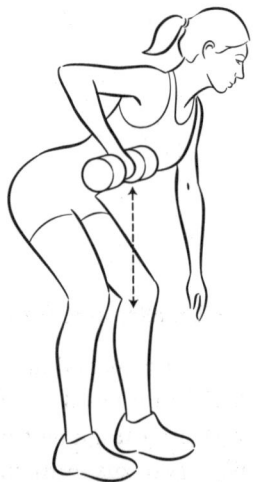

Fortgeschrittene: 1. Üben Sie mit beiden Armen gleichzeitig.

2. Erhöhen Sie das Gewicht.

3. Lehnen Sie sich weiter nach vorn (achten Sie darauf, dass Ihr Rücken gerade bleibt).

Kniebeugen

Aktive Muskeln: Oberschenkel- und Gesäßmuskulatur

Beschreibung: Aufrecht stehen, Füße etwas breiter als hüftbreit aufstellen, beide Füße zeigen nach vorn. Langsam den Po nach hinten strecken. Rücken, Schultern und Kopf bilden eine gerade Linie. Aufrecht die Knie beugen wie zum Niedersetzen.

Fortgeschrittene: 1. Arme während des Niedersetzens nach vorn strecken.
2. Beim Niedersetzen kleine Gewichte verwenden.
3. Die Kniebeuge durchführen und gleichzeitig Armübungen machen (zum Beispiel Armbeugen).

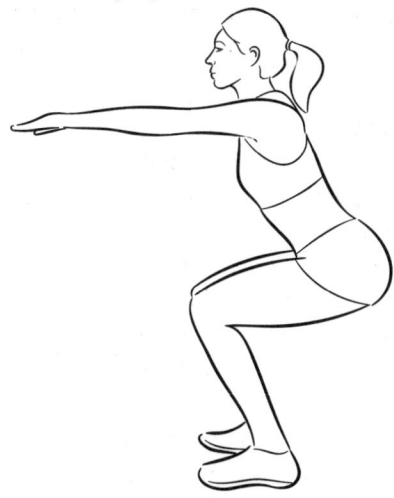

Ihr Zirkeltraining für zu Hause

Für ein vollständiges Work-out kombinieren Sie Herz-Kreislauf-, Kraft- und Flexibilitätstraining und stellen sich für zu Hause ein Zirkeltraining aus fünf bis sechs der oben beschriebenen Kraftübungen zusammen. Wechseln Sie zwischen Bein- und Armübungen ab, um Müdigkeit in den Muskeln zu vermeiden. Beschleunigen Sie zwischen zwei Kraftübungen Ihren Herzschlag, indem Sie auf der Stelle marschieren, seitlich steppen oder Seil springen. Beginnen Sie ohne oder mit leichten Gewichten und steigern Sie sich nach und nach. Fügen Sie Ihrem Zirkeltraining weitere Übungen hinzu. Erhöhen Sie die Anzahl der Wiederholungen und der Übungseinheiten.

Kühlen Sie sich ab und machen Sie Dehnübungen, um Ihr Work-out zu vervollständigen. In der unten stehenden Tabelle sind die Übungen markiert, die Sie mit Gewichten ausführen können.

Ich genieße es, Kleidung anziehen zu können, die mir seit langer Zeit nicht mehr gepasst hat. Ich spüre sehr intensiv die Vorteile einer gesteigerten Fitness, die ich durch das Training bekommen habe.
Sam, 29 Jahre

Übung	Woche 1	Woche 4	Woche 8
Kniebeuge	1 Satz	2 Sätze	3 Sätze
Armbeugen*	1 Satz	2 Sätze	3 Sätze
Ausfallschritt	1 Satz	2 Sätze	3 Sätze
Trizeps-Streckung	1 Satz	2 Sätze	3 Sätze
Planke	2 Sätze 20 Sekunden halten	2 Sätze 30 Sekunden halten	3 Sätze 40 Sekunden halten
Knie-Liegestütz	1 Satz	2 Sätze	3 Sätze

Satz beinhaltet 10 Wiederholungen
* Übung mit Gewicht ausführbar

Wie geht es nach den ersten zwölf Wochen weiter?

Sie können in den nächsten drei Monaten mit dem gleichen Übungsprogramm fortfahren, um Ihrem Körper Zeit zu geben, sich daran zu gewöhnen. Dann können Sie die Anforderungen langsam steigern mit dem Ziel, in einer Woche 300 Minuten mäßiges oder 150 Minuten anspruchsvolleres Herz-Kreislauf-Training zu absolvieren. Wenn Sie sich schon vor Ablauf der drei Monate bereit fühlen, mehr Sport zu machen, dann tun Sie es! Sie können Ihr Training variieren, wie es Ihnen gefällt. Sie sollten aber den gleichen Trainingsumfang in der gleichen Intensität beibehalten.

Wie Sie motiviert bleiben

Bringen Sie Abwechslung in Ihr Training

Wir empfehlen, alle sechs bis acht Wochen die Übungen zu wechseln, damit Ihnen das Training nicht langweilig wird und Sie das Fitnessniveau verbessern. Wenn Sie immer die gleichen Übungen machen, wird Ihr Körper sich daran gewöhnen, sodass sie keine Herausforderungen mehr bedeuten und Ihre Fitness sich nicht verändert. Wenn Sie zum Beispiel laufen, nehmen Sie möglichst ein paar Steigungen in die Laufstrecke auf oder suchen Sie sich einen neuen Weg. Wenn Sie schwimmen, variieren Sie Ihren Schwimmstil oder fügen Sie Ihrem Wochenprogramm eine ganz neue Bewegungsübung hinzu. Wenn Sie Mitglied in einem Fitnessstudio sind, bitten Sie Ihren Fitnesstrainer, Ihnen alle drei Monate ein neues Programm zusammenzustellen.

Suchen Sie sich eine neue Herausforderung

Etwas Neues zu lernen gibt im Allgemeinen neuen Antrieb. Wenn Sie also mehr Selbstvertrauen in Ihren Körper gewonnen haben, könnten Sie zum Beispiel tanzen lernen. Gesellschaftstänze sind nicht nur etwas für Prominente. Oder Sie könnten einen Sport versuchen, den Sie früher gemacht haben – vielleicht etwas, das Ihnen in Ihrer Schulzeit Spaß gemacht hat? Oder haben Sie einmal Tennis gespielt? Dann schauen Sie sich nach einem Verein in Ihrer Gegend um, in dem Sie mit neuen Tennispartnern spielen können.

Messen Sie sich regelmäßig

Den Umfang von Taille, Hüfte und Brust sollten Sie regelmäßig messen, aber vielleicht wollen Sie auch wissen, wie sich Ihre Oberarme oder Oberschenkel verändern. Das Messen der Taille ist besonders wichtig, um zu kontrollieren, ob Sie Bauchfett verloren haben (siehe Seite 49).

Machen Sie Bilder von Ihren Fortschritten

Die Kamera lügt nicht, Sie könnten sich also »Vorher«- und »Nachher«-Bilder an den Kühlschrank hängen, die Ihnen helfen, motiviert und auf Ihren Übungsplan konzentriert zu bleiben. Der sichtbare Nachweis von den positiven Veränderungen Ihres Körpers ist eine Ermutigung zum Durchhalten.

Tun Sie etwas, auch wenn es nur wenig ist

Wenn Sie in Zeitdruck sind oder einmal überhaupt keine Motivation haben, versuchen Sie, wenigstens zehn Minuten aktiv zu sein. Schon das ist gut für Ihre Gesundheit, und es könnte passieren, dass Sie sich nur zu zehn Minuten verpflichten, aber letzten Endes doch länger trainieren.

Seien Sie flexibel

Wenn Ihr Heimtrainer seinen Geist aufgibt, warten Sie nicht, bis er wieder repariert ist. Machen Sie so lange etwas anderes. Wenn Sie in einer bestimmten Woche weniger Zeit haben, um Ihr Training unterzubringen, versuchen Sie, in dieser Zeit anstrengendere Übungen zu machen. Das Leben hält ständig Stolpersteine für uns bereit. Deswegen sollten wir uns nicht von unseren guten Vorhaben abbringen lassen.

Kontrollieren Sie Ihr Training

Wenn Sie das Gefühl haben, dass Sie mit der Zeit immer weniger tun, tragen Sie sich Ihre Trainingstermine ins Handy oder einen Kalender ein, damit Sie immer daran erinnert werden.

Gehen Sie Verpflichtungen ein

Verpflichten Sie sich zur Teilnahme an einer Schwimm-, Lauf-
oder Rad-Veranstaltung. Oder werden Sie selbst Sponsor, verpflichten Sie sich zu einer Spende an eine wohltätige Organisa-
tion, wenn Sie ein persönlich aufgestelltes Fitnessziel erreicht
haben.

Passen Sie Ihr Fitnessprogramm an

Wenn Sie wissen, dass Sie einen hektischen Monat vor sich haben, oder wenn Sie das Gefühl haben, dass die Motivation für Ihre
Übungen nachlässt, überlegen Sie, ob Sie vielleicht Ihre Methode
ändern und zum Beispiel eher intensives Training als langes und
häufiges versuchen sollten. Wenn Sie bisher auf mäßigem Niveau trainiert haben, steigern Sie die Intensität Ihres Trainings
und verringern Sie dafür die Häufigkeit. So könnten Sie zum Beispiel die empfohlenen Tainingsrichtlinien in der Hälfte der Zeit
schaffen.

Belohnen Sie sich selbst

Setzen Sie sich selbst alle paar Wochen kleine Ziele, zum Beispiel
weiter zu laufen, schneller zu laufen, fünf Minuten zu Ihrem normalen Programm hinzuzufügen. Belohnen Sie sich selbst (aber
nicht mit Essen oder Alkohol!), wenn Sie dieses Ziel erreicht haben.

Antworten auf Ihre Fragen

»Wie merke ich, ob ich fitter werde?«

Messen Sie Ihren Puls im Ruhezustand. Setzen Sie sich dafür fünf
Minuten hin (zehn Minuten, wenn Sie vorher sehr aktiv waren),
legen Sie dann zwei Finger auf die Innenseite Ihres Handgelenks
und zählen Sie die Anzahl der Pulsschläge pro Minute. Wieder-

holen Sie dies jede Woche – Ihr Pulsschlag wird langsamer, wenn Sie fitter werden.

Machen Sie einen einfachen Lauf-/Jogging-Test. Laufen oder joggen Sie am Beginn Ihres Übungsprogramms eineinhalb Kilometer, stellen Sie fest, wie lange Sie gebraucht haben, messen Sie am Ende Ihren Puls und bewerten Sie Ihre »Rate der wahrgenommenen Anstrengung« auf der Skala von 1 bis 10 (siehe Seite 166). Wiederholen Sie diesen Test nach zwölf Wochen oder früher.

»Bekomme ich vom Training Hunger?«

Die Reaktion auf ein verstärktes Aktivitätsprogramm kann ganz unterschiedlich ausfallen. Etwa 50% essen mehr, die anderen 50% essen entweder weniger oder ungefähr genauso viel wie vorher.[9] Beobachten Sie Ihr Essverhalten genau, während Sie Ihr Trainingsprogramm langsam steigern. Belohnen Sie sich nicht oder »kompensieren« Sie das geschaffte Training nicht, indem Sie danach größere Portionen essen oder sich zucker- und fettreiche Naschereien gönnen.

Häufig hilft Sport allerdings sogar, den Appetit zu regulieren. Das Einplanen von Bewegungstraining an Ihren eingeschränkten Tagen kann helfen, Sie abzulenken und keine Langeweile aufkommen zu lassen. Besonders an den Abenden, an denen man leicht in Versuchung gerät, kann Bewegung eine Methode sein, das Brechen der Diät zu verhindern.

»Sollte ich Sportgetränke trinken, um mein Energieniveau zu erhalten?«

Während des Trainings gut mit Flüssigkeit versorgt zu bleiben ist sehr wichtig für Ihr Energieniveau und Ihre Gesundheit insgesamt. Aber das Beste, was Sie trinken können, ist Wasser. Ein Sportgetränk von einem halben Liter enthält zwischen 150 und

350 Kilokalorien, die meisten davon in Form von Zucker. Lassen Sie sich nicht von der Werbung beeinflussen – wenn Sie kein Elite-Sportler im Training sind, brauchen Sie wahrscheinlich nicht mehr als Wasser.

»Wie viele Kalorien verbrenne ich durch Bewegung?«

Es ist eine verführerische Vorstellung, dass man essen kann, was man will, wenn man sich nur genügend bewegt. Doch die Realität sieht anders aus. Wie Sie in der folgenden Tabelle sehen können, muss man sich sehr viel bewegen, um auch nur eine kleine Menge Essen zu verbrennen. Die Anzahl der verbrannten Kalorien bezieht sich auf eine etwa 70 kg schwere Frau.[10] Wenn Sie schwerer sind, verbrennen Sie bei den jeweiligen Bewegungsarten etwas mehr Kalorien, wenn Sie weniger wiegen, verbrennen Sie etwas weniger.

Eine halbe Stunde ...	Kilokalorien, die eine 70 kg schwere Frau bei dieser Tätigkeit verbraucht	Das sind zum Beispiel
Staubsaugen	115	300 ml Orangensaft oder 4 dünne Täfelchen mit Pfefferminz-Fondant gefüllte Schokolade oder 3 Pralinen-Bonbons
Gartenarbeit, mäßig anstrengend	122	Tüte Chips 25 g oder 250 ml Früchte-Smoothie oder 1 Becher Vollmilchjoghurt (125 g)
Gehen 5,6 km/h	150	Mit Fondant gefülltes Schoko-Ei von 40 g oder etwa 300 ml helles Bier oder 35 g Cheddar-Käse
Aerobic: geringe Belastung	175	2 Schokokekse oder 1 Glas Wein (175 ml) oder 1 Kugel Sahneeis (60 g)
Schwimmen: Brust-, mäßige Anstrengung	185	380 ml Energy Drink oder 3 Kekse oder 1 Tüte Chips (30 g)
Radfahren 14,5 km/h	203	Halbes Käsesandwich oder 1 Rolle Weingummi oder 1 großer Caffè Latte

Eine halbe Stunde ...	Kilokalorien, die eine 70 kg schwere Frau bei dieser Tätigkeit verbraucht	Das sind zum Beispiel
Aerobic: hohe Anforderung	255	1 Glas Wein (250 ml) oder 1 helles Bier (440 ml) oder 50 g Milchschokolade
Joggen 8 km/h	290	200 g Asia-Hühnchen (zum Mitnehmen) oder 500 ml Cola oder ein halber Doppel-Hamburger (Fastfood-Imbiss)
Rennen 11 km/h	384	200 g gebratener Eierreis (zum Mitnehmen) oder 1 mittlere Portion Pommes (117 g) oder 1 mittelgroßer Erdbeer-Milchshake

»Kann ich gezielt an bestimmten Problemzonen abnehmen – zum Beispiel an Gesäß oder Taille?«

Es gibt keinen Nachweis dafür, dass Sie Fett an bestimmten Stellen abbauen können, indem Sie gezielte Übungen für genau diese Bereiche machen. Es scheint aber so zu sein, dass man an bestimmten Stellen des Körpers schneller Fett verliert als an anderen, wenn man abnimmt und gleichzeitig Bewegungstraining macht. Ihre empfohlenen 150 bis 300 Minuten mäßiges Herz-Kreislauf-Training in der Woche – energisches Walken oder Joggen – können den Abbau von ungesundem Fett im Bauchraum (intraabdominales Fett) beschleunigen, was sich positiv auf Ihre Gesundheit auswirkt und Ihren Taillenumfang verringert.[11] Wir haben zwar noch keine gesicherte Erkenntnis, aber wir vermuten, dass die zwei strengen Diättage bei der 2-Tage-Diät eine größere Wirkung auf das Abschmelzen von Fett im Bauchraum haben als eine Sieben-Tage-Diät. Bewegungstraining verbessert außerdem die Muskelspannung und trägt so dazu bei, dass Sie in Bereichen wie dem Gesäß, den Oberschenkeln und dem Bauch ein festeres Gefühl haben.

»Kann ich an meinen eingeschränkten Diättagen Sport machen?«

Viele denken, dass sie wegen der begrenzten Kalorienzahl und vor allem wegen der geringen Kohlenhydrataufnahme an den zwei eingeschränkten Tagen der 2-Tage-Diät nicht die Energie für ihr Bewegungstraining haben. Während unserer Studien haben wir jedoch festgestellt, dass dies nicht zutraf. Bei unseren Probandinnen war die Wahrscheinlichkeit, dass sie Sport machten, an den zwei eingeschränkten genauso groß wie an den fünf nicht eingeschränkten Tagen. Die Kalorien- und Kohlenhydratreduzierung schien weder ihre Fähigkeit, Sport zu machen, einzuschränken, noch ihre Müdigkeit zu erhöhen. Manche der Diäthaltenden berichteten sogar von 60 Minuten fordernder Aktivität und ganzen vier Stunden mäßiger Aktivität an den eingeschränkten Tagen ihrer Diät. Andere Studien unterstützen die Feststellung, dass sich die Fähigkeit und Verträglichkeit von Sport an eingeschränkten Tagen nicht vermindert[12] – eine Studie deutet sogar darauf hin, dass man bei einer Diät mit wenig Kohlenhydraten und wenig Kalorien beim Sport mehr Fett verbrennt als bei einer Diät mit viel Kohlenhydraten und wenig Kalorien. Achten Sie auf jeden Fall darauf,

• immer ausreichend zu trinken,
• genügend Kalzium und Kalium aufzunehmen und
• Kohlenhydrate nur in der erlaubten Menge über Milchprodukte, Obst und Gemüse zu sich zu nehmen.

Wenn Sie sonst anstrengenden Sport machen und an den zwei eingeschränkten Tagen damit Probleme haben, empfehlen wir, ihn durch eine mäßig anstrengende Aktivität zu ersetzen. Den anstrengenden Sport können Sie an Ihren nicht eingeschränkten Tagen machen.

»Wann sollte ich am besten meinen Sport machen? Vor dem Frühstück oder wenn ich eine Zeit lang nichts gegessen habe oder nach den Mahlzeiten?«

Wenn Sie sich bewegen, setzt ihr Körper dafür normalerweise die Energie von Kohlenhydraten ein; wenn diese nicht zur Verfügung stehen, verbrennt er Fettvorräte. Viele Forscher haben sich für die Frage interessiert, ob es zu einer Ankurbelung der Fettverbrennung führen kann, wenn man Sport macht, nachdem man eine Weile nichts gegessen hat – wenn also keine Kohlenhydrat-Energie zur Verfügung steht. Eine kürzlich veröffentlichte Studie legt nahe, dass dies der Fall sein könnte. In einem sehr sorgfältig kontrollierten Experiment wurden in Glasgow zehn übergewichtige Männer mit einer bewegungsarmen Lebensweise aufgefordert, eine Stunde vor einem Frühstück mit 450 Kilokalorien für die Dauer von einer Stunde zu walken. Die Kontrollgruppe tat das Gleiche eine Stunde nach dem Frühstück. Danach wurde überprüft, wie viel Fett während dieser Aktivität verbrannt worden war. Achteinhalb Stunden später wurde diese Messung wiederholt. Bei beiden Gruppen wurde durch die sportliche Übung Fett verbrannt, aber die Männer, die vor dem Frühstück liefen, verbrannten 40 % mehr Fett als die, die nach dem Essen liefen.[13]

Tipp
Obwohl Sport Ihnen also immer beim Abnehmen hilft, könnte Sport vor dem Essen anstatt kurz danach die Fettverbrennung besonders stark ankurbeln.

Die Verwendung eines Schrittzählers

Mit einem Schrittzähler (auch Schrittmesser oder Pedometer) zu laufen ist für Sie eine ausgezeichnete Methode, um den eigenen Trainingsfortschritt zu verfolgen oder zu messen, wie viel Sie sich an einem normalen Tag bewegen. Es wird allgemein empfohlen, täglich zwischen 7000 und 11000 Schritte zu gehen, davon mindestens 3000 Schritte in flottem Tempo. Schrittzähler sind kleine Geräte, die am Hosen- oder Rockbund befestigt werden und durch einen eingebauten Kippmechanismus die Körperbewegung messen, die entsteht, wenn Sie einen Schritt machen. Da die Wippbewegung Ihres Körpers registriert wird, kann es vorkommen, dass auch Bewegungen gemessen werden, die nicht auf einen Schritt zurückzuführen sind, zum Beispiel, wenn Sie im Auto über eine Bodenschwelle fahren! Wir empfehlen, eher ein Modell mittlerer Preislage zu kaufen, auf das Sie sich verlassen können. Achten Sie darauf, dass Ihr Pedometer während des Laufens nicht verrutscht oder sich verdreht, da die Registrierung dann vielleicht nicht mehr korrekt ist.

Um zu überprüfen, ob Ihr neuer Pedometer richtig misst, laufen Sie 50 Schritte. Zeigt er kein korrektes Ergebnis an, verändern Sie seine Platzierung so lange, bis Sie die Stelle gefunden haben, an der die Messung mit der Anzahl Ihrer Probeschritte übereinstimmt. Es gibt auch Pedometer, die in einer Hosen- oder Rocktasche oder wie eine Uhr am Arm getragen werden können, aber testen Sie auch diese auf ihre Genauigkeit. Manche Pedometer zeigen auch die zurückgelegte Entfernung und die ungefähre Anzahl der verbrannten Kalorien an. Bedenken Sie aber, dass die Schätzung der verbrannten Kalorien nicht auf Ihre individuelle Situation zugeschnitten und daher nicht zuverlässig ist. Möchten Sie einen Pedometer kaufen, der die umgesetzten Kalorien berechnen kann, sollte die Voraussetzung erfüllt sein, dass Sie Ihr Gewicht, Ihre Größe und Ihr Geschlecht eingeben können. Für die Errechnung der Entfernung müssen Sie Ihre Schrittlänge eingeben. Inzwischen gibt es auch Pedometer, die mit einem Handy, einem MP3-Player (manchmal als Armband oder an den Turnschuhen getragen) oder dem Computer verbunden werden können, sodass Sie Ihre täglichen Schritte »herunterladen« und so Ihren Fortschritt leicht nachverfolgen können.

Umgang mit Problemen

Schmerzende Muskeln

Seien Sie nicht überrascht, wenn Ihre Muskeln anfangs ein wenig protestieren – Sie werden feststellen, dass Sie sie wahrscheinlich 48 Stunden nach Ihrem Training am stärksten spüren! Das wird mit der Zeit besser. Machen Sie Ihre Aufwärm- und Abwärmübungen, dadurch verringert sich das Verletzungsrisiko, vor allem, wenn Ihr Körper keinen Sport gewöhnt ist.

Genügend trinken

Achten Sie darauf, immer genügend zu trinken, damit Ihr Körper gut hydriert bleibt. Trinken Sie lieber Wasser als Sportgetränke, die häufig sehr viel Zucker und Kalorien enthalten. Wenn Sie ein besonders anstrengendes und schweißtreibendes Training hinter sich haben, können Sie ein kleines Glas fettarme Milch trinken, um Ihre Elektrolyte- und Zuckerspeicher wieder aufzufüllen.

Gelenkschmerzen

Muskelstärkendes Training wie Pilates oder Yoga stärkt die Muskeln, die Ihre Gelenke unterstützen, was bei Knie- und Hüftbeschwerden hilfreich ist. Doch bei schmerzenden Gelenken sollten Sie auf jeden Fall Ihren Arzt konsultieren. Es gibt Nahrungsergänzungsmittel, die versprechen, gegen Gelenkschmerzen zu helfen. Bevor Sie diese jedoch nehmen, sprechen Sie mit Ihrem Arzt. Untersuchungen konnten nicht eindeutig die Wirksamkeit dieser Präparate belegen. Glucosamin-Präparate, die aus Krebs- und Schalentieren hergestellt werden, können allergische oder andere Unverträglichkeitsreaktionen auslösen.

Müdigkeit

Es kann sein, dass das Training Sie etwas müde macht, wenn Sie sich danach aber mehr als 30 Minuten setzen müssen, trainieren Sie zu intensiv und müssen sich weniger fordern. Versuchen Sie, Häufigkeit und Intensität des Trainings zu verringern und beobachten Sie, wie Sie sich die nächsten Male fühlen.

Verletzungen

Wenn Sie das Training nach und nach steigern und dabei Ihre individuellen Möglichkeiten berücksichtigen, sind Verletzungen unwahrscheinlich. Sollten Sie sich dennoch verletzen, suchen Sie Ihren Arzt auf und befolgen Sie seinen Rat, wann Sie wieder mit dem Training beginnen können. Rehabilitationssportarten wie zum Beispiel Schwimmen (nachdem Sie die Zustimmung Ihres Arztes eingeholt haben) sind leichte und unterstützende Sportformen, die Ihnen helfen, bald wieder Ihr Trainingsprogramm durchführen zu können.

Sollte ich mir ein Herzfrequenzmessgerät kaufen?
Sie brauchen sich kein Herzfrequenzmessgerät kaufen. Aber
wenn Ihnen der Gedanke gefällt, ein Gerät zu benutzen, das
Ihnen sagt, ob Sie hart genug trainieren, oder das Ihnen hilft,
Ihren Fortschritt zu messen, dann könnten Sie zunächst in ein
einfaches Grundgerät investieren (die Preise liegen etwa zwischen 20 und 30 Euro). Später können Sie sich immer noch
ein hochwertigeres Gerät anschaffen. Manche Geräte trägt
man wie Uhren. Sie messen Ihren Pulsschlag, wenn Sie den
Daumen auflegen. Andere haben einen Brustgurt, der den
Herzschlag registriert und alle paar Sekunden an eine Uhr
weiterleitet. Sie können sich ein Herzfrequenzmessgerät auch
als App aufs Handy laden.
Die Verwendung eines Herzfrequenzmessgeräts ermöglicht
es, sicher auf verschiedenen Intensitätsstufen zu trainieren.
Ihre maximale Herzfrequenz (in Schlägen pro Minute) beträgt
220 minus Ihrem Alter; wenn Sie also 40 Jahre alt sind, ist die
maximale Herzfrequenz 180 Schläge pro Minute (beats per
minute).

Die verschiedenen Herzfrequenzzonen, die prozentual zu Ihrer maximalen Herzfrequenz angegeben werden, sind:
- mäßiges Training = 50 bis 70 % der maximalen Herzfrequenz
- 50 bis 60 % der maximalen Herzfrequenz = Zone modera-
  ten Aerobics
- 60 bis 70 % der maximalen Herzfrequenz = Zone von Aerobic zum Halten des Körpergewichts
- anstrengendes Training = 70 bis 85 % der maximalen Herzfrequenz
- 70 bis 80 % der maximalen Herzfrequenz = Fitness-Aero-
  bic-Zone

– 80 bis 90% der maximalen Herzfrequenz = höchste Aerobic-Zone
Mit einer Herzfrequenz zwischen 80 und 90% der maximalen Herzfrequenz sollten nur sehr trainierte Personen Sport treiben.

Zusammenfassung

- Regelmäßiges Bewegungstraining verstärkt die Vorteile der 2-Tage-Diät, indem es Kalorien verbrennt und Muskeln erhält, die ebenfalls Kalorien verbrennen. Es verringert auch das Risiko von Herzerkrankungen, Diabetes Typ 2 und vielen Krebsarten, hebt Ihre Stimmung und Ihr Energieniveau.
- Bevor Sie mit einem Bewegungsprogramm beginnen, stellen Sie fest, ob Sie dafür fit genug sind. Im Zweifel sollten Sie Ihren Arzt zu Rate ziehen.
- Um allgemeine gesundheitliche Vorteile zu erreichen, sollten Sie 150 Minuten mäßiges Bewegungstraining oder 75 Minuten anstrengendes Bewegungstraining pro Woche machen. Zum Abnehmen und damit Ihre Gesundheit noch stärker profitiert, sollten Sie diese Zeitspannen nach und nach bis zu 300 Minuten mäßigen oder 150 Minuten anstrengenden Trainings pro Woche steigern.
- Streben Sie mindestens an, zwei- bis dreimal pro Woche Kraftübungen zu machen.
- Versuchen Sie, mindestens zweimal pro Woche Bewegungsübungen zum Verbessern Ihrer Flexibilität zu machen.
- Es ist wichtig, dass Sie zur Stärkung Ihrer Muskeln und zur Verbesserung Ihrer Flexibilität Ihre Herz-Kreislauf-Übungen mit Kraftübungen und Dehnübungen kombinieren.
- Sie können Ihr Bewegungsprogramm auf kürzere oder längere

Zeiträume aufteilen und es täglich oder weniger häufig durchführen, aber idealerweise sollten Sie mindestens jeden zweiten Tag trainieren.

- Achten Sie darauf, sich bei jedem Training vorher aufzuwärmen und nachher abzukühlen, um Verletzungen zu vermeiden.
- Ist Ihnen Ihr Training erst einmal zur Gewohnheit geworden, setzen Sie sich neue Ziele und überlegen Sie sich zur Vermeidung von Langeweile Veränderungen im Training.

7. Wie Sie schlank bleiben

Herzlichen Glückwunsch! Wenn Sie dieses Kapitel lesen, haben Sie wahrscheinlich mit der 2-Tage-Diät Ihr Zielgewicht erreicht und sind nun bereit für die nächste Phase, in der Sie die Pfunde nicht wieder zunehmen und Ihr fantastisches neues Aussehen und Gewicht halten wollen. Wir wissen sehr gut, wie viel Disziplin und harte Arbeit es Sie gekostet hat, um diesen Punkt zu erreichen. Sie verdienen für Ihre tolle Leistung ein großes Lob!

Trotzdem müssen wir Ihnen jetzt sagen: Ihre Arbeit ist noch nicht erledigt! Es ist eine große Versuchung für jeden Diäthaltenden, der sein Zielgewicht erreicht hat, das Lob anzunehmen, einen großen Seufzer der Erleichterung auszustoßen und sein altes Vor-der-Diät-Essverhalten wieder aufzunehmen. Einige unserer Leser werden all dies schon durchgemacht haben – vielleicht sogar mehrere Male – und werden wissen, wie niederschmetternd es sich anfühlt, wenn sich die Pfunde nach und nach wieder festsetzen. Aber machen Sie sich keine Sorgen! In diesem Kapitel geben wir Ihnen Werkzeuge an die Hand, mit denen Sie leicht dafür sorgen können, dass Ihnen das nicht wieder passiert. Schließlich haben Sie sich nicht all die Mühe gemacht, um dann doch wieder da zu landen, wo Sie begonnen haben. Daher ist es jetzt entscheidend, sich darüber bewusst zu werden, dass es nun – nach dem Erreichen Ihres Wunschgewichts – Ihr Ziel ist, dieses auf Dauer zu halten. Um das zu schaffen, beginnt an dieser Stelle eine wichtige Phase des Übergangs, die wie das Abnehmen selbst Engagement, Wachsamkeit und Hartnäckigkeit erfordert. Sie stehen also vor einer neuen großen Herausforderung. Doch diesmal können Sie schon auf Ihrem Erfolg aufbauen. Sie können die neu erworbenen Fähigkeiten einsetzen und profitieren davon, dass Sie sich bessere Essgewohnheiten und ein regelmäßiges Bewegungstraining angewöhnt haben.

Meine Rückschläge passieren fast immer, wenn ich Alkohol getrunken habe, zum Beispiel nach ein paar Gläsern Wein an einem Freitagabend. Die ganze Woche über geht alles gut, doch dann esse ich nach einem Drink häufig zu viel. Aber jetzt ist mir das bewusst, und es passiert fast gar nicht mehr.

Rose, 52 Jahre

Wie sich Ihr Körper verändert hat

Seit dem Beginn der 2-Tage-Diät sind in Ihrem Körper große Veränderungen vor sich gegangen. Sie wiegen jetzt weniger. Daher braucht Ihr Körper auch weniger Kalorien für seinen Stoffwechsel, seine Erhaltung und seine Bewegung, als er vor der Diät gebraucht hat. Sie können sich den Unterschied so vorstellen, als würden Sie einmal ohne Gepäck herumlaufen und dann mit einem Rucksack, der mit dem Gewicht vollgepackt ist, das Sie verloren haben. Können Sie jetzt verstehen, warum Sie vorher mehr Energie und Kalorien gebraucht haben? Außerdem verändern sich bei jeder Diät viele Hormone in Ihrem Körper, einschließlich derjenigen, die Einfluss auf Ihren Appetit und Ihr Sättigungsgefühl haben.[1] Wahrscheinlich hat die Diät auch dazu geführt, dass Ihre Muskeln effektiver geworden sind und daher weniger Energie brauchen, um ihre Arbeit zu tun. Während das für Ihre Muskeln eine gute Nachricht ist, heißt es gleichzeitig, dass Sie jetzt bis zu 15 % weniger Kalorien brauchen könnten als jemand mit dem gleichen Gewicht, der keine Diät gemacht hat.

Aus all dem ergibt sich, dass Sie nach dem Erreichen Ihres Zielgewichts jeden Tag 400 bis 600 Kilokalorien weniger zu sich nehmen müssen als vor dem Beginn der Diät. Und Sie müssen Ihr

Bewegungstraining fortführen, um das Verbrennen von Kalorien zu unterstützen und die Veränderungen in Ihrem Stoffwechsel auszugleichen.[2] Würden Sie zu Ihrem früheren Lebensstil zurückkehren, wäre das verlorene Gewicht mindestens ebenso schnell wieder da, wie Sie gebraucht haben, um es zu verlieren.

Vielleicht klingt das im Moment für Sie etwas beängstigend, aber seien Sie beruhigt: Wir wissen aus unseren Untersuchungen, dass 2-Tage-Diäthaltende Ihr neues Gewicht erfolgreich beibehalten können und dies auch tun. Bei unserer ersten Studie zur 2-Tage-Diät wurden unsere Probandinnen nach dem Erreichen Ihres Zielgewichts noch zwölf bis 15 Monate lang begleitet. Diese Gruppe hatte etwa 9,5 kg abgenommen und wog vor der Diät durchschnittlich 81 kg und danach 72 kg. Um ihren Gewichtsverlust aufrechtzuerhalten, schränkten die Frauen an einem Tag in der Woche ihre Ernährung weiterhin ein. Nach sechs bis neun Monaten dieser 1-Tages-Diät zum Aufrechterhalten des Gewichts wogen sie im Durchschnitt 74,3 kg – also 6,4 kg weniger als vor dem Beginn der Diät.

Und besonders wichtig war für ihre Gesundheit, dass durch den einen eingeschränkten Tag pro Woche auch ihr niedrigerer Blutdruck und Cholesterin- und Insulinspiegel erhalten blieben. Bei einer Standarddiät mit Einschränkung der Kalorien isst man nach deren Ende normalerweise seine benötigte Kalorienmenge wieder gleichmäßig auf alle Tage verteilt. Das führt oft dazu, dass einige der durch das Abnehmen erreichten gesundheitlichen Vorteile wieder zunichte gemacht werden – vor allem die Senkung des Blutdrucks und des Cholesterin- und Insulinspiegels.

Wie Sie es schaffen, die verlorenen Pfunde nicht wieder zuzunehmen

Um Ihr neues Gewicht zu halten, empfehlen wir, auf eine 1-Tages-Diät zu wechseln. Diese ist Teil unseres Plans zum Halten des Gewichts. Dieser Plan basiert auf dem Wissen, dass das Halten Ihres Wunschgewichts eine neue Herausforderung darstellt, die von Ihnen verlangt, Ihren Kalorienverzehr niedrig und Ihr Bewegungsniveau hoch zu gestalten. Sie können auf das aufbauen, was Sie beim Abnehmen schon erreicht haben. Darüber hinaus sollten Sie sich an eine andere Denkweise gewöhnen. Im Anhang D sind die Ernährungsrichtlinien für einen eingeschränkten Tag und sechs uneingeschränkte Tage mit mediterraner Kost für die Erhaltung des Gewichts tabellarisch aufgeführt. Wir haben auch einen Bewegungsplan entworfen, der Ihnen hilft, Ihr neues Gewicht zu halten.

Dieses Kapitel erläutert die Strategien, mit deren Hilfe Sie es schaffen können, die abgenommenen Pfunde nie wieder zuzunehmen.

Die Diät zu befolgen fällt schwerer, wenn man im Restaurant isst oder bei Freunden eingeladen ist, die für einen gekocht haben. Man sollte ihnen auf jeden Fall vorher von der Diät erzählen.
Diana, 49 Jahre

Die Ein-Tages-Diät zum Halten Ihres Wunschgewichts

Die Diät zum Erhalt Ihres Gewichts basiert auf der 2-Tage-Diät, aber anstatt zweier eingeschränkter Tage pro Woche essen Sie jetzt nur noch an einem Tag eingeschränkt. Den Rest der Woche (die anderen sechs Tage) empfehlen wir Ihnen die gesunde mediterrane Ernährung, die Sie auch bei der 2-Tage-Diät gegessen haben (siehe Seite 91). Wie bei der 2-Tage-Diät brauchen Sie an dem eingeschränkten Tag keine Kalorien zu zählen oder Essen zu wiegen. Aber achten Sie wie vorher darauf, dass Sie innerhalb der empfohlenen Mengen bleiben.

Auch jetzt ist es wieder wichtig, dass Sie an Ihrem eingeschränkten Tag das Minimum der empfohlenen Portionen an Protein, Obst, Gemüse und Milchprodukten zu sich nehmen und die Empfehlungen für die maximalen Mengen nicht überschreiten. An den sechs nicht eingeschränkten Tagen der Ein-Tages-Diät müssen Sie dafür sorgen, dass Sie genügend Protein, Obst und Gemüse essen, aber im Rahmen der Maximalmenge bleiben. Überprüfen Sie Ihr Essverhalten immer wieder anhand der Tabelle im Anhang D (siehe Seiten 372 bis 380), in der die Anzahl der Portionen angegeben ist, die Sie an diesen Tagen zur Beibehaltung Ihres neuen Gewichts essen können. Die dort gegebenen Ernährungsempfehlungen sind daran orientiert, dass Sie nun erheblich weniger wiegen und daher Ihr Energiebedarf niedriger ist, als er es vor dem Beginn der 2-Tage-Diät war.

Sie erinnern sich vielleicht, dass Ihr niedrigeres Gewicht nach den zwei eingeschränkten Tagen der 2-Tage-Diät teilweise auf den Verlust von Wasser zurückzuführen war. Auch jetzt werden Sie nach Ihrem einen eingeschränkten Tag Wasser verlieren. Wiegen Sie sich deswegen vor dem eingeschränkten Tag und nicht an diesem Tag selbst oder direkt danach.

Die Einstellung der neuen Situation anpassen

Neben dem Befolgen eines anderen Ernährungsplans müssen Sie Ihre mentale Herangehensweise so verändern, dass Sie die verlorenen Pfunde nie wieder zunehmen.

Man kann fast sagen, dass der Beginn einer neuen Diät der leichteste Teil des Abnehmens ist. Denn jede Diät ist ein Neuanfang. Sie sind voller Hoffnung für die Zukunft und haben glücklicherweise die Unterstützung und Ermutigung der Menschen um Sie herum, die mit Ihnen wollen, dass Sie erfolgreich sind. Wenn Sie Erfolg haben und nach und nach abnehmen, werden Ihre Bemühungen ständig durch die Komplimente belohnt, die Sie für Ihr gutes Aussehen bekommen.

Das Beibehalten des Gewichts dagegen ist eine völlig andere Situation. Sie haben nicht mehr die Motivation einer neuen Herausforderung, niemand bewundert Sie mehr und gratuliert Ihnen, weil Sie Ihr Gewicht halten (obwohl die anderen das tun sollten, denn es ist eine genauso großartige Leistung!). Ihre Herausforderung besteht jetzt darin, die Kontrolle über Ihr Gewicht zu einem Lebensstil zu machen, indem Sie sich die Erfahrungen während der erfolgreich durchgeführten 2-Tage-Diät zunutze machen.

Die Zeiten, in denen ich mich nicht daran gehalten habe, waren besonders anstrengende Arbeitsphasen, in denen ich von einer Besprechung zur anderen hetzte. Es ist schwierig, sein eigenes Leben zu gestalten, wenn man nehmen muss, was einem gerade geboten wird – für diese Zeiten musste ich besonders planen.
Theresa, 43 Jahre

Wichtige Tipps, um nicht wieder zuzunehmen

1. Kontrollieren Sie sich selbst

Damit Sie die verlorenen Pfunde nicht wieder zunehmen, ist es äußerst wichtig, dass Sie sehr genau auf Ihr Gewicht achten. Wenn Sie merken, dass Sie dabei sind, wieder zuzunehmen, können Sie schnell reagieren und diese negative Tendenz rechtzeitig umkehren. Wiegen Sie sich wöchentlich, so wie Sie es während der 2-Tage-Diät gemacht haben. Achten Sie bewusst darauf, wie Ihre Kleidung sitzt – wenn etwas enger wird, ist das ein Hinweis darauf, dass Sie dabei sind zuzunehmen. Lassen Sie sich nicht zum »Schummeln« verführen, indem Sie nur locker sitzende Kleidung wie Jogginghosen oder Leggings tragen, denn dann werden Sie eine Veränderung wahrscheinlich gar nicht bemerken. Ein guter Indikator für Ihr Gewicht ist, wenn Ihre normale Kleidung bequem sitzt. Wenn Sie merken, dass Ihnen etwas zu eng wird, wiegen Sie sich. Eine Gewichtsschwankung zwischen 1 und 2 kg ist normal. Wenn Sie mehr als 2 kg oder 3 % Ihres Gesamtgewichts zugenommen haben, ist das eine schrillende Alarmglocke, auf die Sie unbedingt hören sollten. Sie sagt Ihnen, dass Sie wahrscheinlich Ihren Ernährungsplan und Ihr Bewegungsprogramm vernachlässigt haben und sich wieder daran halten müssen.

2. Bleiben Sie motiviert

Machen Sie sich die Ziele bewusst, die Sie ursprünglich bewogen haben, die Diät zu beginnen. Führen Sie sich vor Augen, was Sie erreicht haben. Zu Beginn der 2-Tage-Diät haben Sie sich Ziele gesetzt, die Sie nun erreicht haben. Es ist eine große Hilfe, wenn Sie sich jetzt wieder klare Ziele setzen, um Ihr neues Gewicht zu halten und nicht wieder zuzunehmen. Zum Beispiel könnten Sie sich vorstellen, wie Sie auf einer bevorstehenden Hochzeit, einer Party oder einem Geburtstag mit Ihrer neuen schlanken Gestalt in einem hübschen Kleid oder einem lässigen Anzug erscheinen.

Wir haben bereits die »Vorher«- und »Nachher«-Bilder zur Motivation für die 2-Tage-Diät empfohlen. Sie können diese Bilder wieder einsetzen, um sich daran zu erinnern, was Sie mit all Ihren Bemühungen geschafft haben. Diese Bilder können als Motivation dienen, nicht wieder zuzunehmen. Auch Kleidung, in die Sie jetzt hineinpassen und die Sie vor dem Beginn Ihrer Diät nicht tragen konnten, ist eine positive Erinnerung daran, wie weit Sie schon gekommen sind.

Belohnungen für das Erreichen Ihres Ziels – und dafür, dass Sie Ihren Ernährungs- und Bewegungsplan befolgen – sind für die Erhaltung Ihres neuen Gewichts sogar noch wichtiger als für das Durchführen der Diät selbst; denn jetzt haben Sie nicht mehr die unmittelbare Freude über die Pfunde, die Sie nach und nach purzeln sehen. Überlegen Sie sich eine Belohnung für das Ende jedes Monats, den Sie es geschafft haben, nicht wieder zuzunehmen. Wenn man bedenkt, welche Herausforderung es darstellt, sein Gewicht zu halten, sollte man sich dafür vielleicht sogar noch mehr belohnen als für das Abnehmen.

3. Sorgen Sie für Unterstützung

Neben der Methode sich selbst zu belohnen, gibt es kaum etwas Motivierendes als positive Kommentare und Unterstützung von den Menschen in Ihrer Umgebung. Doch diese erhalten Sie nicht immer automatisch, zögern Sie also nicht, Ihre Lieben um deren Hilfe zu bitten. Bitten Sie diejenigen, die Sie beim Abnehmen unterstützt haben, Sie weiterhin zu ermutigen, während Sie daran arbeiten, Ihr Gewicht zu halten. Erklären Sie ihnen, dass dies für Sie eine wichtige Zeit mit ihren eigenen Herausforderungen ist. Sagen Sie ihnen, dass Sie ihre Unterstützung sowohl für das Befolgen des einen eingeschränkten Tages in der Woche als auch für das Beibehalten der mediterranen Ernährung an den anderen sechs Wochentagen brauchen. Auch die Einhaltung Ihres Bewegungsprogramms wird durch ermutigenden Zuspruch von außen gefördert. Menschen zu haben, die Ihre Leistungen beim Erhalt Ihres Gewichts anerkennen, ist jetzt ganz genauso wichtig, wie es deren Unterstützung in der Zeit des Abnehmens war.

4. Seien Sie vorbereitet

Während Ihrer 2-Tage-Diät sind Ihnen vielleicht riskante Zeiten bewusst geworden, in denen Sie sich leicht von Ihren guten Absichten in Bezug auf Ernährung und Bewegung ablenken lassen. Dies war Thema in den Kapiteln 2 und 5 (Seiten 45 und 118). Sie sollten sich jetzt Ihre Strategien noch einmal vergegenwärtigen, mit deren Hilfe Sie in Zeiten der Versuchung widerstanden oder besonders schwierige Phasen gemeistert haben. Besinnen Sie sich darauf, wie Sie Stress ohne die Hinwendung zu Trostessen bewältigen können. Planen Sie für gesellschaftliche Ereignisse im Voraus.

Tipp
Vielleicht wollen Sie sich in bestimmten Situationen eine größere Menge Essen erlauben, als Ihr Plan Ihnen empfiehlt, und dies dann ausgleichen, indem Sie vorher und nachher weniger essen.

Wenn Sie das Gefühl haben, sich gegen Ihren Willen nicht an Ihren neuen Lebensstil gehalten zu haben, geben Sie auf keinen Fall auf; lernen Sie stattdessen aus dieser Situation, damit Sie das nächste Mal besser damit umgehen können.

Bestimmte Ereignisse im Leben können zu längeren Phasen führen, in denen es besonders schwierig ist, den Plan zur Gewichtserhaltung zu befolgen. Dazu gehören zum Beispiel

- Zeiten, in denen Sie besonders viel arbeiten und oft noch abends lange im Büro sitzen,
- Renovierungen oder Umbauten in der Wohnung, weshalb Sie Ihre Küche nicht benutzen können,
- Tage, an denen Sie auswärts arbeiten und in Hotels schlafen und essen.

Solche Phasen stehen gesundem Essen und dem Einhalten Ihres Bewegungsprogramms entgegen. Das Gute ist, dass man von diesen Ereignissen meist im Voraus weiß und sich mit einer guten Planung darauf einstellen kann.

Wenn ich einmal von meinen Vorsätzen abweiche, versuche ich, sie gleich darauf wieder einzuhalten. Manchmal lasse ich dann etwas anderes weg, um meinen »Fehltritt« auszugleichen.
Heather, 57 Jahre

Fallstudie: Annabell
Annabells Geschichte zeigt, was man erreichen kann. Als sie mit 35 Jahren mit unserer 2-Tage-Diät begann, hatte sie einen BMI von

38 und wog fast 92 kg. Nachdem sie 15 Monate unsere 2-Tage-Diät durchgeführt hatte, war sie fast 22 kg leichter. Nach fünf Jahren hat sie noch immer ihr neues Gewicht von 70 kg.

»Ich habe früher schon Niedrigkalorien-Diäten versucht. Ich habe auch versucht, einfach weniger zu essen, aber obwohl ich immer ein paar Pfund abgenommen habe, wurden mir meine Einschränkungen nach kurzer Zeit zu mühselig und ich hörte wieder damit auf. Bei der 2-Tage-Diät schaffte ich es dabeizubleiben, weil sie so strukturiert ist. Ich fand es einfach, mich an die zwei eingeschränkten Tage zu halten, weil die Regeln so klar waren. Als ich dann mein Zielgewicht erreicht hatte, machte ich mit der 1-Tages-Diät weiter. Heute wiege ich mich einmal in der Woche, aber ich merke auch an meiner Kleidung, wenn ich zunehme. Oft mache ich einen eingeschränkten Tag, um die Kontrolle zu behalten, aber in meinen Ferien nehme ich meist bis zu 2 kg zu. Wenn ich dann wieder zu Hause bin, lege ich einfach eine Zeit lang zwei eingeschränkte Tage ein, und schon habe ich die Pfunde wieder runter. Diese Art zu essen ist für mich zum Lebensstil geworden. Ich bekomme immer noch positives Feedback von meiner Familie und meinen Freunden. Bevor ich mit der 2-Tage-Diät anfing, geriet ich immer außer Atem, wenn ich Treppen stieg; jetzt mache ich regelmäßig 90-minütige, stramme Spaziergänge, spiele Badminton und gehe zum Zumba. Ich habe mich verändert: Ich bin selbstbewusster und glücklicher geworden, ich kann zum ersten Mal nach Jahren wieder Röcke tragen und ich habe viel mehr Energie, um mit meiner Tochter etwas zu unternehmen.«

5. Achten Sie auf die Größe Ihrer Portionen

Als unsere 2-Tage-Diäthaltenden ihre Diät beendet hatten, besaßen die meisten von ihnen eine sehr viel realistischere Vorstellung von der Größe gesunder Essensportionen. Aber es bleibt weiter wichtig, bewusst darauf zu achten, dass die Portionen nicht wieder anwachsen. Sie brauchen nicht zwanghaft Ihr Essen wiegen. Doch die Portionen werden erstaunlich schnell wieder größer, ohne dass man es richtig merkt. Es kann helfen, wenn Sie die einfachen Haushaltsgeräte verwenden, die uns als Maßstab für Ihre erlaubten Portionen dienten. Schütten Sie zum Beispiel Frühstücksflocken, Reis oder Pasta nicht aus der Schachtel aus, sondern benutzen Sie einen Löffel oder eine kleine Tasse (keinen großen Kaffeebecher!). Auch die Verwendung kleinerer Teller und Schälchen und eines kleinen anstatt eines großen Löffels können helfen. Rechnen Sie am Ende des Tages die Anzahl Ihrer Essensportionen zusammen und vergleichen Sie sie mit den empfohlenen Mengen.

6. Sind Sie aktiv genug?

Wenn Sie die Phase erreicht haben, in der es darum geht, nicht wieder zuzunehmen, sollten Sie ein Bewegungsprogramm von möglichst 300 Minuten mäßiger oder 150 Minuten anstrengender Aktivität erreicht haben (siehe Kapitel 6). Auch in dieser Beziehung kann man leicht wieder nachlässig werden. Achten Sie also darauf, weiterhin gleich aktiv zu bleiben. Es gibt viele Belege, dass Diäthaltende, die nicht wieder zunehmen, neben ihrem Gewicht auch ihr Aktivitätsniveau im Auge behalten. Am besten notieren Sie jeden Abend kurz, wie aktiv Sie waren. Schreiben Sie es in ein Bewegungstagebuch oder verwenden Sie eine Online-Tabelle. Vergessen Sie nicht, dass Sie mit Ihrem abnehmenden Gewicht fitter werden und Sport Ihnen leichter fällt. Das ist großartig, heißt aber auch, dass Sie bei aktiven Bewegungen nicht mehr so viele Kalorien verbrauchen wie anfangs. Deswegen müssen Sie sich mit dem Fortschritt Ihrer Gewichtsabnahme sportlich stärker fordern.

Wenn ich zum Essen ausgehe, nehme ich einfach kleinere Portionen, um mich an die Diätregeln zu halten, weil ich nie genau weiß, wie das Essen zubereitet wurde.
Alicia, 47 Jahre

7. Abwechslung tut gut

Manche lieben zwar die Routine, doch wenn Ihnen Ihr Essen und Ihr Bewegungsprogramm trotzdem langweilig werden, ist es an der Zeit, etwas zu verändern. Experimentieren Sie mit ein paar anderen Rezepten (siehe Kapitel 9 und 10), anstatt immer wieder Ihre gleichen vier oder fünf Lieblingsgerichte zuzubereiten. Steuern Sie andere Bewegungsziele an, versuchen Sie eine neue Sportart. Fügen Sie Ihrer wöchentlichen Routine noch eine ganz andere Bewegungsaktivität hinzu oder stellen Sie sich einer ganz neuen Herausforderung, wie zum Beispiel einem Halbmarathon oder einer organisierten Fahrradfahrt.

Fallstudie: Jane

Jane hat schon immer mit ihrem Übergewicht gekämpft. Sie nahm vorher sogar an drei Studien zum Abnehmen am Genesis Prevention Centre teil. Obwohl sie sehr erfolgreich war und jedes Mal 12 bis 19 kg abnahm, waren innerhalb von fünf Monaten nach Erreichen ihres Zielgewichts die Pfunde wieder da – und manchmal auch noch mehr. Doch die 2-Tage-Diät wurde zu Janes Erfolgsgeschichte: Am Beginn der Diät wog sie etwas über 111 kg. Sie schaffte es, innerhalb von sieben Monaten 19 kg abzunehmen. Noch eindrucksvoller: Zweieinhalb Jahre danach hat sie die verlorenen Pfunde nicht wieder zugenommen und ist selbst ganz begeistert von ihrem Erfolg.

»Ich mochte die 2-Tage-Diät von Anfang an, weil ich es problemlos schaffte, an den zwei eingeschränkten Tagen wirklich streng mit mir selbst zu sein; obwohl ich an den anderen fünf Tagen der Woche sehr vorsichtig mit meiner Ernährung war, hatte ich in dieser Zeit nicht das Gefühl, auf Diät zu sein. Es war einfach ganz anders. Anfangs habe ich eine Menge abgenommen, aber nach und nach wurde es weniger. Doch dann bin ich in ein Fitnessstudio gegangen, das gab mir neuen Auftrieb.

Wenn ich mich in der Phase des Gewichtserhalts gehen ließ und meinen eingeschränkten Tag nicht machte, habe ich sofort gemerkt, wie die Pfunde wiederkamen. Daher weiß ich jetzt, dass ich diese kurzzeitigen Einschränkungen zu meinem Lebensstil machen muss, wenn ich mein Gewicht halten will. Aber weil es nur ab und zu ein Tag ist, fällt mir das leicht – jeder kann an einem Tag in der Woche »gut« sein! Der Diättag beeinträchtigt mein Leben nicht wirklich, und ich kann den Tag an verschiedene Ereignisse anpassen, zum Beispiel an Feiertage oder Weihnachten. Die einzigen Zeiten, in denen mir mein neuer Lebensstil schwerfällt, sind Zeiten, in denen ich mich unglücklich fühle – dann bekomme ich Heißhunger auf Trostessen. Die Antwort darauf ist wohl, immer glücklich zu sein!«

8. Holen Sie sich die Unterstützung Gleichgesinnter

Es kann ungeheuer hilfreich sein, regelmäßig Kontakt zu anderen zu haben, die sich ebenfalls bemühen, ihre abgenommenen Pfunde nicht wieder zuzunehmen. Um dabei Unterstützung zu bekommen, können Sie beispielsweise in Internetforen oder Newsgroups auf Gleichgesinnte stoßen, die in der gleichen Situation wie Sie sind.

Was passiert, wenn ich doch wieder zunehme?

Wenn Sie das Gefühl haben wieder zuzunehmen, behalten Sie Ihr Gewicht genau im Auge – eine Schwankung von 1 bis 2 kg ist normal. Stellen Sie jedoch fest, dass Sie drei bis vier Wochen lang mehr und mehr zunehmen, sollten Sie sofort etwas dagegen unternehmen. Ein paar Extrapfunde wieder loszuwerden ist relativ leicht, haben Sie aber erst einmal 3 kg oder mehr zugenommen, wird es sehr viel schwerer. Wenn Sie also tatsächlich nur ein paar Pfund zugenommen haben und diese wieder loswerden wollen, überprüfen und korrigieren Sie Ihre Ernährung in den nächsten Wochen und steigern Sie Ihr Bewegungsprogramm. Haben Sie mehr als ein paar Pfund zugenommen, kehren Sie für einige Wochen zu der 2-Tage-Diät zurück, bis Sie wieder Ihr Zielgewicht erreicht haben. Schließen Sie dann die Ein-Tages-Diät an.

Haben Sie Ihr Ziel erreicht oder stecken Sie davor fest?

Wenn Sie Ihr Wunschgewicht erreicht haben oder glücklich mit dem sind, was Sie abgenommen haben, dann befolgen Sie nun die 1-Tages-Diät. Haben Sie jedoch das Gefühl, dass es nicht weitergeht und Sie bei einem bestimmten Gewicht feststecken und lesen gerade dieses Kapitel, weil Sie am liebsten aufgeben würden, dann rufen wir Ihnen eindringlich zu: Geben Sie nicht auf! Auch wenn sich das Tempo des Gewichtsverlusts erwartungsgemäß über sechs bis acht Monate verlangsamt, sollte Ihr Gewicht doch nach und nach drei Jahre lang weniger werden. Dann erst erreicht es eine Stufe, auf der es bleibt. Man verliert etwa die Hälfte seines Übergewichts im ersten Jahr der Diät und die zweite Hälfte im Verlauf der folgenden zwei Jahre.[3]

Sollte der Zeiger Ihrer Waage sich über eine längere Zeit nicht mehr nach unten bewegen, dann ist es Zeit, dass Sie zu den anfänglichen Grundsätzen zurückkehren. Das Absinken Ihrer Stoffwechselrate ist ein wichtiger Faktor, der Ihren Gewichtsverlust verlangsamt, aber deswegen sollte er nicht völlig stagnieren. Meist ist der Hauptgrund für das Festhängen bei einem bestimmten Gewicht – verständlicherweise –, dass die Diäthaltenden mit der Zeit ihren Ernährungs- und Bewegungsplan weniger strikt durchführen, ohne sich dessen bewusst zu sein. Vielleicht haben Sie es mit Ihrer Ernährung und Bewegung schon seit ein paar Wochen nicht mehr so genau genommen, waren aber der Meinung, dass das in Ordnung ist, weil Sie weiter abgenommen haben – bis Ihr Gewicht schließlich stagnierte. Überprüfen Sie, ob Sie sich wirklich genauso sorgfältig an Ihren Ernährungs- und Bewegungsplan halten wie in der ersten Woche Ihrer 2-Tage-Diät. Wenn Sie diese Programme nicht ganz genau befolgen, so wie Sie es am Anfang der Diät taten, dann lesen Sie noch einmal die entsprechenden Kapitel (siehe Seiten 63 und 145) und rufen Sie sich die Regeln in Erinnerung.

Tipp
Um wieder ins richtige Gleis zu kommen, kann das Führen eines Ernährungs- und Bewegungstagebuchs hilfreich sein. Protokollieren Sie dort genau, was Sie essen und wie viel und wie energisch Sie sich bewegen.

Fallstudie: Linda
Linda, 31 Jahre, hatte mit Mitte zwanzig angefangen zuzunehmen. Sie wog 71,5 kg, als sie mit der 2-Tage-Diät begann. »Ich war immer aktiv gewesen und hatte ein gesundes Gewicht, aber eine Kombination aus Universitätsleben und einer großen Liebe zu Schokoladen-Muffins führte dazu, dass aus meiner Kleidergröße 38 eine 42 wurde und mein Gewicht von 62 kg auf nicht mehr so gesunde 76 kg emporschoss. In den nächsten Jahren nahm ich wieder ein bisschen ab, aber ich wog immer noch ungefähr 68 kg. Auch wenn ich mich relativ gesund ernährte, waren meine Portionsgrößen außer Kontrolle geraten, und ich machte keinen Sport mehr. In einem Jahr war nach den Weihnachtsfeiertagen mein Gewicht auf 71,2 kg angestiegen. Bei meiner Mutter hatte sich eine schwere Diabetes entwickelt und mir wurde klar, dass ich etwas gegen mein Übergewicht tun musste, weil ich mich sonst selbst krank machen würde.
Ich fing an, mehr Sport zu treiben, aber meist hatte ich danach großen Hunger. Ich nahm nur ganz langsam ab, wahrscheinlich, weil ich mich überaß. Zu der 2-Tage-Diät entschloss ich mich dann, weil mir der Wille fehlt, an allen sieben Wochentagen eine Diät zu machen. Da ich Vegetarierin bin, achtete ich an den Tagen mit den wenigen Kalorien genau darauf, was ich aß, um mich trotzdem ausgewogen zu ernähren.
2012 stand meine Hochzeit bevor, und mit diesem zusätzlichen Anreiz erklärte ich es zu dem Jahr, in dem ich schwimmen oder untergehen würde. Anfangs fand ich die Diät ziemlich hart, und am

zweiten Tag der zwei eingeschränkten Tage hatte ich Hunger. Aber nach diesen zwei Tagen fühlte ich mich leichter und irgendwie innerlich ›reiner‹. Nach ein paar Wochen hatte ich keine Hungergefühle mehr. Doch am meisten gefiel mir an der 2-Tage-Diät, dass ich mir aussuchen konnte, wann innerhalb der Woche ich die zwei Diättage machen wollte. Wenn wir vorhatten, zum Essen auszugehen, legte ich die Tage so, dass ich mich an diesem Abend nicht einschränken musste. Für mich war ungeheuer wichtig, dass ich nicht das Gefühl hatte, etwas zu verpassen. Dass die Essenseinschränkung auf zwei Tage begrenzt war, bedeutete auch, dass ich an den anderen Tagen die Energie für meinen Sport hatte, den ich wahrscheinlich aufgegeben hätte, wenn ich mein Essen an jedem Tag der Woche hätte einschränken müssen.

Nach und nach habe ich abgenommen, nicht allzu schnell, aber dafür habe ich keins der abgenommenen Pfunde wieder zugenommen. Es dauert ein paar Wochen, bis man sich an die Diät gewöhnt hat. Doch je länger man dabeibleibt, desto leichter fällt sie einem. Und endlich weiß ich wieder, was eine normale Portion ist. Aber das Beste von allem – bei meiner Hochzeit trug ich wieder Größe 38!«

Zusammenfassung

- Gratulieren Sie sich selbst zu Ihrem großartigen Erfolg! Sie haben das Gewicht erreicht, das Sie sich als Ziel gesetzt haben. Sie haben gleichzeitig für immer gesundheitliche Vorteile gewonnen und sind zu positiven Essgewohnheiten zurückgekehrt.
- Weil Sie jetzt weniger wiegen, braucht Ihr Körper weniger Kalorien, um zu funktionieren. Die 1-Tages-Diät zum Gewichthalten sorgt dafür, dass Sie die abgespeckten Pfunde nicht wieder zunehmen.
- Bei der 1-Tages-Diät schränken Sie an einem Tag der Woche Ihre Nahrung ein, essen die sechs übrigen Tage eine nicht eingeschränkte gesunde mediterrane Kost und halten Ihr Ak-

tivitätsniveau aufrecht (300 Minuten pro Woche). Auf dieser
Grundlage bleibt Ihr neues Gewicht stabil.

- Für das Halten Ihres neuen Gewichts sind folgende Empfehlungen besonders wichtig: Überprüfen Sie regelmäßig Ihr Gewicht und die Portionsgröße Ihrer Mahlzeiten, bleiben Sie aktiv, setzen Sie sich ein neues Ziel, belohnen Sie sich regelmäßig
bei Teilerfolgen und sorgen Sie für die Unterstützung, die Sie
brauchen.

- Wenn Ihr Gewicht stagniert, Sie aber mehr abnehmen möch-
ten, führen Sie sich erneut die Grundlagen der 2-Tage-Diät vor
Augen (siehe Seite 63). Wiederholen Sie die Schritte der 2-Tage-
Diät, bis Sie Ihr Ziel erreicht haben.

8. Essensplaner

In diesem Kapitel haben wir Ihnen Vorschläge für Mahlzeiten zusammengestellt, die Ihnen bei der Gestaltung der 2-Tage-Diät helfen sollen, bis das 2-Tage-Muster eingeschränkten Essens sich etabliert hat. Dabei haben wir für die zwei eingeschränkten Tage immer Montag und Dienstag gewählt, weil viele unserer Diäthaltenden sich für diese Tage entschieden haben. Sie können aber natürlich die Tage beliebig tauschen, wenn Ihnen eine andere Abfolge besser passt. Es könnte hilfreich sein, wenn Sie sich mit Ihren Diättagen so oft wie möglich an die zwei gleichen aufeinanderfolgenden Wochentage halten, weil dies dann im Laufe der Zeit zur Gewohnheit wird. Das Schöne an der 2-Tage-Diät ist ja gerade, dass Sie Ihre eingeschränkten Tage jederzeit tauschen können, damit sie zu Ihrer Wochenplanung passen.

Unsere Essensplaner enthalten einen 4-Wochen-Plan für Nicht-Vegetarier und einen für Vegetarier mit jeweils vielen Rezepten für einfach zuzubereitende Mahlzeiten und schnellen, gesunden Gerichten. Wenn Sie am Ende der vierten Woche angelangt sind, können Sie wieder von vorn anfangen und vielleicht ein paar der anderen Rezepte aus den Kapiteln 9 und 10 aufnehmen.

Verwenden Sie die Planer ganz nach Ihrem Belieben. Manchen Diäthaltenden hilft es, wenn sie sich genau an die vorgeschlagenen Pläne halten, weil sie dann eher dabeibleiben, vor allem zu Beginn der 2-Tage-Diät. Für diejenigen, die sich mehr Flexibilität wünschen, bieten die Essensplaner einen guten Ausgangspunkt, um die darin enthaltenen Ideen nach ihren eigenen Wünschen zu kombinieren. Getränke haben wir in diese Pläne nicht aufgenommen, aber Sie sollten auf jeden Fall zwei Liter am Tag trinken. Jeder Tag enthält zwei Portionen Milchprodukte, wobei wir davon ausgegangen sind, dass eine weitere Portion Milchprodukte im Laufe des Tages in Form von Milch in Getränken hinzukommt.

Woche 1

Mahlzeit	Montag	Dienstag	Mittwoch	Donnerstag	Freitag	Samstag	Sonntag
Frühstück	Gegrillter Frühstücksspeck und Flaschentomaten Kaffee mit Milch	Rezept: Eier auf Spinatbett	Rezept: Haferbrei mit getrockneten Früchten	Weizen- oder Hafer-Frühstückskekse mit Milch	Kleie-Frühstücksflocken und Milch	Vollkorn-Toast, Olivenöl-Aufstrich und zuckerarme Marmelade	Rezept: Klassisches Müsli
Vormittags-Snack							Handvoll Paranüsse
Mittagessen	Rezept: Blumenkohlsuppe	Rohes Gemüse mit fettarmem Hummus und fettarmem Frischkäse	Rezept: Thunfisch-Bohnen-Salat Joghurt	Rezept: Warmer Rote-Bete-Salat mit Feta, serviert mit neuen Kartoffeln	Rezept: Linsensuppe mit Spinat und einem Hauch Zitrone, serviert mit einem Hühnersalat-Sandwich auf Vollkornbrot mit fettarmer Mayonnaise	Vollkorn-Kräcker mit fettarmem Käse zu gemischtem Salat mit Lachs, Limabohnen und Olivenöl-Dressing	Roggen-Toast mit fettarmem Aufstrich und gebackenen Bohnen
Nachmittags-Snack	Scheibe Melone	Handvoll Pistazienkerne	Apfel	Handvoll gemischte, ungesalzene Nüsse		Apfel	Glas Gemüsesaft
Abendessen	Rezept: Gefüllte Ofen-Makrele, serviert mit einer großen Portion gedämpftem Broccoli	Rezept: Huhn- oder Putenpfanne mit Zuckerschoten und Schnittbohnen Erdbeeren und Joghurt	Rezept: Gebackene Hähnchenbrust mit Rosmarin, serviert mit Bulgur und drei Portionen gedünstetem Gemüse	Rezept: Rindfleischbällchen in Soße mit Vollkorn-Spaghetti, serviert mit einem großen gemischten Salat Rezept: Pflaumencreme	Gegrillte Sardinen mit neuen Kartoffeln und zwei Portionen gedünstetem Gemüse Rezept: Mit Mandeln gefüllte Nektarinen aus dem Backofen	Rezept: Fajitas mit Hühnerfleisch, serviert mit einem großen gemischten Salat Rezept: Joghurt-Eiscreme mit Himbeeren	Rezept: Auberginen-Curry mit Kichererbsen, Reis und einer Mango-Raita
Abend-Snack	Handvoll Mandeln		Oliven		Rohes Gemüse mit einer Tomaten-Salsa		Clementine, kleines Glas Milch

Woche 2

Mahlzeit	Montag	Dienstag	Mittwoch	Donnerstag	Freitag	Samstag	Sonntag
Frühstück	Halbe Grapefruit Rezept: Würziges Rührei	Rezept: Smoothie mit Papaya und gelbem Leinsamen	Kleie-Frühstücks-flocken und Milch	Vollkorn-Toast mit Erdnussbutter	Weizen- oder Hafer-flocken mit Milch	Bückling mit Vollkorn-Toast und Aufstrich	Rezept: Haferbrei mit getrockneten Früchten
Vormittags-Snack			Weintrauben		Magerer Frischkäse		Birne
Mittagessen	Rezept: Würziger Räucherlachs-Salat mit Avocado	Rezept: Chinesische Gemüsesuppe mit Tofu	Rezept: Cremige Pilz-suppe, serviert mit einem Vollkornbröt-chen mit fettarmem Aufstrich, Schinken und Salat Joghurt	Rezept: Weißer-Boh-nen-Salat mit hart gekochten Eiern, ser-viert mit Vollkorn-Krä-ckern und fettarmem Frischkäse	Vollkorn-Toast mit fettarmem Aufstrich und eine Dose Sardi-nen in Tomatensoße Glas Gemüsesaft	Rezept: Griechischer Bauernsalat, serviert mit Vollkornbrot	Rezept: Zucchini-suppe mit Basilikum und Tomaten-Salsa und ein Vollkornbröt-chen mit Hühner-fleisch und Salat
Nachmittags-Snack	Stück Edamer	Handvoll Paranüsse	Zwei Satsumas		Kleiner Apfel	Handvoll ungesalzene gemischte Nüsse	
Abendessen	Rezept: Scharfe Hähn-chenkeulen mit Crudi-tés und Harissa-Dip	Rezept: Weißer Fisch mit würziger Kresse-soße, serviert mit zwei Portionen gedämpf-tem Gemüse	Rezept: Garnelen mit Bohnen, Tomaten und Thymian, serviert mit Naturreis und gemischtem grünen Salat	Oliven Rezept: Marinierte Lamm-Kebabs mit roten Zwiebeln und einer Joghurt-Pfeffer-minz-Soße, serviert mit neuen Kartoffeln und einem großen gemischten Salat oder drei Portionen ge-dünstetem Gemüse Rezept: Aprikosen-Apfel-Obstsalat	Rezept: Zucchini-Frittata, serviert mit Backkartoffeln und einem großen Salat mit gemischten Salat-bohnen Rezept: Joghurt-Eis-creme mit Himbeeren	Rezept: Tajine mit Hühnerfleisch, Möh-ren und Kichererbsen, serviert mit Couscous Obst und Joghurt	Rezept: Gebackenes Gemüse mit gegrill-tem Halloumi, serviert mit Kartoffelschnitzen und grünem Salat
Abend-Snack	Handvoll Pistazien	Cherrytomaten	Handvoll ungesalzene Erdnüsse				Joghurt

Woche 3

Mahlzeit	Montag	Dienstag	Mittwoch	Donnerstag	Freitag	Samstag	Sonntag
Frühstück	Rezept: Eier auf Spinatbett	Gegrillter Frühstücksspeck und Tomaten mit in Olivenöl gebratenen Champignons Kaffee mit Milch	Kleie-Frühstücksflocken mit gemischten Samenkörnern und Milch	Rührei und Flaschentomaten aus der Dose auf Roggen-Toast Glas Milch	Obst und Kleie-Müsli mit Milch	Vollkorn-Toast und Olivenaufstrich mit in Olivenöl gebratenen Champignons, gegrillten Tomaten und einem pochierten Ei	Kleie-Müsli mit gehackten gemischten Nüssen und Milch
Vormittags-Snack				Birne		Pflaumen	
Mittagessen	Rezept: Hühnersuppe Handvoll ungesalzener gemischter Nüsse	Thunfischsalat (Thunfisch aus der Dose) mit Olivenöldressing	Rezept: Rote-Paprika-Suppe, serviert mit Vollkornbrot und fettarmem Hummus Mandarine	Vollkornbrot-Sandwich mit Lachs aus der Dose und Gurke Joghurt	Rezept: Tabouleh mit fettarmem Hummus	Ofenkartoffel, gebackene Bohnen und geriebener fettarmer Cheddar	Rezept: Zweierlei Kartoffelsalat (die Variante mit geräuchertem Lachs) Erdbeeren und Joghurt
Nachmittags-Snack	Sommerbeeren-Smoothie aus tiefgefrorenem gemischtem Beerenobst, Milch, Joghurt und Vanille		Joghurt		Apfel, Handvoll Pistazien	Glas Gemüsesaft	Rezept: Guacamole, serviert mit Möhren-Sticks
Abendessen	Rezept: Lammkoteletts mit kleinen Beilagen	Rezept: Schnelles Blumenkohl-Okra-Curry mit Joghurt-Minze-Raita Erdbeeren	Rezept: Hähnchen-Kasserole mediterrane Art, serviert mit drei Portionen gedünstetem Gemüse und Bulgur Rezept: Schokoladen-Orangen-Mousse	Rezept: Lasagne mit Paprikaschoten, Zucchini und Pilzen, mit Salat serviert	Rezept: Bohnen-Paprika-Chili mit Naturreis Rezept: Brombeer-Apfel-Crumble, serviert mit magerem griechischem Joghurt	Maiskolben Rezept: Pfeffriges Lachsfilet mit Oliven und Tomaten, serviert mit zwei Portionen gedünstetem Gemüse Rezept: Knuspriger Brombeer-Apfel-Crumble	Rezept: Rindfleischpfanne thailändische Art mit Limette, roter Zwiebel und Gurke, serviert mit Vollkornnudeln
Abend-Snack	Stück Bayrischer geräucherter Käse	Handvoll ungesalzene Paranüsse		Weintrauben			Getrocknete Aprikosen

Woche 4

Mahlzeit	Montag	Dienstag	Mittwoch	Donnerstag	Freitag	Samstag	Sonntag
Frühstück	Gegrillter Bückling mit gegrillten Tomaten	Rezept: Griechischer Joghurt mit Brombeeren und mit Zimt gerösteten Cashewnüssen	Rezept: Haferbrei mit getrockneten Früchten	Weizen- oder Haferflockenmüsli mit Milch	Kleie-Frühstücksflocken mit Milch Glas Ananassaft	Vollkorn-Toast mit Erdnussbutter	Rezept: Klassisches Müsli
Vormittags-Snack				Birne		Glas Milch	Aprikose
Mittag	Rezept: Geeistes Gurkensüppchen Stück fettarmer Cheddar und Stück Bayrischer geräucherter Käse	Schinken-Hüttenkäse-Salat Handvoll Walnüsse	Salat mit gegrillter Hähnchenbrust, grünem Salat, Gurke und Tomaten, serviert mit Haferkeksen und fettarmem Frischkäse	Rezept: Cremige Pilzsuppe, serviert mit Roggen-Knäckebrot und fettarmem Hummus Banane	Rezept: Zucchinisuppe mit Basilikum und Tomaten-Salsa Vollkornbrot-Sandwich mit aufgeschnittenem Ei und Salat	Ofenkartoffel mit Thunfisch und fettarmer Mayonnaise, serviert mit einem grünen Salat	Gebackene Bohnen mit Vollkorn-Toast mit geriebenem fettarmem Cheddar
Nachmittags-Snack	Handvoll Pistazien	Gekochtes Ei und Cherrytomaten	Glas Gemüsesaft			Rezept: Tsatsiki mit Gurke	Glas Gemüsesaft
Abendessen	Rezept: Gegrilltes Putensteak mit Knoblauchspinat Scheibe Melone	Rezept: Garnelen-Gemüse-Kebabs	Rezept: Lachs mit Linsen, serviert mit zwei Portionen gedünstetem Gemüse oder einem großen gemischten Salat Rezept: Crêpe mit Honig	Chili aus magerem Hackfleisch mit Kidneybohnen, serviert mit Naturreis, einem Klecks Naturjoghurt und einem Tomaten-Gurke-Salat	Rezept: Gebackene Hähnchenbrust mit Rosmarin, serviert mit in der Schale gekochten Kartoffeln und zwei Portionen gedünstetem Gemüse Obst und magerer Frischkäse	Rezept: Auberginen-Curry mit Kichererbsen, Reis und einer Mango-Raita Rezept: Mit Mandeln gefüllte Nektarinen aus dem Backofen	Rezept: Kleine Kartoffel-Fisch-Küchlein, serviert mit gemischtem Salat
Abend-Snack			2 Satsumas	Handvoll ungesalzene Erdnüsse		Banane	

Woche 1 (vegetarisch)

Mahlzeit	Montag	Dienstag	Mittwoch	Donnerstag	Freitag	Samstag	Sonntag
Frühstück	Pochierte Eier und Flaschentomaten	Rezept: Eier auf Spinatbett	Weizen- oder Haferflockenmüsli mit Milch und getrockneten Früchten	Rezept: Haferbrei mit getrockneten Früchten	Vollkorn-Toast mit Olivenaufstrich mit gegrillten vegetarischen Würstchen, gegrillten Tomaten und in Olivenöl gedünsteten Champignons Glas Orangensaft	Rezept: Klassisches Müsli	Vollkorn-Toast mit Olivenaufstrich und zuckerarmer Marmelade
Vormittags-Snack	Tofustreifen in Gewürzen sautiert		Handvoll Pistazien				
Mittagessen	Rezept: Blumenkohlsuppe	Rohes Gemüse mit fettarmem Hummus und fettarmem Frischkäse	Rezept: Zucchinisuppe mit Basilikum mit Haferkeksen und Hummus	Roggen-Knäckebrot mit fettarmem Frischkäse und einem gemischten Salat mit Salatbohnen und Olivenöl-Dressing	Rezept: Linsensuppe mit Spinat und einem Hauch Zitrone, serviert mit Haferkeksen oder einer Scheibe Vollkornbrot mit Olivenaufstrich	Roggen-Toast mit fettarmem Aufstrich und gebackenen Bohnen oder Rezept: Bostoner gebackene Bohnen	Gekochtes Ei und Salat mit Frühlingszwiebeln und Tomaten und Olivenöl-Dressing
Nachmittags-Snack	Glas Milch	Handvoll ungesalzene gemischte Nüsse	Apfel	Glas Gemüsesaft	Joghurt	Fettarmer Hummus mit Crudités aus Selleriestangen und Gurke	
Abendessen	Rezept: Orientalisches Pfannengemüse mit mariniertem Tofu und Cashewnüssen Gekochter Rhabarber mit Süßstoff nach Geschmack und griechischem Magerjoghurt	Rezept: Italienischer Bohneneintopf Erdbeeren und Joghurt	Rezept: Pasta Arrabiata mit Tofu, serviert mit zwei Portionen gedünstetem Gemüse Joghurt	Rezept: Klassische Frikadellen (vegetarische Alternative) mit neuen Kartoffeln und zwei Portionen gedünstetem Gemüse Rezept: Joghurt-Eiscreme mit Himbeeren	Selbstgemachte Pizza – Vollkorn-Pizzaboden, darauf als Grundlage Tomatenpüree, Olivenöl und Knoblauch, darauf Gemüse (Zwiebeln, Paprikaschoten, Zuckermais, Champignons, Oliven) und Mozzarella. Mit einem großen Salat servieren	Rezept: Warmer Rote-Bete-Salat mit Feta, serviert mit neuen Kartoffeln und aufgeschnittenem gekochtem Ei Satsuma	Rezept: Auberginen-Curry mit Kichererbsen, Reis und einer Mango-Raita Rezept: Pflaumencreme, mit Joghurt serviert
Abend-Snack	Handvoll ungesalzene Erdnüsse	Gekochte Eier	Oliven		Pfirsich	Handvoll Paranüsse	

Woche 2 (vegetarisch)

Mahlzeit	Montag	Dienstag	Mittwoch	Donnerstag	Freitag	Samstag	Sonntag
Frühstück	Halbe Grapefruit Rezept: Würziges Rührei	Rezept: Smoothie mit Papaya und gelbem Leinsamen	Kleie-Frühstücksflocken und Milch	Vollkorn-Toast mit Erdnussbutter	Weizen- oder Haferflockenmüsli mit Milch	Vollkorn-Toast mit pochiertem Ei	Rezept: Haferbrei mit getrockneten Früchten und Honig
Vormittags-Snack	Stück Edamer	Gekochtes Ei			Magerer Frischkäse		Pflaume
Mittagessen	Rezept: Sojabohnen-Salat mit Minze und Feta	Rezept: Chinesische Gemüsesuppe mit Tofu	Rezept: Cremige Pilzsuppe, serviert mit Vollkorn-Kräckern und fettarmem Hummus Handvoll ungesalzene Erdnüsse	Rezept: Weißer Bohnensalat mit hart gekochten Eiern, serviert mit Haferkeksen und fettarmem Quark	Rezept: Zucchinisuppe mit Basilikum und Tomaten-Salsa, serviert mit Haferkeksen und fettarmem Hummus	Rezept: Griechischer Bauernsalat, serviert mit Vollkornbrot	Rezept: Bostoner gebackene Bohnen, serviert mit Ofenkartoffel
Nachmittags-Snack	Handvoll Paranüsse		Birne	Cherrytomaten	Banane		Fettarmer Frischkäse mit Möhren- und Gurken-Sticks
Abendessen	Rezept: Pikant gewürzte Tofu-Spieße mit Chinakohl-Zuckerschoten-Salat	Rezept: Blumenkohl-Champignon-Curry mit Joghurt (fügen Sie Tofu hinzu, wenn Sie mögen)	Rezept: Bohnen-Paprika-Chili, serviert mit grünem Salat Obst und Joghurt	Oliven Rezept: Knackig gefüllte Paprikaschoten mit Rucola und Raita, serviert mit (Rezept) Rotkohl-Salat mit Nüssen und Samen Rezept: Aprikosen-Apfel-Obstsalat	Gebackene Bohnen und Gemüse (Variation: Bohnen mit Garnelen, Tomaten und Thymian), serviert auf Kartoffelpüree	Rezept: Zucchini-Frittata, serviert mit Ofenkartoffel und Salat aus gemischten Salatbohnen Rezept: Brombeer-Apfel-Crumble, serviert mit Frischkäse	Rezept: Orzotto mit Erbsen und Saubohnen
Abend-Snack		Handvoll ungesalzene gemischte Nüsse	Glas Milch			Handvoll Walnüsse	

Woche 3 (vegetarisch)

Mahlzeit	Montag	Dienstag	Mittwoch	Donnerstag	Freitag	Samstag	Sonntag
Frühstück	Rezept: Griechischer Joghurt mit Brombeeren und in Zimt gerösteten Cashewnüssen	Rezept: Eier auf Spinatbett	Obst, Kleie-Müsli und Milch	Rührei und Flaschentomaten aus der Dose auf Roggen-Toast Glas Milch	Vollkorn-Toast mit Olivenaufstrich, dazu in Olivenöl gebratene Pilze und gegrillte Tomaten und ein pochiertes Ei	Kleie-Frühstücksflocken mit gemischten Samenkernen und Milch	Müsli mit Milch
Vormittags-Snack						Bananen-Smoothie aus fettarmer Milch und Naturjoghurt	
Mittagessen	Rezept Blumenkohlsuppe In Gewürzen gebratene Tofu-Streifen mit Sesam	Mozzarella-Tomaten-Salat, auf grünen Salatblättern mit Olivenöl-Dressing	Vollkornbrötchen mit vegetarischem Würstchen, dazu großen Salat	Rezept: Zweierlei Kartoffelsalat (vegetarische Variante) Paprika-Sticks mit fettarmem Hummus	Rezept: Rote-Paprika-Suppe, serviert mit Roggen-Knäckebrot und fettarmem Hummus	Rezept: Weißer Bohnensalat mit hart gekochten Eiern, serviert mit einer Scheibe Vollkornbrot mit fettarmem Aufstrich	Vollkornbrot-Sandwich mit mit fettarmem Hummus und geriebenen Möhren, dazu Salat Erdbeeren und Joghurt
Nachmittags-Snack	Handvoll Mandeln	Glas Gemüsesaft		Kiwi		Apfel	Handvoll ungesalzene gemischte Nüsse
Abendessen	Rezept: Luftiges Omelett mit Frühlingszwiebeln, serviert mit großem gemischtem Salat	Rezept: Orientalische Gemüsepfanne mit mariniertem Tofu und Cashewnüssen Scheibe Melone	Rezept: Bohnen-Paprika-Chili mit Vollkorn-Basmati-Reis oder indischem Fladenbrot aus Vollkorn und fettarmem Naturjoghurt Rezept: Aprikosen-Apfel-Obstsalat	Rezept: Pasta Arrabiata mit Tofu, serviert mit Salat Banane und Joghurt	Maiskolben Rezept: Gebackenes Gemüse mit gegrilltem Halloumi Rezept: Knuspriger Brombeer-Apfel-Crumble, serviert mit Vanillesoße (nach Geschmack mit Süßstoff)	Rezept: Lasagne mit Paprikaschoten, Zucchini und Pilzen, serviert mit einem großen Salat	Rezept: Gebackene Eier auf tunesische Art Rezept: Schokoladen-Orange-Mousse
Abend-Snack	Hüttenkäse mit Crudités	Fettarmer Hummus und Crudités					Pflaume

Woche 4 (vegetarisch)

Mahlzeit	Montag	Dienstag	Mittwoch	Donnerstag	Freitag	Samstag	Sonntag
Frühstück	Gegrillte vegetarische Würstchen und Tomaten	Rezept: Würziges Rührei	Rezept: Haferbrei mit getrockneten Früchten	Weizen- oder Hafermüsli mit Milch	Vollkornbrötchen mit gegrillten vegetarischen Würstchen und Tomaten Glas Milch	Früchte-Kleie-Müsli und Milch Glas Ananassaft	Tomaten-Omelett und Vollkorn-Toast mit fettarmem Aufstrich
Vormittags-Snack	Gekochtes Ei	Aprikosen		Orange		Rezept: Guacamole, serviert mit Crudités	
Mittagessen	Rezept: Geeistes Gurkensüppchen In Gewürzen gebratene Tofustreifen	Rezept: Sojabohnen-Salat mit Minze und Feta	Gebackene Bohnen auf Vollkorn-Toast	Vollkornbrot mit aufgeschnittenem gekochtem Ei und Salat, serviert mit (Rezept) Rotkohlsalat mit Nüssen und Samen	Haferkekse serviert mit Oliven, fettarmem Hummus und Crudités	Pochiertes Ei und Vollkorn-Toast in Streifen	Rezept: Cremige Pilzsuppe, serviert mit Roggen-Knäckebrot mit fettarmem Frischkäse und Gurke
Nachmittags-Snack	Handvoll Pistazien	Handvoll Paranüsse	Cherrytomaten	Banane		Scheibe Melone	Birne
Abendessen	Rezept: Gefüllte Portobello-Pilze Scheibe Melone	Rezept: Pikant gewürzte Tofu-Spieße mit Chinakohl-Zuckerschoten-Salat	Rezept: Knackige gefüllte Paprikaschoten mit Rucola und Raita, serviert mit Tomaten-Salsa Obst und Joghurt	Rezept: Zucchini-Frittata, serviert mit gedünsteten Gemüsen Zitronen-Honig-Frischkäse-Creme	Rezept: Bohnen-Paprika-Chili, serviert mit Vollkornreis Rezept: Mit Mandeln gefüllte Nektarinen aus dem Backofen, serviert mit Joghurt	Rezept: Gebackenes Gemüse mit Halloumi, serviert mit Quinoa Rezept: Crêpe mit Honig	Rezept-Variante: Italienischer Bohneneintopf mit Sojafleisch zu den Tomaten gegeben und einem Belag aus Kartoffelpüree, serviert mit gedünsteten Gemüsen Rezept: Zitronen-Blaubeer-Joghurt-Kuchen
Abend-Snack		Hüttenkäse und Gurken-Sticks		Glas Gemüsesaft			

9. Rezepte für die zwei eingeschränkten Tage

Vorbemerkung

Die meisten Rezepte sind für ein bis zwei Personen. Wenn Sie die Zutaten für mehr Personen berechnen, verändern sich vielleicht auch die Kochzeiten. In einigen Fällen bietet es sich an, mehr Portionen zu kochen – vor allem bei Currys, Suppen und Eintöpfen. Sie können dann einen Teil einfrieren, sodass Sie einen Vorrat gesunder Gerichte haben.

Alle Angaben zu Löffeln beziehen sich, wenn nicht anders angegeben, auf gestrichene Löffel und auf eine Löffel-Standardgröße: Teelöffel = 5 ml, Esslöffel = 15 ml. Schaffen Sie sich im Zweifelsfall einen Messlöffel an.

Herde und Backöfen unterscheiden sich. Deshalb sollten Sie während es Kochens, Bratens oder Backens das Gericht immer wieder überprüfen. Die angegebene Backofentemperatur gilt für die üblichen Elektro- oder Gasherde; bei Umluft-Backöfen können Sie 20 °Celsius von der angegebenen Temperatur abziehen.

Salz und Zucker

Viele Menschen haben eine Vorliebe für stark gesalzene und gesüßte Speisen entwickelt. Jahrelang haben sie industriell zubereitete Nahrung gegessen, die im Allgemeinen stark gesalzen und gesüßt ist, oder haben ihre Mahlzeiten schon automatisch nachgesalzen oder Zucker hinzugefügt.

Tipp
Den Salz- und Zuckerkonsum einzuschränken ist ein wichtiger Teil gesunden Essens. Das geht ganz einfach: Benutzen Sie weniger davon. Sie werden sich schnell daran gewöhnen.

Am Anfang der Salz- und Zuckerentwöhnung kann es vorkommen, dass Ihnen die Mahlzeiten etwas fade oder anders als sonst schmecken. Es gibt verschiedene Möglichkeiten, den Salz- und Zuckerkonsum einzuschränken. Sie können das Salz oder den Zucker von Anfang an stark reduzieren beziehungsweise nach Rezept kochen. Weiterhin können Sie nach und nach, in Schritten von etwa 20 %, die Salz- oder Zuckerzugabe herunterfahren. Bei dieser graduellen Einschränkung schmecken die meisten den Unterschied überhaupt nicht. So oder so wird sich Ihr Geschmackssinn nach zwei bis drei Wochen langsam auf den köstlichen Geschmack der Mahlzeiten eingestellt haben. Unsere Rezepte enthalten viele andere Aromen durch die frischen Zutaten und Gewürze. Deswegen brauchen Sie nur wenig Salz.

Einige Gerichte werden mit Brühe gekocht. Wir empfehlen, den Salzgeschmack mit nicht mehr als 2 g oder einem Viertel eines Brühwürfels pro Portion nachzuempfinden. Natürlich können Sie auch weniger hinzugeben oder salzarme Brühe verwenden. Thunfisch in der Dose, Hülsenfrüchte in der Dose oder im Glas sollten möglichst nur in Wasser und nicht in Salzlake eingelegt sein. Ebenso verwenden Sie besser rohe Garnelen statt gekochter, da die rohen weniger Salz enthalten: 100 g gekochte Garnelen haben meist 1,1 bis 2 g Salz, während rohe Garnelen nur 0,5 g enthalten.

Rezepte für die zwei eingeschränkten Tage

Rezept	Seite
Frühstück	
Griechischer Joghurt mit Brombeeren und in Zimt gerösteten Cashewnüssen (V)	220
Würziges Rührei (V)	221
Räucherlachs-Spinat-Wraps mit Hüttenkäse und Zitrone	222
Eier auf Spinatbett (V)	222
Smoothie mit Papaya und gelbem Leinsamen (V)	223
Suppen	
Zitronige Garnelensuppe	224
Chinesische Gemüsesuppe mit Tofu (V)	225
Blumenkohlsuppe (V)	226
Hühnersuppe	227
Geeistes Gurkensüppchen (V)	228
Japanische Misosuppe mit Shitake-Pilzen und Gemüse (V)	229
Salate und kleine Snacks	
Tsatsiki- und Guacamole-Dips (V)	230
Krabbensalat	232
Thunfischcreme mit Rohkost-Salat	233
Würziger Räucherlachs-Salat mit Avocado	234
Fisch und Meeresfrüchte	
Chili-Pesto-Meerbrasse	235
Lachs in Folie gegart mit aromatischem Salat	236
Gegrillter Kabeljau mit Spinat und Spargel, serviert mit Radieschen-Gurken-Pickles	238
Weißer Fisch mit würziger Kressesoße	239
Garnelen-Gemüse-Kebabs	240
Pfeffriges Lachsfilet mit Oliven und Tomaten	241
Frisches Thunfischsteak mit Tomatensoße	242
Knoblauchgarnelen	244

Bei jedem Rezept ist angegeben, wie viele Portionen es zur Gesamtportionenzahl in Ihrem 2-Tage-Diät-Plan beiträgt. Viele Gerichte werden aus verschiedenen Nährstoffen kombiniert. Manche Nährstoffe kommen in so geringer Menge vor, dass sie für die erlaubten Portionsmengen nicht mitzählen. Alle Portionen sind zur nächsten Hälfte auf- oder abgerundet.

Frühstück

Griechischer Joghurt mit Brombeeren und in Zimt gerösteten Cashewnüssen
Für 1 Person

10 ungesalzene Cashewnüsse
1 Prise gemahlener Zimt
80 g Brombeeren
125 g fettarmer griechischer Joghurt

Portionen		Nährwerte	
Protein	0	Kilokalorien	172
Fett	1	Kohlenhydrate	15 g
Milchprodukte	1	Protein	9 g
Obst	1	Ballaststoffe	5 g
Gemüse	0	Salz	0,3 g

Eine kleine Pfanne erhitzen, die Cashewnüsse und das Zimtpulver hinzufügen und ein bis zwei Minuten rösten, bis sie eine goldene Farbe annehmen und aromatisch duften. Dabei gelegentlich mit einem Holzlöffel umrühren. Auf ein Hackbrett geben und etwas abkühlen lassen, dann grob hacken.

Den Joghurt in ein Schälchen füllen und die Brombeeren darauf verteilen. Die Zimt-Cashewnüsse darüberstreuen.

Würziges Rührei
Für 1 Person

2 Eier
½ TL Rapsöl
3 Frühlingszwiebeln, gehackt
½ milde Chilischote, entkernt
    und fein gehackt (optional)
¼ TL Kurkuma
1 Handvoll Korianderblättchen
1 mittelgroße Tomate, gehackt

Portionen		Nährwerte	
Protein	2	Kilokalorien	228
Fett	0	Kohlenhydrate	4 g
Milchprodukte	0	Protein	17 g
Obst	0	Ballaststoffe	2 g
Gemüse	1½	Salz	0,5 g

Die Eier in einer Schüssel mit einem Esslöffel Wasser verquirlen. Das Öl in einer kleinen Antihaftpfanne bei mittlerer Hitze heiß werden lassen, dann die Frühlingszwiebeln und – je nach Geschmack – die Chilischote hinzufügen und dünsten, bis die Zwiebeln leicht angebräunt sind.

Kurkuma und Korianderblättchen hinzufügen und ein paar Sekunden rühren. Die Tomate hinzugeben und weiterrühren, bis die Tomate durchgewärmt ist. Schließlich das geschlagene Ei in die Pfanne geben und unter ständigem Rühren fest werden lassen. Sofort servieren.

Räucherlachs-Spinat-Wraps mit Hüttenkäse und Zitrone
Für 1 Person

60 g Räucherlachs in Scheiben
80 g Babyspinat, gewaschen und
*   gut getrocknet*
75 g Hüttenkäse
½ Zitrone, Schale in sehr feine
*   Streifen geschnitten*
schwarzer Pfeffer

Portionen		Nährwerte	
Protein	2	Kilokalorien	181
Fett	0	Kohlenhydrate	4 g
Milchprodukte	1	Protein	27 g
Obst	0	Ballaststoffe	2 g
Gemüse	1	Salz	3,7 g

Die Räucherlachsscheiben auf einem Brett ausbreiten. Die Spinatblätter draufflegen, sie sollen nicht über die Lachsscheiben hinausreichen. Mit einem Löffel etwas Hüttenkäse mittig auf jede Scheibe streichen. Mit den Zitronenschalenstreifen und etwas gemahlenem schwarzem Pfeffer würzen. Jede Scheibe einzeln aufrollen und sofort servieren.

Eier auf Spinatbett
Für 1 Person

100 g Babyspinat
schwarzer Pfeffer
1 Spritzer Essig
2 Eier

Portionen		Nährwerte	
Protein	2	Kilokalorien	210
Fett	0	Kohlenhydrate	2 g
Milchprodukte	0	Protein	18 g
Obst	0	Ballaststoffe	3 g
Gemüse	1	Salz	0,8 g

Spinatblätter waschen und grob hacken. Bei mittlerer Hitze in einer Pfanne erwärmen, mit etwas frisch gemahlenem schwarzem Pfeffer würzen, zudecken und garen. Das Wasser, das nach dem Waschen an den Blättern hängen bleibt, liefert genügend Flüssigkeit, um den Spinat zu garen. Nur so lange kochen, bis die Blätter zusammengefallen sind.

Eine kleine Pfanne etwa 2 cm hoch mit Wasser füllen und einen Schuss Essig hinzugeben. Zum Kochen bringen. Jedes Ei einzeln in eine Tasse aufschlagen. Wenn das Wasser kocht, die Eier vorsichtig in die Pfanne gleiten lassen. Die Hitze reduzieren, bis das Wasser köchelt. Die Pfanne bedecken und die Eier nach Geschmack pochieren – nach etwa drei Minuten ist das Eiweiß fest und das Eigelb fast flüssig.

Den Spinat gut abtropfen lassen und auf einer vorgewärmten Platte ausbreiten. Die Eier mit einem Schaumlöffel behutsam aus der Pfanne heben und auf den Spinat legen. Mit etwas Pfeffer nach Geschmack würzen und sofort servieren.

Smoothie mit Papaya und gelbem Leinsamen
Für 1 Person

120 g fettarmer Naturjoghurt
½ Limette, Saft
80 g reife Papaya, geschält und
*   entkernt*
1 TL gelber Leinsamen
5 Eiswürfel

Portionen		Nährwerte	
Protein	0	Kilokalorien	112
Fett	½	Kohlenhydrate	14 g
Milchprodukte	1	Protein	7 g
Obst	1	Ballaststoffe	3 g
Gemüse	0	Salz	0,2 g

Joghurt mit Limettensaft und Papaya pürieren und in ein großes, mit den Eiswürfeln gefülltes Glas gießen. Leinsamen darüberstreuen und sofort servieren.

Suppen

Zitronige Garnelensuppe
Für 1 Person

350 ml salzarme Fisch- oder
   Gemüsebrühe
½ TL Fischsoße (optional)
1 kleine rote Chili, entkernt und
   fein gehackt
½ Limette, Saft
½ TL salzarme Sojasoße
2 cm großes Stück Ingwer, fein
   gerieben
1 Stange Zitronengras, ohne die
   äußeren Blätter, in feine Ringe
   geschnitten
180 g rohe Tigergarnelen

Portionen		Nährwerte	
Protein	4	Kilokalorien	175
Fett	0	Kohlenhydrate	5 g
Milchprodukte	0	Protein	35 g
Obst	0	Ballaststoffe	2 g
Gemüse	1	Salz	2,1 g

1 Frühlingszwiebel, in feine
   Ringe geschnitten
3 Cherrytomaten, halbiert
7 Champignons, halbiert
1 EL gehackter Koriander

Heiße Fischbrühe in einen Topf geben und Fischsoße, Chili, Limettensaft, Sojasoße, Ingwer und Zitronengras hinzufügen und zum Kochen bringen. Dann Temperatur herunterregeln und etwa drei bis vier Minuten köcheln lassen, bis es zu duften beginnt. Garnelen, Frühlingszwiebeln, Tomaten und Champignons hinzufügen und weitere zwei Minuten köcheln lassen, bis die Garnelen rosa sind. Sofort servieren und mit dem Koriander bestreuen.

Chinesische Gemüsesuppe mit Tofu
Für 1 Person

250 ml salzarme Gemüsebrühe
1 kleiner oder ½ großer Pak Choi
   (etwa 60 g)
3 Zuchtchampignons, in feinen
   Scheiben
3 Frühlingszwiebeln, in feinen
   Scheiben
1 kleines Stück frischer Ingwer
   (etwa 6 g)
1 Knoblauchzehe

Portionen		Nährwerte	
Protein	3	Kilokalorien	149
Fett	0	Kohlenhydrate	6 g
Milchprodukte	0	Protein	15 g
Obst	0	Ballaststoffe	4 g
Gemüse	1½	Salz	1,2 g

150 g fester Tofu
1 Spritzer helle Sojasoße

Gemüsebrühe in einem Topf zum Kochen bringen. Die Pak-Choi-Blätter trennen, dann die Rippen in dünne Stifte schneiden und die Blätter in dünne Streifen. Die Rippen zusammen mit den Champignons und den Frühlingszwiebeln in die Brühe geben. Temperatur herunterregeln, sodass die Brühe nur noch köchelt. Den Ingwer und die Knoblauchzehen hineinreiben und drei Minuten köcheln lassen.

Die Tofustücke in etwa 1,5 cm große Würfel schneiden. Die geschnittenen Pak-Choi-Blätter in den Topf geben und unterrühren. Dann vorsichtig den Tofu hinzufügen und zwei Minuten köcheln lassen.

Topf vom Herd nehmen. Das Gemüse und den Tofu mit einem Schaumlöffel in eine Suppenschale heben. Vorsichtig die gekochte Flüssigkeit darübergießen und mit einem Spritzer Sojasoße sofort servieren.

Tipp
Die chinesische Gemüsesuppe mit Tofu eignet sich nicht zum
Einfrieren.

Blumenkohlsuppe
Für 1 Person, großzügig berechnet

1 kleiner Blumenkohl (etwa
  200 g)
½ TL Rapsöl
½ Stange Porree, gehackt (etwa
  80 g)
1 Knoblauchzehe, zerdrückt
500 ml salzarme Gemüsebrühe
100 bis 150 ml Magermilch
schwarzer Pfeffer

Portionen		Nährwerte	
(bei Verwendung von Magermilch)			
Protein	0	Kilokalorien	182
Fett	0	Kohlenhydrate	17 g
Milchprodukte	½	Protein	14 g
Obst	0	Ballaststoffe	7 g
Gemüse	3½	Salz	1,1 g

Blumenkohl nach Entfernen der Blätter in Röschen teilen und
Strunk herausschneiden, ungefähr 175 g Blumenkohl kochen.

Das Öl in einem Topf erhitzen und den Porree hinzugeben.
Eine Minute unter Rühren dünsten, dann die Blumenkohlröschen und den Knoblauch hinzufügen. Eine weitere Minute dünsten. Dabei rühren, damit der Blumenkohl nicht anbrennt. Nun
mit der Gemüsebrühe ablöschen. Das Ganze zum Kochen bringen, Temperatur herunterschalten und ohne Deckel köcheln lassen, bis der Blumenkohl und der Porree weich sind und die Flüssigkeit reduziert ist. Das dauert etwa 15 Minuten.

Den Topf vom Herd nehmen. Die Suppe pürieren. Dabei so viel
Milch hinzufügen, bis die gewünschte Konsistenz erreicht ist. Die
Suppe mit schwarzem Pfeffer nach Geschmack würzen, nochmals
erhitzen und servieren.

Hühnersuppe
Für 1 Person

1 Hühnerbrust ohne Haut,
    etwa 150 g
500 ml salzarme Gemüsebrühe
1 kleines Lorbeerblatt
1 Zweig Thymian
1 Stange Porree
3 grüne Bohnen oder Stangen-
    bohnen, in 2 cm lange Stücke
    geschnitten

Portionen		Nährwerte	
Protein	5	Kilokalorien	239
Fett	0	Kohlenhydrate	9 g
Milchprodukte	0	Protein	39 g
Obst	0	Ballaststoffe	6 g
Gemüse	3	Salz	1,2 g

50 ml Magermilch (optional)

Die ganze Hühnerbrust mit der Brühe in einen Topf geben. Lorbeerblatt und Thymianzweig hinzufügen, Brühe zum Kochen bringen, dann bei schwacher Hitze zehn Minuten köcheln lassen.

Den Porree in seine grünen und weißen Teile trennen, die grünen Teile hacken und zur Brühe geben. Weitere zehn Minuten köcheln lassen. Währenddessen den weißen Porreeanteil hacken und zusammen mit den Bohnen in den Topf geben.

Fünf Minuten köcheln lassen. Danach sollte das Huhn zart gegart sein; falls nötig, etwas länger garen.

Das Huhn vorsichtig mit einem Schaumlöffel aus dem Topf heben und in höchstens 2 cm große Würfel schneiden. Lorbeerblatt und Thymianzweig aus der Brühe entfernen. Die Hühnerstücke in den Topf zurückgeben. Die Temperatur hochregeln und etwa fünf Minuten die Flüssigkeit der Suppe reduzieren.

Es gibt mindestens drei Möglichkeiten, die Suppe zu servieren:

- Die Suppe ohne weitere Veränderung servieren: mit kleinen Hühnerfleischwürfeln und Gemüse in einer wunderbar aromatischen Brühe.
- Die Flüssigkeit und einen Teil des Gemüses in ein Gefäß schöpfen, die Milch hinzufügen und pürieren. Dann in den Topf zurückgießen. Die teilweise pürierte Suppe servieren.

• Die Milch in den Topf geben und alles zusammen pürieren und danach servieren.

Welche Möglichkeit Sie auch wählen, die Suppe sollte vor dem Servieren noch einmal erhitzt und nach Geschmack mit schwarzem Pfeffer gewürzt werden.

Tipps
Sie können die Bohnen durch ein anderes grünes Gemüse ersetzen (siehe Seite 72).
Diese Suppe eignet sich gut, um sie portionsweise einzufrieren. Vervielfachen Sie einfach die Zutaten für die gewünschte Menge.

Geeistes Gurkensüppchen
Für 1 Person

½ kleine Gurke, geschält und
  klein geschnitten
½ Stange Lauch, klein geschnitten
½ TL Rapsöl
150 ml fettarme Milch
½ TL Maismehl
150 ml salzarme Gemüsebrühe
Schnittlauch in feine Röllchen
  geschnitten

Portionen		Nährwerte	
Protein	0	Kilokalorien	138
Fett	0	Kohlenhydrate	17 g
Milchprodukte	1	Protein	7 g
Obst	0	Ballaststoffe	3 g
Gemüse	3	Salz	0,7 g

schwarzer Pfeffer

Gurke und Lauch vorbereiten, das Öl in einem Topf erhitzen und das zerkleinerte Gemüse zugeben. Den Topf zudecken und etwa fünf Minuten lang köcheln lassen, um Anbrennen zu vermeiden zwischendurch kontrollieren.

Milch in einem anderen Topf erwärmen. Maismehl in eine

kleine Schüssel geben und etwas heiße Milch hinzufügen. Zu einer glatten Masse verrühren und in den Topf mit dem Gemüse gießen. Etwa eine Minute lang gut verrühren, dann den Topf vom Herd nehmen.

Nach und nach den Rest der heißen Milch und die Gemüsebrühe einrühren. Danach alles zusammen erneut zum Kochen bringen und 20 Minuten köcheln lassen. Die Suppe zu einer glatten, sämigen Konsistenz pürieren. In eine Suppenschüssel füllen. Abkühlen lassen, zudecken und in den Kühlschrank stellen, bis sie eiskalt ist.

Aus dem Kühlschrank nehmen, Schnittlauchröllchen darüberstreuen und mit frisch gemahlenem schwarzem Pfeffer nach Geschmack vor dem Servieren würzen.

Tipp
Diese Suppe sollte frisch gegessen werden und eignet sich nicht zum Einfrieren. Das Maismehl liefert 1 g Kohlenhydrate.

Japanische Misosuppe mit Shitake-Pilzen und Gemüse
Für 1 Person

½ EL Misopaste
300 ml sprudelnd heißes
    Wasser
½ TL Sojasoße
1 Stück Ingwer, etwa 1 cm, frisch
    gerieben
2 Frühlingszwiebeln, in feine
    Ringe geschnitten
40 g Spinat, gewaschen
3 Spargelstangen, in 2 cm lange
    Stücke geschnitten

3 Shitake-Pilze, in Scheiben
    geschnitten
¼ TL geröstete Sesamsamen

Portionen		Nährwerte	
Protein	0	Kilokalorien	59
Fett	0	Kohlenhydrate	5 g
Milchprodukte	0	Protein	5 g
Obst	0	Ballaststoffe	4 g
Gemüse	1½	Salz	1,2 g

Die Misopaste in eine kleine Schüssel geben, zwei bis drei Esslöffel des kochenden Wassers hinzufügen und glatt rühren. Die angerührte Paste in einen Topf geben und nach und nach das restliche Wasser hinzufügen, um eine glatte Brühe zuzubereiten. Sojasoße und Ingwer zugeben und zum Kochen bringen. Dann zwei bis drei Minuten köcheln, bevor Sie die Frühlingszwiebeln, den Spinat, den Spargel und die Pilze dazugeben. Noch zwei Minuten köcheln lassen, die Sesamkörner einstreuen und sofort servieren.

Salate und kleine Snacks

Dips:
Tsatsiki
Für 1 Person

150 g griechischer Joghurt,
  fettarm oder Magerjoghurt
1 kleine Knoblauchzehe,
  zerdrückt
5 cm langes Stück Salatgurke
1 große Handvoll Koriander-
  blätter
½ Handvoll Minzeblätter
schwarzer Pfeffer

Portionen		Nährwerte	
Protein	0	Kilokalorien	103
Fett	0	Kohlenhydrate	15 g
Milchprodukte	1	Protein	10 g
Obst	0	Ballaststoffe	1 g
Gemüse	1	Salz	0,3 g

Joghurt und zerdrückten Knoblauch in eine Schüssel geben. Gurke halbieren und die Kerne mit einem Löffel entfernen, dann das Gurkenfleisch fein raspeln und zu der Joghurtmischung geben.

Koriander- und Minzeblätter fein hacken, zu dem Joghurt geben und alles gut verrühren. Etwas schwarzen Pfeffer darübermahlen und sofort servieren.

Guacamole
Für 1 Person

½ *reife Avocado*
1 *Spritzer Zitronensaft*
1 *Frühlingszwiebel, fein gehackt*
4 *Cherrytomaten, fein gehackt*
½ *kleine rote Chilischote (oder*
   nach Geschmack), entkernt
   und fein gehackt

Portionen		Nährwerte	
Protein	0	Kilokalorien	155
Fett	2	Kohlenhydrate	4 g
Milchprodukte	0	Protein	2 g
Obst	0	Ballaststoffe	5 g
Gemüse	½	Salz	< 0,1 g

Den Kern aus der halben Avocado entfernen. Das Avocadofleisch einmal längs bis zur Schale einschneiden, dann noch einmal quer. Die Avocado nach außen biegen. Das Fleisch sollte sich nun leicht von der Schale lösen lassen – je nach Reifegrad der Avocado.

Das Fleisch der Avocado in eine Schüssel geben, etwas Zitronensaft hinzufügen und mit einer Gabel zerdrücken, bis keine großen Stücke mehr vorhanden sind. Die Frühlingszwiebel, die Tomaten und die Chilischote unterrühren, nach Geschmack mit Pfeffer und Salz würzen und sofort servieren.

Tipp
Diese beiden Dips passen sehr gut zu aufgeschnittenem rohem Gemüse. Sie können sie zum Beispiel mit Eisbergsalatblättern löffeln.

Krabbensalat
Für 1 Person

1 Dose (170 g) weißes Krabben-
fleisch oder 100 g frisches
Krabbenfleisch
2 TL fettarme Mayonnaise
½ ungespritzte Zitrone, Saft und
sehr fein geschnittene Streifen
der Schale
einige Tropfen Tabascosoße
schwarzer Pfeffer
3 Frühlingszwiebeln, klein
geschnitten

½ Avocado, Kern entfernt
1 Handvoll Salatblätter
(etwa 60 g)

Portionen		Nährwerte	
Protein	4	Kilokalorien	316
Fett	2½	Kohlenhydrate	4 g
Milchprodukte	0	Protein	22 g
Obst	0	Ballaststoffe	5 g
Gemüse	1	Salz	1,4 g

Den Inhalt der Krabbenfleischdose in ein Sieb gießen, unter laufendem Wasser abspülen, dann das Sieb zum gründlichen Abtropfen über eine Schüssel hängen. Dieser Schritt ist bei frischem Krabbenfleisch nicht nötig, überprüfen Sie aber das Fleisch auf kleine Schalenreste. Große Krabbenstücke vorsichtig mit einer Gabel teilen, beiseitestellen.

Mayonnaise in eine Schüssel geben und einen knappen Teelöffel Zitronensaft und Zitronenschalenstreifen hinzufügen. Tabasco – nach Geschmack – sowie viel schwarzen Pfeffer dazugeben. Frühlingszwiebeln untermischen und alles gut verrühren.

Das Fleisch der Avocado längs bis zur Schale einschneiden, dann noch einmal quer. Avocadoschale zurückbiegen, Avocadofleisch entnehmen und in die Schüssel mit der Mayonnaise geben. Krabbenfleisch hinzufügen. Alle Zutaten vorsichtig mischen, sodass alles mit Mayonnaise bedeckt ist.

Ein paar Salatblätter auf einem Teller arrangieren und den Krabbensalat daraufgeben. Sofort servieren.

Thunfischcreme mit Rohkost-Salat
Für 1 Person

160 bis 185 g Thunfischfilet in
* Wasser*
1 gehäufter EL fettarmer Frisch-
* käse*
1 gehäufter EL griechischer
* Joghurt, fettarm oder mager*
1 bis 2 Spritzer Zitronensaft
1 bis 2 Tropfen Tabasco- oder Wor-
* cestersoße, nach Geschmack*
schwarzer Pfeffer

Portionen		Nährwerte	
Protein	3½–4	Kilokalorien	228
Fett	0	Kohlenhydrate	7 g
Milchprodukte	1½	Protein	35 g
Obst	0	Ballaststoffe	4 g
Gemüse	3	Salz	0,6 g

Für den Rohkost-Salat:
3 Selleriestangen, in kleine
* Stücke geschnitten*

6 Frühlingszwiebeln, in feine
* Ringe geschnitten*
1 Stück Gurke von 5 cm,
* in Streifen geschnitten*

Thunfischwasser aus der Dose abgießen. Wenn Sie nur Fisch in Salzlake bekommen konnten, in ein Sieb geben und unter laufendem Wasser abspülen, um überschüssiges Salz zu entfernen. Thunfisch in eine Schüssel geben und mit einer Gabel zerteilen, dann den Frischkäse und den Joghurt zugeben und alles vermischen. Einen oder zwei Spritzer Zitronensaft und unter vorsichtigem Abschmecken etwas Tabasco- oder Worcestersoße hinzufügen. Mit schwarzem Pfeffer würzen und noch einmal durchmischen.

Die Schüssel abdecken und die Creme mindestens zwei Stunden in den Kühlschrank stellen, damit sich die Aromen entwickeln können. Kurz vor dem Servieren den Salat aus Sellerie, Frühlingszwiebeln und Gurke bereiten.

Tipps
- Dieses Rezept lässt sich gut abwandeln: Um eine festere Creme zu erhalten, verwenden Sie zwei Dosen Thunfisch; für eine weichere Creme verwenden Sie mehr Joghurt.
- Alle Variationen der Thunfischcreme lassen sich ideal als Lunch für unterwegs mitnehmen.

Würziger Räucherlachs-Salat mit Avocado
Für 1 Person

75 g Räucherlachs
schwarzer Pfeffer
1 Zitrone
2 cm langes Stück Gurke
1 EL Olivenöl
½ TL Sesam
kleiner Strauß Wasserkresse
kleiner Strauß Rucola
½ kleine Avocado

Portionen		Nährwerte	
Protein	2	Kilokalorien	226
Fett	2½	Kohlenhydrate	2 g
Milchprodukte	0	Protein	22 g
Obst	0	Ballaststoffe	3 g
Gemüse	1	Salz	3,6 g

Den geräucherten Lachs in Streifen schneiden und diese in eine Schüssel legen. Etwas schwarzen Pfeffer darübermahlen und mit Zitrone beträufeln. Lachs, Pfeffer und Zitrone mischen. Die Gurke halbieren und Kerne entfernen, dann jede Hälfte noch einmal halbieren und in schmale Stücke schneiden. Zu dem Räucherlachs geben. Schüssel beiseitestellen, während das Dressing vorbereitet und der Salat zusammengestellt wird.

Olivenöl mit einem Spritzer Zitronensaft in einer kleinen Schüssel gut verrühren, dann den Sesam hinzufügen. Blätter von den Wasserkressestängeln zupfen und mit dem Rucola auf einem Servierteller anrichten. Die Avocado von der Schale lösen und in feine Scheiben schneiden. Um den Salat herum arrangieren, dann die Lachs-Gurke-Mischung in die Mitte geben. Das Dressing noch einmal durchschlagen und über den Salat träufeln. Sofort servieren.

Tipp

Alternativ können Sie für den Salat frischen Meerrettich verwenden – wenn er erhältlich ist. Etwa 30 Minuten vor dem Zusammenstellen des Salats etwas frische Meerrettichwurzel in das Dressing reiben. Am besten ist frischer Meerrettich im Herbst und Winter.

Fisch und Meeresfrüchte

Chili-Pesto-Meerbrasse
Für 1 Person

2 Meerbrassenfilets, je etwa 120 g
½ rote Chilischote, entkernt und fein gehackt
1 TL grünes Pesto
½ Zitrone, Saft und in sehr feine Streifen geschnittene Schale
1 kleine Handvoll Basilikumblätter, klein gezupft
100 g Grünkohl, Mittelrippe entfernt, Blätter in feine Streifen gehobelt

Portionen		Nährwerte	
Protein	4	Kilokalorien	254
Fett	1	Kohlenhydrate	3 g
Milchprodukte	0	Protein	36 g
Obst	0	Ballaststoffe	3 g
Gemüse	1	Salz	0,9 g

Grill vorheizen. Bei beiden Filets die Haut zweimal diagonal einritzen und die Filets auf ein Backblech legen. Aus Chili, Pesto, der Hälfte des Zitronensafts und der Zitronenschalenstreifen eine

Marinade mischen und damit den Fisch auf beiden Seiten gut einstreichen. Etwa 20 Minuten marinieren lassen.

In der Zwischenzeit den Rest des Zitronensafts und der Zitronenschalenstreifen über den Kohl träufeln und diesen dann zwischen den Fingern reiben, um ihn weicher zu machen. Kurz zur Seite stellen.

Den Fisch auf jeder Seite drei Minuten grillen, bis er gar und die Haut kross und gebräunt ist. Sofort auf dem Kohlbett servieren und die Basilikumblätter darüberstreuen.

Lachs in Folie gegart mit aromatischem Salat
Für 2 Personen

4 Zitronenscheiben
1 kleine Zwiebel, in Ringe
   geschnitten (als Aromageber)
1 Fenchelknolle
2 Lachsfilets, je etwa 120 g
1 Lorbeerblatt
1 Thymianzweig
2 Handvoll Salatblätter
6 Frühlingszwiebeln, in feine
   Ringe geschnitten
10 cm großes Stück Gurke, in
   feine Scheiben geschnitten

2 TL Olivenöl
1 Spritzer Zitrone
schwarzer Pfeffer

Portionen		Nährwerte	
Protein	4	Kilokalorien	276
Fett	½	Kohlenhydrate	4 g
Milchprodukte	0	Protein	27 g
Obst	0	Ballaststoffe	4 g
Gemüse	2	Salz	0,2 g

Backofen auf 200 °C/Gas Stufe 3 vorheizen.

In die Mitte eines großen Stückes Alufolie zwei Zitronenscheiben legen. Darüber die Zwiebelringe streuen, von der Fenchelknolle eine vertikale Scheibe abschneiden und ebenfalls in die Mitte der Folie legen. Die zwei Lachsfilets darauf platzieren, dazwischen das Lorbeerblatt und den Thymianzweig. Die verbleibenden Zitronenscheiben auf die Filets legen, die Folienseiten hochklappen und über dem Fisch zusammenschlagen. Die Ränder ineinanderklappen, sodass ein loses, aber gut zusammengehaltenes Päckchen entsteht.

Das Lachspäckchen in eine feuerfeste Form oder einen Bräter legen und 15 Minuten im vorgeheizten Backofen garen. Herausnehmen und vorsichtig die Folie öffnen. Die Zitronenscheiben vom Fisch nehmen, ihn dann in der offenen Folie zurück in den Ofen schieben und weitere fünf Minuten backen, bis er gar ist und keine rohen Stellen mehr hat.

Lorbeerblatt und Thymianzweig entfernen und den Lachs vorsichtig von den Zitronenscheiben, Zwiebelringen und dem Fenchel heben (diese sind nur für das Aroma mitgebacken worden). Die Lachshaut entfernen und nicht weiterverwenden.

Den Fisch etwas abkühlen lassen und den Salat zubereiten. Dazu den Rest der Fenchelknolle in feine Streifen schneiden und mit den Salatblättern, den Frühlingszwiebeln und der Gurke mischen. Das Olivenöl über den Salat träufeln, den Zitronensaft daraufpressen, etwas schwarzen Pfeffer darübermahlen, dann alles gut vermischen.

Sofort mit dem Lachs servieren.

Tipps
- Dieses Lachsrezept schmeckt auch kalt sehr gut und ebenso zum Beispiel mit dem Selleriesalat in Kapern-Senf-Remoulade (siehe Seite 275).
- Probieren Sie den Lachs mit Zitronenmayonnaise. Dazu geben Sie 1 EL fettarme Mayonnaise in ein kleines Schälchen, hobeln einige Zitronenschalenstreifen einer unbehandelten Zitrone hinein und verrühren alles gut miteinander.
- An Ihren nicht eingeschränkten Tagen können Sie den Fisch mit neuen Kartoffeln essen.

Gegrillter Kabeljau mit Spinat und Spargel, serviert mit Radieschen-Gurken-Pickles

Für 1 Person

1 Kabeljaufilet ohne Haut,
  etwa 120 bis 180 g
½ Zitrone, Saft
schwarzer Pfeffer
2,5 cm langes Stück Gurke, längs
  halbiert und in feine Scheiben
  geschnitten
1 cm großes Stück Ingwer, in sehr
  feine Scheiben geschnitten
5 Radieschen, in feine Scheiben
  geschnitten
1½ TL Reisweinessig

¼ TL geröstete Sesamsamen
40 g Babyspinat
5 Stangen Spargel, in 5 cm lange
  Stücke geschnitten

Portionen		Nährwerte	
Protein	2 bis 3	Kilokalorien	206
Fett	0	Kohlenhydrate	5 g
Milchprodukte	0	Protein	39 g
Obst	0	Ballaststoffe	5 g
Gemüse	2½	Salz	0,4 g

Backofen auf 180 °C/Gas Stufe 2 vorheizen.

Kabeljau in eine kleine feuerfeste Form legen und mit dem Zitronensaft beträufeln. Mit schwarzem Pfeffer würzen und im Backofen acht bis zehn Minuten garen, bis der Fisch sich leicht teilen lässt.

Die Gurkenscheiben, den Ingwer und die Radieschen in eine kleine Schüssel legen, den Essig darüberträufeln und den Sesam darüberstreuen. Beiseitestellen, während der Kabeljau gart.

Inzwischen das Gemüse ein bis zwei Minuten dünsten, bis der Spinat zusammengefallen und der Spargel weich ist.

Den Kabeljau auf einem Bett gedünstetem Gemüse und mit den Pickles obenauf servieren.

Weißer Fisch mit würziger Kressesoße
Für 2 Personen

*2 Filets vom Kabeljau, Schellfisch
   oder Seelachs, je etwa 150 g*
2 TL Olivenöl

Für die Soße
*1 Bund Brunnenkresse
   (etwa 100 g)*
1 Handvoll glatte Petersilie
1 Handvoll Basilikumblätter
1 TL Olivenöl

1 großer Spritzer Zitronensaft
1 EL Wasser

Portionen		Nährwerte	
Protein	2½	Kilokalorien	184
Fett	½	Kohlenhydrate	1 g
Milchprodukte	0	Protein	30 g
Obst	0	Ballaststoffe	2 g
Gemüse	0	Salz	0,3 g

Zuerst die Soße zubereiten. Die Kresseblättchen abzupfen, die dicken Teile der Stängel und gelbe Blätter nicht verwenden. Die Blättchen in ein hohes Gefäß oder einen Mixer geben. Die Petersilien- und Basilikumblätter, das Olivenöl und den Zitronensaft hinzufügen. Bei Verwendung eines Handmixers die Blätter zuerst ein paar Sekunden rühren, dann etwas Wasser hinzufügen; bei Verwendung eines Standmixers gleich am Anfang etwas Wasser hineingeben. Mixen, bis die Blätter völlig zerhackt und keine größeren Stücke mehr übrig sind, dann in eine kleine Schüssel gießen.

Nun den Fisch zubereiten. Die Filets mit Küchenpapier trocken tupfen. In einer beschichteten Pfanne das Olivenöl vorsichtig erhitzen, die Fischfilets mit der Haut nach unten in das Öl legen. Etwa drei bis fünf Minuten braten, je nach Dicke der Filets. Vorsichtig wenden und noch kurz auf der anderen Seite braten, bis die Filets durchgebraten sind. Die gesamte Bratzeit sollte fünf bis zehn Minuten betragen. Der Fisch ist fertig, wenn er sich leicht zerteilen lässt und sein Fleisch von undurchsichtigem Weiß ist. Sofort mit einem Teil der Soße servieren, eventuell zunächst etwas Soßenflüssigkeit abtropfen lassen.

Tipps
- Dieses Gericht kann mit jeder Art weißem Fisch zubereitet werden, die Soße passt aber auch gut zu anderem Fisch wie zum Beispiel Lachs.
- An Ihren nicht eingeschränkten Tagen können Sie dieses Gericht gut mit neuen Kartoffeln essen.

Garnelen-Gemüse-Kebabs
Für 1 Person

150 g rohe Riesengarnelen
7 Cherrytomaten
10 Champignons
½ Zucchini, in Scheiben
  geschnitten
einige grüne Salatblätter

Portionen		Nährwerte	
Protein	3	Kilokalorien	215
Fett	1	Kohlenhydrate	5 g
Milchprodukte	0	Protein	31 g
Obst	0	Ballaststoffe	3 g
Gemüse	3	Salz	0,8 g

Für die Marinade
1 kleine Handvoll Koriander-
  blätter, fein gehackt
½ bis 1 grüne Chilischote (nach
  Geschmack), entkernt und fein
  gehackt

2 TL Olivenöl
2 TL Zitronen- oder Limetten-
  saft
schwarzer Pfeffer

Zuerst die Marinade zubereiten. Dazu die Korianderblätter und die grüne Chilischote in eine Schüssel geben. Öl, Zitronensaft und einige Drehungen gemahlenen Pfeffer hinzufügen. Die Garnelen abspülen, gut trocknen lassen und zu der Marinade geben. Alles verrühren, Schüssel bedecken und 30 Minuten lang ziehen lassen. Falls Sie Bambusspieße benutzen, diese wässern.

Abwechselnd Garnelen (überschüssige Marinade über der

Schüssel abschütteln), Tomaten, Pilze und Zucchinischeiben auf die Spieße stecken. Den Marinadenrest nicht weiterverwenden. Grill sehr heiß vorheizen, dann etwas herunterregeln. Die Spieße im Grill über einer Backform oder einem Bräter platzieren. Etwa fünf bis sechs Minuten grillen, bis sie beginnen, braun und kross zu werden. In dieser Zeit wenden. Kebabs sofort mit einem grünen Salat servieren.

Pfeffriges Lachsfilet mit Oliven und Tomaten
Für 1 Person

10 schwarze Oliven, entsteint
und in Vierteln
7 Cherrytomaten, halbiert
1 TL Olivenöl
1 Lachsfilet ohne Haut, etwa
120 g
schwarzer Pfeffer
1 Handvoll Basilikumblätter,
klein gezupft

Portionen		Nährwerte	
Protein	4	Kilokalorien	299
Fett	1½	Kohlenhydrate	6 g
Milchprodukte	0	Protein	26 g
Obst	0	Ballaststoffe	4 g
Gemüse	1	Salz	0,6 g

Zum Servieren
1 kleine Handvoll Rucolablätter
Balsamico-Essig

Die Oliven vorbereiten (wenn Sie in Salzlake gelegen haben, zuerst gut abspülen) und in eine Schüssel geben. Die Cherrytomaten und einen halben Teelöffel Olivenöl hinzufügen und alles vermischen. Die Oliven-Tomaten-Mischung in einem kleinen antihaftbeschichteten Topf auf niedriger Kochstufe erwärmen, dann vom Herd nehmen und zudecken, um die Wärme zu erhalten.

Tipp
Vorsicht beim Erwärmen. Tomaten brennen leicht an. Nehmen Sie in diesem Fall den Topf sofort vom Herd.

Die Lachsfilets mit Küchenpapier trocken tupfen. Das restliche Öl auf einen Teller geben und viel schwarzen Pfeffer darübermahlen. Die Lachsfilets mit dem Öl-Pfeffer-Gemisch einreiben. Eine Grillpfanne oder eine antihaftbeschichtete Bratpfanne erhitzen. Wenn die Pfanne sehr heiß ist, den Lachs hineingeben. Nach drei Minuten umdrehen und auf der anderen Seite einige Minuten braten, dann wieder umdrehen und wiederholen, bis der Lachs gar ist (das Fleisch sollte nicht mehr glasig, sondern völlig undurchsichtig sein) und die Ränder knusprig werden. Kurz bevor der Fisch fertig ist, die Basilikumblätter zu den Tomaten und Oliven geben, sodass sie durch die Wärme des Topfes ein wenig dunkel werden.

Das Lachsfilet auf einen Servierteller legen und die warme Tomaten-Oliven-Basilikum-Mischung daneben anrichten. Dazu eine Handvoll Rucolablätter mit etwas Balsamico-Essig servieren.

Frisches Thunfischsteak mit Tomatensoße
Für 1 Person

1 TL Olivenöl
1 frisches Thunfischsteak, etwa
    150 g
schwarzer Pfeffer

Für die Soße
1 mittelgroße Tomate, in kleine
    Würfel geschnitten

Portionen		Nährwerte	
Protein	5	Kilokalorien	288
Fett	1	Kohlenhydrate	5 g
Milchprodukte	1	Protein	37 g
Obst	0	Ballaststoffe	3 g
Gemüse	1½	Salz	0,2 g

3 Frühlingszwiebeln, nur
den weißen Teil fein ge-
hackt
1 TL Olivenöl *(extra vergine)*
1 Spritzer Zitronensaft
schwarzer Pfeffer

kleine Handvoll Basilikum-
blätter, klein gezupft

Zum Servieren
Blattsalat oder eine Portion ge-
dünstetes Gemüse

Bereiten Sie zuerst die Soße zu. Die Tomatenwürfel in eine kleine
Schüssel geben. Die Frühlingszwiebeln, das Olivenöl und den Zitronensaft hinzufügen, umrühren und mit schwarzem Pfeffer
würzen. Schüssel bedecken und die Soße 20 Minuten durchzie-
hen lassen. Vor dem Servieren die Basilikumblätter unterrühren.

Für die Zubereitung des Thunfischs das Öl in einer kleinen antihaftbeschichteten Bratpfanne erhitzen. Beide Seiten des Thun-
fischsteaks mit etwas schwarzem Pfeffer besprenkeln, und wenn
das Öl sehr heiß ist, sodass es fast »raucht«, in die Pfanne geben. Nicht länger als zwei Minuten braten, dann wenden und die
andere Seite braten. Wie lange das Thunfischsteak gebraten werden muss, hängt davon ab, wie dick es ist. Zum Überprüfen können Sie mit einem scharfen Messer in der Mitte des Steaks einen
kleinen Schnitt machen, das Steak leicht teilen und schauen, wie
rosa es innen ist. Thunfisch isst man am besten nur leicht gebraten wie ein Rindersteak, das Fleisch sollte noch etwas rosa sein.
Braten Sie es nach Ihrem Geschmack, aber nicht zu lange, sonst
wird es trocken und zäh. Thunfischsteak auf einem Servierteller
anrichten und die Soße darübergeben. Dazu eine Schüssel Salat
oder gedünstetes Gemüse reichen.

Tipps
- Alternativ zu Thunfisch können Sie die gleiche Menge Heilbutt wählen. Überprüfen Sie gut, ob er gar ist; er braucht vielleicht etwas mehr Öl.
- Variieren Sie die Soße mit etwas fein gehackter roter Chilischote und/oder ein wenig zerdrücktem Knoblauch.

Knoblauchgarnelen
Für 1 Person

1 TL Olivenöl
1 Knoblauchzehe, zerdrückt
180 g rohe Riesengarnelen
1 Zitrone, Saft
½ bis 1 TL Paprikapulver (nach Geschmack)

Portionen		Nährwerte	
Protein	4	Kilokalorien	178
Fett	½	Kohlenhydrate	3 g
Milchprodukte	0	Protein	32 g
Obst	0	Ballaststoffe	1 g
Gemüse	1	Salz	0,8 g

Zum Servieren
Eisbergsalat

Das Öl in einer antihaftbeschichteten Pfanne stark erhitzen, den Knoblauch dazugeben und kurz anbraten. Umrühren, damit er nicht anbrennt. Dann sofort die Garnelen hinzufügen und einrühren. Etwa eine Minute abwarten, dann Zitronensaft und Paprika dazugeben. Weiterbraten, dabei die ganze Zeit rühren, bis der Zitronensaft ganz aufgenommen ist und die Garnelen rosa sind – das dauert etwa zwei Minuten.

Sofort servieren. Die Garnelen auf die Eisbergsalatblätter verteilen und zum Essen damit einwickeln.

Tipps
- Dieses köstliche mediterrane Gericht kann für die nicht eingeschränkten Tage angepasst werden. Nehmen Sie mehr Zitronensaft und kochen Sie die Garnelen auf etwas niedrigerer Temperatur, sodass sie gar sind, aber noch reichlich würziger Zitronensaft in der Pfanne verbleibt. Dann auf Reis anstatt Eisbergsalat servieren.
- Wenn Sie gekochte Garnelen anstatt roher verwenden, geben Sie den Zitronensaft und das Paprikapulver sofort mit den Garnelen in die Pfanne.

Gegrillte Scholle mit Zucchini-Nest
Für 1 Person

1 Schollenfilet, etwa 180 g
1 Tropfen Olivenöl
1 TL Olivenöl-Brotaufstrich
1 kleine grüne Zucchini, mit dem Kartoffelschäler in feine Streifen gehobelt
1 EL griechischer Joghurt, fettarm oder mager
½ Zitrone, Saft und sehr fein geschnittene Streifen der Schale

schwarzer Pfeffer

Portionen		Nährwerte	
Protein	3	Kilokalorien	209
Fett	1	Kohlenhydrate	5 g
Milchprodukte	½	Protein	30 g
Obst	0	Ballaststoffe	1 g
Gemüse	2	Salz	0,6 g

Grill vorheizen. Ein Stück Alufolie mit Öl bestreichen, das Schollenfilet mit der Haut nach unten darauflegen und mit dem Olivenöl-Aufstrich betupfen.

Während der Grill aufheizt, kann die Zucchini vorbereitet werden. Außerdem den Joghurt in eine kleine Schüssel geben und etwas Zitronenschalenstreifen sowie sehr wenig Zitronensaft hinzufügen, alles gut verrühren. In einem Topf Wasser zum Kochen bringen.

Während das Wasser heiß wird, das Schollenfilet in der Grillpfanne unter den Grill schieben, aber nicht zu dicht (idealerweise 10 cm entfernt) und fünf bis sechs Minuten garen, bis das Fleisch undurchsichtig ist und an den Rändern beginnt, kross zu werden.

Wenn der Fisch ein paar Minuten unter dem Grill ist, die Zucchinistreifen in das kochende Wasser geben und sofort die Hitze ausschalten. Nicht länger als eine Minute in dem heißen Wasser lassen, dann gut abtropfen. Die Zucchinistreifen in die Schüssel mit dem Joghurt geben. Die Streifen mit einer Gabel zu einem Nest formen, etwa wie Spaghetti. Das Nest auf einen Servierteller setzen und den Fisch vorsichtig mit einem Pfannenwender von der Folie heben und neben das Zucchininest legen. Etwas schwarzen Pfeffer darübermahlen und sofort servieren.

Gefüllte Ofen-Makrele
Für 2 Personen

2 frische Makrelen, ausgenommen und ohne Kopf, je etwa 200 g
schwarzer Pfeffer
einige Thymianzweige
½ Zitrone, in Scheiben
1 EL Zitronensaft
½ rote Zwiebel, in Scheiben (als Aromageber)

Portionen		Nährwerte	
Protein	7	Kilokalorien	270
Fett	0	Kohlenhydrate	1 g
Milchprodukte	0	Protein	23 g
Obst	0	Ballaststoffe	< 1 g
Gemüse	0	Salz	0,2 g

Backofen auf 200 °C/Gas Stufe 3 vorheizen. Eine feuerfeste Form bereitstellen.

Die Fische in die Mitte eines großen Stücks Alufolie legen und sie innen und außen gut mit schwarzem Pfeffer einreiben und dann mit dem Thymian und den Zitronen- und Zwiebelscheiben füllen. Die Folie an den Rändern hochklappen und den Zitronensaft daraufgeben. Dann die Folie über dem Fisch zusammenfalten, sodass ein fest geschlossenes Päckchen entsteht. Dieses behutsam in die feuerfeste Form heben und sie in den heißen Backofen schieben. Die Makrelen etwa 25 Minuten garen, dann das Paket sehr vorsichtig öffnen, da Dampf entweicht. Den größten Teil der Füllung entfernen, die Fische auf Teller legen und sofort servieren. Dazu grünen Salat oder gedünsteten Spinat reichen.

Tipp
Sie können die Fische vor dem Servieren auch filetieren.

Huhn und Pute

Hühnerfrikassee auf provenzalische Art
Für 1 Person

1 *Hühnerbrust ohne Haut,*
   etwa 120 g, in mundgerechte
   Stücke zerteilt
¼ *TL Olivenöl*
½ *TL Balsamico-Essig*
2 *Knoblauchzehen, mit Haut*
   und mit einem Messerrücken
   zerdrückt
7 *Cherrytomaten, halbiert*
1 *Stange Porree, in Scheiben ge-*
   schnitten
1 *TL Kapern, abgetropft*
½ *TL Oregano, getrocknet*

Portionen		Nährwerte	
Protein	4	Kilokalorien	197
Fett	0	Kohlenhydrate	8 g
Milchprodukte	0	Protein	32 g
Obst	0	Ballaststoffe	6 g
Gemüse	2½	Salz	0,4 g

½ *Zitrone*
schwarzer Pfeffer
40 g *Wasserkresse, harte Stängel*
   entfernt

Backofen auf 200° C/Gas Stufe 3 vorheizen.

Alle Zutaten außer der Wasserkresse in eine feuerfeste Form geben und schwenken, damit sich die verschiedenen Aromen verbinden. Mit schwarzem Pfeffer würzen und im Backofen 20 Minuten garen, bis die Hühnerstücke gar und goldbraun sind. Den Zitronensaft darüber auspressen und sofort mit der Wasserkresse bestreut servieren.

Mit Frischkäse, getrockneten Tomaten und Schnittlauch gefülltes Huhn mit gegrilltem Fenchel-Zucchini-Gemüse

Für 1 Person

1 EL fettarmer Frischkäse
1 kleine Knoblauchzehe,
  zerdrückt
2 sonnengetrocknete Tomaten,
  fein gehackt
1 TL Schnittlauch, fein gehackt
schwarzer Pfeffer
1 Hühnerbrust ohne Haut
  von 120 g
TL Olivenöl
½ Zitrone, in sehr feine Streifen
  geschnittene Schale

Portionen		Nährwerte	
Protein	4	Kilokalorien	253
Fett	0	Kohlenhydrate	5 g
Milchprodukte	1	Protein	33 g
Obst	0	Ballaststoffe	2 g
Gemüse	3	Salz	0,8 g

½ Zucchini, vertikal in halbe
  Scheiben geschnitten
40 g Fenchel, in ½ cm dicke
  Scheiben geschnitten

Backofen auf 180 °C/Gas Stufe 3 vorheizen.

In einer kleinen Schüssel Frischkäse, Knoblauch, getrocknete Tomaten und Schnittlauch vermischen und mit schwarzem Pfeffer würzen. Die Hühnerbrust seitlich an einer geeigneten Stelle so einschneiden, dass für die Füllung eine Öffnung von etwa 5 cm Länge und ungefähr 3 cm Tiefe entsteht. Mit einem Teelöffel die Füllung in die Hühnerbrusttasche schieben und diese mit einem Cocktailspieß verschließen. In eine kleine ofenfeste Form legen und 20 bis 25 Minuten im Ofen garen, bis beim Einstechen in die dickste Stelle der Hühnerbrust klarer Saft austritt.

Während das Huhn gart, eine Grillpfanne erhitzen. Olivenöl und Zitronensaft vermischen und die Gemüsescheiben damit bestreichen. Mit schwarzem Pfeffer würzen.

Die Gemüsescheiben auf jeder Seite ein bis zwei Minuten braten, bis sie gebräunt sind. Aus der Pfanne heben und mit der Hühnerbrust servieren.

Thailändischer Hühnerfleischsalat – Laab Gai
Für 1 Person

1 kleine Knoblauchzehe, zerdrückt
100 g Hühner- oder Putenhackfleisch
50 ml salzarme Hühner- oder Gemüsebrühe
einige Tropfen Limettensaft
4 Frühlingszwiebeln, 2 in dünne Ringe geschnitten, 2 fein gehackt
1 rote Chilischote, entkernt und fein gehackt (oder nach Geschmack)

1 Minzezweig
1 Handvoll Korianderblätter
ganze Eisbergsalatblätter, etwa 80 g, zum Servieren

Portionen		Nährwerte	
Protein	3½	Kilokalorien	143
Fett	0	Kohlenhydrate	5 g
Milchprodukte	0	Protein	26 g
Obst	0	Ballaststoffe	3 g
Gemüse	1½	Salz	0,4 g

Den zerdrückten Knoblauch und das Hackfleisch vermischen. Die Brühe in einem kleinen Topf erhitzen, bis sie kocht, dann das Fleisch hinzufügen. Einrühren und weiterrühren, bis die Brühe verdampft und das Fleisch gar ist; das sollte nur drei bis vier Minuten dauern (das Hackfleisch nicht zu lange kochen, sonst wird es zäh).

Das gegarte Fleisch in eine Schüssel füllen, dann den Limettensaft, die Frühlingszwiebeln und die Chilischote hinzufügen. Die Blättchen von dem Minzestängel streifen und zusammen mit den Korianderblättern hacken. Die gehackten Kräuter in die Schüssel geben, alles durchrühren und abschmecken.

Sofort auf den Eisbergsalatblättern servieren.

Gegrilltes Putensteak mit Knoblauchspinat
Für 1 Person

1 Putensteak, etwa 120 g
½ TL Dijon-Senf
½ Zitrone
½ TL Olivenöl
schwarzer Pfeffer

Portionen		Nährwerte	
Protein	4	Kilokalorien	211
Fett	0	Kohlenhydrate	5 g
Milchprodukte	0	Protein	35 g
Obst	0	Ballaststoffe	6 g
Gemüse	2½	Salz	1,2 g

Für den Spinat
200 g Babyspinat
1 Knoblauchzehe, zerdrückt
Muskatnuss nach Geschmack
  (optional)

Zuerst den Spinat waschen und lange Blattstängel entfernen, dann grob hacken. Mit dem zerdrückten Knoblauch in einen Topf geben.

Das Putensteak mit der Hand flach drücken, dann beide Seiten des Steaks mit Senf einreiben. Von der Zitrone einige Scheiben abschneiden, den Rest entsaften.

Eine Grillpfanne oder eine große antihaftbeschichtete Pfanne vorwärmen. Das Öl gut in der gesamten Pfanne verteilen.

Vor dem Braten des Steaks den Spinattopf auf mittlerer Hitze erwärmen und ein wenig Muskatnuss zugeben.

Wenn das Öl in der Pfanne sehr heiß ist und »raucht«, das Putensteak hineingeben. Beide Seiten etwa drei Minuten braten.

Beim Umdrehen den Zitronensaft darübersprenkeln. Während das Steak brät, den Spinat umrühren.

Wenn das Steak fertig ist, den Spinat gut abtropfen lassen, abschmecken und auf einen Servierteller geben. Das Putensteak ebenfalls auf dem Teller anrichten und mit schwarzem Pfeffer würzen. Die Zitronenscheiben danebenlegen, um sie über dem Fleisch auszudrücken. Sofort servieren.

Pikantes Tandoori-Huhn mit erfrischendem Salat
Für 1 Person

1 große Hühnerbrust, ohne Haut, ungefähr 150 g
2 EL Naturjoghurt
½ TL Garam Masala
½ TL Kurkuma
½ TL Paprika
¼ TL Cayennepfeffer

Portionen		Nährwerte	
Protein	5	Kilokalorien	240
Fett	0	Kohlenhydrate	8 g
Milchprodukte	1	Protein	39 g
Obst	0	Ballaststoffe	2 g
Gemüse	0	Salz	0,5 g

Zum Servieren
80 g Eisbergsalat, fein gehobelt
2 Frühlingszwiebeln, in feine Streifen gehobelt

2 cm langes Stück einer Gurke, geschält, entkernt und fein gehobelt
Zitronensaft nach Geschmack

Die Hühnerbrust an mehreren Stellen mit einem scharfen Messer einstechen. Joghurt in eine Schüssel geben, die Gewürze hinzufügen und gut verrühren.

Die Hühnerbrust in die Joghurtmischung legen und diese in die aufgeschnittenen Stellen in dem Hühnerfleisch reiben. Die Schüssel mit Frischhaltefolie abdecken und für acht bis zwölf Stunden oder über Nacht in den Kühlschrank stellen; wenn Sie das Fleisch am Morgen so weit vorbereiten, ist es am Abend perfekt zum Weiterverarbeiten.

Backofen auf 200 °C/Gas Stufe 3 vorheizen. Übrige Joghurtma-
rinade vom Fleisch abschütteln – sie wird nicht mehr gebraucht.
Dann die Hühnerbrust in eine tiefe feuerfeste Form legen (sie
muss tiefer sein als die Hühnerbrust). Die Form mit Folie bedecken (ohne dass sie das Fleisch berührt) und das Hühnerfleisch
20 Minuten im Backofen garen. Folie entfernen und Fleisch nun
15 bis 20 Minuten garen, während dieser Zeit mehrmals umdrehen. Überprüfen Sie, ob das Fleisch gar ist (dann ist beim Anste-
chen der auslaufende Saft klar).

Den Eisbergsalat, die Frühlingszwiebel und die Gurke in einer
Schüssel mischen und ein wenig Zitronensaft darüber ausdrücken. Etwas Pfeffer hinzufügen und den Salat noch einmal mischen. Sofort mit dem heißen Hühnerfleisch servieren.

Tipps

- Das Hühnerfleisch muss nicht im Backofen gegart werden – Sie können es ebenso grillen. Schützen Sie das
  Grillgerät mit Folie und denken Sie daran, das Fleisch zu
  wenden. Da die Grillgeräte sich unterscheiden, hängt die
  Garzeit von Ihrem Grill ab.
- Dieses Hühnerfleisch ist kalt die perfekte Ergänzung zu Ihrem Lunch-Paket; lassen Sie das Fleisch einfach abkühlen
  und bewahren Sie es im Kühlschrank auf, bis Sie es brauchen.

Knoblauch-Thymian-Hühnerleber mit Pilzen und Broccoli in Frischkäsesoße
Für 1 Person

120 g Hühnerleber
1 EL fettarmer Frischkäse
2 EL heiße Hühnerbrühe
¼ TL Olivenöl
2 Röschen Sprossenbroccoli grün
*   oder lila, in 2 cm lange Stücke*
*   geschnitten*
1 Knoblauchzehe, zerdrückt
1 TL Thymianblättchen, gehackt
7 kleine braune Champignons,
*   in Scheiben*

schwarzer Pfeffer

Portionen		Nährwerte	
Protein	4	Kilokalorien	203
Fett	0	Kohlenhydrate	5 g
Milchprodukte	1	Protein	31 g
Obst	0	Ballaststoffe	4 g
Gemüse	1½	Salz	0,6 g

Zuerst Fett und Sehnen von der Hühnerleber entfernen, dann trocken tupfen.

Frischkäse mit Hühnerbrühe vermengen und ruhen lassen. Das Öl in einer Bratpfanne erhitzen, Leber und Broccoli in das heiße Öl geben und zwei Minuten braten, bis die Leberstücke auf allen Seiten gebräunt sind. Knoblauch, Thymian und Pilze hinzufügen und weitere zwei Minuten braten, bis alles eine goldene Farbe angenommen hat. Temperatur herunterschalten und Frischkäse-Brühe-Mischung einrühren. Für 30 Sekunden aufkochen, dann vom Herd nehmen. Großzügig schwarzen Pfeffer darübermahlen und servieren.

Hühnerschnitzel mit Paprika und Kräutern
Für 1 Person

1 Stück Hühnerbrust, ohne Haut,
  etwa 150 g
1 TL Paprika
1 TL getrocknete gemischte
  Kräuter
½ TL Olivenöl

Portionen		Nährwerte	
Protein	5	Kilokalorien	199
Fett	0	Kohlenhydrate	3 g
Milchprodukte	0	Protein	35 g
Obst	0	Ballaststoffe	2 g
Gemüse	2	Salz	0,4 g

Zum Servieren
1 Schälchen grüner Salat, etwa
  16 g
1 Handvoll Rucola, etwa 20 g

6 Radieschen, halbiert
2 Zitronenscheiben
schwarzer Pfeffer

Ein großes Stück Backpapier in der Mitte falten, wieder aufklappen. Das Hühnerfleisch von Fettstückchen befreien, dieses dann auf eine Hälfte des Backpapiers legen; die andere Papierhälfte über das Fleisch klappen. Mit einem Nudelholz oder einem ähnlich schweren Küchengerät das Fleisch bearbeiten, bis es flach ist. Paprika und Kräuter auf einem Teller gründlich vermischen.

Das Fleisch von beiden Seiten mit der Paprika-Kräuter-Mischung panieren. Das Öl in einer antihaftbeschichteten Pfanne erhitzen. Wenn es heiß ist, das Fleisch in die Pfanne geben und jede Seite drei bis vier Minuten braten.

Tipp
Wenn das Öl spritzt, verwenden Sie einen Spritzschutz.

Während das Fleisch brät, den Salat zubereiten. Eine der Zitronenscheiben über den Salatblättern und Radieschen ausdrücken, dann alles gut vermischen.

Das Schnitzel zum Schluss ungefähr eine Minute mit einem Pfannenwender flach drücken. Das Fleisch ist gar, wenn auslaufender Saft klar bleibt. Dann das Hühnerschnitzel aus der Pfanne nehmen. Kurz auf Küchenpapier überschüssiges Fett abtupfen und auf einen vorgewärmten Teller legen. Die andere Zitronenscheibe darauf auspressen, etwas schwarzen Pfeffer darübermahlen und sofort zusammen mit dem Salat servieren.

Tipp
Sie können dieses Gericht auch mit Putenbrust zubereiten oder andere Gewürze verwenden. Versuchen Sie es zum Beispiel mit einer Cajun-Würzmischung. Verwenden Sie diese aber nicht zu großzügig, da sie leicht anbrennen kann und dann bitter schmeckt.

Huhn- oder Putenpfanne mit Zuckerschoten und Schnittbohnen
Für 1 Person

1 kleine Hühnerbrust ohne Haut
   oder Putenbrust, etwa 100 g
½ Zitrone, Saft
1 TL leichte Sojasoße
25 g Zuckerschoten
50 g dünne Schnittbohnen
2 Röschen Sprossenbroccoli
4 Frühlingszwiebeln, diagonal in
   feine Ringe geschnitten
1 Knoblauchzehe, fein gehackt
2 cm großes Stück frischer
   Ingwer, fein gehackt

Portionen		Nährwerte	
Protein	3½	Kilokalorien	235
Fett	1	Kohlenhydrate	8 g
Milchprodukte	0	Protein	30 g
Obst	0	Ballaststoffe	6 g
Gemüse	2½	Salz	0,8 g

1 kleine rote Chilischote, entkernt
   und fein gehackt (optional)
2 TL Rapsöl

Hühner- oder Putenbrust in Streifen schneiden, nicht breiter als 1 cm und nicht länger als 6 cm. Die Streifen in eine kleine Schüssel legen und je einen Teelöffel Zitronensaft und Sojasoße dazugeben. Vermischen, sodass alle Streifen gut bedeckt sind, dann Schüssel mit Frischhaltefolie bedecken und 30 Minuten in den Kühlschrank stellen.

Das Gemüse zubereiten: Die Zuckerschoten und Bohnen in Streifen der gleichen Länge wie die Hühner- oder Putenstreifen schneiden; die Broccoli-Röschen auseinanderbrechen und hölzerne Stängelteile abschneiden; die Frühlingszwiebeln diagonal in feine Ringe schneiden, dabei von den grünen Teilen ein Stück verwenden.

Einen antihaftbeschichteten Wok oder eine große antihaftbeschichtete Bratpfanne erhitzen, das Öl hineingeben. Die Fleischstreifen aus dem Kühlschrank nehmen, mit einem Schaumlöffel aus der Marinade heben und in das heiße Öl geben.

Tipp

Es spritzt, wenn das Öl heiß genug ist, seien Sie also vorsichtig.

Die Fleischstückchen etwa drei bis vier Minuten braten, dabei gut umrühren. Wenn das Fleisch Farbe annimmt, aus dem Wok nehmen und beiseitestellen. Das gehackte Gemüse, die Frühlingszwiebeln, den Knoblauch, Ingwer und die Chilischote hinzufügen und kurz braten, bis sie kross, aber nicht weich sind; dabei umrühren. Das Fleisch und eventuellen Saft zurück in den Wok zu dem Gemüse geben, den Rest des Zitronensafts hinzufügen und das Fleisch heiß werden lassen, was ein oder zwei Minuten dauert. Sofort servieren.

Scharfe Hähnchenkeulen mit Crudités und Harissa-Dip
Für 1 Person

2 Hühnerkeulen, ohne Haut,
  je etwa 120 g

Für die Marinade
2 Frühlingszwiebeln, fein gehackt
3 EL Worcestersoße
1 Spritzer Tabascosoße
schwarzer Pfeffer
½ TL Zimt
½ TL Piment, gemahlen
½ TL Kreuzkümmel, gemahlen
3 TL Apfelessig

Für die Crudités und den Dip
3 Selleriestangen

Portionen		Nährwerte	
Protein	5	Kilokalorien	282
Fett	0	Kohlenhydrate	12 g
Milchprodukte	½	Protein	45 g
Obst	0	Ballaststoffe	3 g
Gemüse	2½	Salz	1 g

3 Frühlingszwiebeln, in feine
  Ringe geschnitten
5 cm langes Stück Gurke
2 EL griechischer Joghurt,
  fettarm oder mager
½ bis 1 TL Harissa (nach
  Geschmack)

Die Haut von den Hähnchenkeulen entfernen. Alle Zutaten für die Marinade in einer Schüssel vermengen, in der genug Platz für die Hähnchenkeulen ist. Diese in die Marinade legen, darin hin und her wenden und etwas davon mit einem Löffel auf die Keulen geben. Mit Frischhaltefolie abdecken und mindestens sechs Stunden oder über Nacht im Kühlschrank marinieren.

Backofen auf 190 °C/Gas Stufe 2 bis 3 vorheizen. Keulen aus der Marinade nehmen und die übrige Marinade durch ein Sieb in eine kleine Auflaufform streichen (die im Sieb zurückgebliebenen Frühlingszwiebeln nicht weiterverwenden). Einen Esslöffel Wasser hinzufügen, verrühren, dann die Hähnchenkeulen hineinlegen. In der Marinade wälzen und in den Backofen schieben. Etwa 35 bis 40 Minuten garen, bis das Fleisch gar ist – die genaue Zeit hängt von seiner Größe ab. Währenddessen die Keulen zweimal drehen.

Kurz bevor das Fleisch fertig ist, das Gemüse und den Dip vorbereiten. Von den Selleriestangen die äußeren zähen Fäden mit einem scharfen Messer abziehen und die Stangen in eine dipgerechte Größe schneiden. Gurke schälen, halbieren, Kerne entfernen und Gurkenhälften ebenfalls in Streifen zum Dippen schneiden. Joghurt in eine kleine Schüssel geben, nach und nach unter Rühren die Frühlingszwiebeln und Harissa hinzufügen, immer wieder probieren, damit der Dip nicht zu scharf wird. Mit den Crudités servieren, sobald die Hähnchenkeulen fertig sind.

Tipps:
- Für die Marinade können Sie alternativ auch einen Teelöffel Karibische Jerk-Würzmischung verwenden. Wenn in Ihrer Gewürzmischung ein großer Anteil Chili ist (die Mischungen unterscheiden sich je nach Herstellerfirma), lassen Sie das Harissa weg.
- Die Hähnchenkeulen können ebenso gut kalt gegessen werden.

Pikanter Hühnersalat
Für 1 Person

½ TL Garam Masala
¼ TL Kurkuma
2 EL griechischer Joghurt,
fettarm oder mager
1 EL fettarme Mayonnaise
1 Spritzer Worcestersoße, nach
Geschmack
schwarzer Pfeffer
150 g gekochte Hühnerbrust,
ohne Haut und alles Fett
entfernt
1 Selleriestange
2 Frühlingszwiebeln

1 Handvoll grüne Salatblätter,
etwa 60 g
1 Handvoll Mandelblättchen,
etwa 10 g

Portionen		Nährwerte	
Protein	5	Kilokalorien	430
Fett	2	Kohlenhydrate	12 g
Milchprodukte	½	Protein	56 g
Obst	0	Ballaststoffe	3 g
Gemüse	½	Salz	1,3 g

Eine antihaftbeschichtete Pfanne erhitzen, Garam Masala und Kurkuma in die heiße Pfanne geben und rühren, bis die Gewürze beginnen, geröstet zu duften. Dann sofort die Pfanne vom Herd nehmen und die Gewürze in eine kleine Schüssel kippen. Joghurt und Mayonnaise mit einem Spritzer Worcestersoße dazugeben, gut verrühren und abschmecken.

Die gekochte Hühnerbrust in etwa 1,5 cm große Würfel schneiden und diese zu der Mischung in der Schüssel geben. Alles gut vermengen. Die Schüssel mit Frischhaltefolie abdecken und mindestens eine Stunde kühl stellen, besser sind zwei Stunden.

Die Fäden von den Selleriestangen ziehen und die Stangen in kleine Stücke schneiden. Eine Frühlingszwiebel in diagonale Streifen schneiden, die andere in kleinere Stücke. Die Hühnerstückchen aus dem Kühlschrank nehmen, Sellerie und Frühlingszwiebeln hinzufügen und alles gut verrühren. Die Salatblätter auf einem Servierteller anordnen, den Hühnersalat darauf verteilen; die Mandelblättchen darüberstreuen und sofort servieren.

Gegrilltes Huhn mit asiatischem Krautsalat und Sambal
Für 1 Person

*1 Zitrone, Saft und in sehr feine
    Streifen geschnittene Schale
½ TL dunkle Sojasoße
1 Hühnerbrust ohne Haut, etwa
    120 g
1½ EL Weißkohl, in feine
    Streifen gehobelt
40 g Römersalat, Blätter grob
    zerzupft
3 Maiskolben, vertikal in
    Scheiben geschnitten
1 EL Korianderblätter, gehackt
Ingwer, etwa 1 cm, fein gerieben*

Portionen		Nährwerte	
Protein	4	Kilokalorien	170
Fett	0	Kohlenhydrate	6 g
Milchprodukte	0	Protein	30 g
Obst	0	Ballaststoffe	3 g
Gemüse	1½	Salz	0,7 g

Für das Sambal
*1 rote Chilischote, entkernt und
    fein gehackt
½ Knoblauchzehe, zerdrückt
1 Spritzer Zitrone*

Das Hühnerfleisch in den mit den Zitronenschalenstreifen und der Sojasoße vermengten Zitronensaft einlegen und mindestens eine Stunde oder über Nacht im Kühlschrank marinieren.

Eine Grillpfanne erhitzen und die Hühnerbrust von jeder Seite etwa vier Minuten grillen. Mit einem Stäbchen in die dickste Stelle des Fleisches stechen, um zu überprüfen, ob es gar ist. Wenn der austretende Saft klar ist, Fleisch beiseitestellen, wenn nicht, noch zwei bis drei Minuten grillen.

Inzwischen den restlichen Zitronensaft mit Ingwer und den übrigen Zitronenschalenstreifen vermengen, Kohlstreifen, Salatblättchen, Maiskolbenscheiben und Korianderblättchen hineingeben und umrühren.

Für das Sambal die Zutaten in einem Mörser zu einer dicken, homogenen Paste zerstoßen.

Das Huhn mit dem Kohlsalat und dem Sambal servieren. Es kann heiß oder auch kalt gegessen werden.

Fleischgerichte

Gegrillte Lamm- und Auberginenscheiben mit Tomatenstückchen
Für 1 Person

1 TL Tomatenpüree
1 Knoblauchzehe, zerdrückt
¼ TL Olivenöl
¼ TL Fenchelsamen, im Mörser
*   zerstoßen*
120 g Lammlende, in Scheiben
*   von 1 cm geschnitten*
⅓ mittelgroße Aubergine,
*   in Scheiben von 1 cm ge-*
*   schnitten*
2 sonnengetrocknete Tomaten,
*   gehackt*

1 kleine Handvoll Basilikum-
*   blätter*
½ TL Balsamico-Essig
schwarzer Pfeffer

Portionen		Nährwerte	
Protein	4	Kilokalorien	280
Fett	0	Kohlenhydrate	6 g
Milchprodukte	0	Protein	27 g
Obst	0	Ballaststoffe	5 g
Gemüse	1½	Salz	0,5 g

Tomatenpüree, Knoblauch, Olivenöl und Fenchelsamen gut vermischen und Lammfleisch- und Auberginenscheiben damit auf beiden Seiten bestreichen. Grillpfanne erhitzen und Lamm- und Auberginenscheiben auf jeder Seite eine Minute grillen. Aus der Pfanne nehmen und auf einem Teller aufeinanderschichten, dann mit Tomatenstückchen und Basilikumblättchen bestreuen. Zum Schluss etwas Balsamico darüberträufeln und mit schwarzem Pfeffer würzen.

Pikantes Schweinefilet aus dem Backofen mit Kürbis und Tomate
Für 1 Person

½ TL Kümmel ganz
¼ TL Koriandersamen ganz
½ TL Paprika
1 rote Chilischote, entkernt
1 Knoblauchzehe
¼ TL Olivenöl
120 g Schweinefilet, Sehnen und
   Fett entfernt
80 g Kürbis, in 1 cm großen
   Würfeln
1 mittelgroße Tomate, in Vierteln

Portionen		Nährwerte	
Protein	4	Kilokalorien	175
Fett	0	Kohlenhydrate	5 g
Milchprodukte	0	Protein	31 g
Obst	0	Ballaststoffe	6 g
Gemüse	2	Salz	0,2 g

1 TL Zitronensaft
1 EL Korianderblätter, gehackt

Kümmel, Koriandersamen und Paprikapulver in einer kleinen Pfanne eine Minute rösten, bis sie duften. Für das Harissa die Chilischote, den Knoblauch und die gerösteten Gewürze in einem Mörser zerstoßen, bis sich alles zu einer Paste verbindet. Das Schweinefilet vollständig mit Harissa einreiben. Filet nun im Kühlschrank mindestens zwei Stunden oder über Nacht ruhen lassen.

Backofen auf 190 °C/Gas Stufe 2 bis 3 vorheizen. Schweinefilet in eine feuerfeste Form legen, Kürbis und Tomaten dazugeben und durchmischen, sodass alles mit ein wenig Harissa bedeckt ist.

Im Backofen 15 bis 20 Minuten garen, bis der Saft aus dem Filet beim Einstechen klar ist. Den Zitronensaft über das Gericht träufeln, die Korianderblätter darüberstreuen und sofort servieren.

Lammkoteletts mit kleinen Beilagen
Für 1 Person

*2 kleine Lammkoteletts oder
-schnitzel, je etwa 120 g*
1 TL Olivenöl
¼ TL Paprika
1 Messerspitze Kurkuma
1 Messerspitze Cayennepfeffer
*1 Handvoll Minzeblätter, fein
gehackt*
2 Rosmarinzweige

Portionen		Nährwerte	
Protein	4	Kilokalorien	383
Fett	1½	Kohlenhydrate	7 g
Milchprodukte	0	Protein	38 g
Obst	0	Ballaststoffe	3 g
Gemüse	3	Salz	0,6 g

Für die Beilagen
*5 cm langes Stück Gurke, ge-
schält und in feine Scheiben
geschnitten*
6 große grüne Oliven
1 Handvoll Salatblätter, etwa 60 g

7 Cherrytomaten, in Scheiben
1 TL Olivenöl
einige Tropfen Zitronensaft
1 TL Balsamico-Essig
*½ rote Chilischote (optional),
entkernt und in feine Streifen
geschnitten*

Für dieses Gericht brauchen Sie eine feuerfeste Keramik- oder Glasform. Die Schnitzel oder Koteletts trocken tupfen und alles Fett entfernen, auch am Knochen.

Das Olivenöl in die feuerfeste Form geben und Paprika, Kurkuma und Cayennepfeffer zufügen, zusammen mit den gehackten Minzeblättchen und den ganzen Rosmarinzweigen. Alles vermengen und dann die Koteletts mit beiden Seiten durch die Öl-Gewürz-Mischung ziehen, sodass sie mit der Mischung vollständig bedeckt sind. Form mit Frischhaltefolie abdecken und eine Stunde in den Kühlschrank stellen.

Gegen Ende dieser Zeit den Backofen auf 200 °C/Gas Stufe 3 vorheizen und anfangen, die Beilagen vorzubereiten. Dazu die Gurke schälen und in dünne Scheiben schneiden.

Die Form (ohne Frischhaltefolie) in den Ofen schieben. Die

Lammkoteletts auf beiden Seiten etwa sechs Minuten garen oder bis sie Ihrem Geschmack entsprechen (die genaue Zeit hängt von der Dicke des Fleischs und dem persönlichen Geschmack ab).

Während die Lammkoteletts im Ofen sind, die Beilagen fertig zubereiten. Die Oliven in eine kleine Schale füllen. Das Olivenöl über die Salatblätter träufeln, mischen, dann noch ein paar Tropfen Zitronensaft hinzufügen. Die Gurkenscheiben in eine andere kleine Schale geben, den Balsamico-Essig hinzufügen und umrühren. Etwas rote Chilischote über die Gurke streuen.

Sobald das Fleisch fertig ist, aus der Form nehmen und auf einen Servierteller legen. Mit den Beilagen umrahmen.

Tipps
- Wenn Sie kein Lamm mögen, ersetzen Sie es durch Hühnerbrust. Achten Sie aber darauf, dass diese sehr viel länger braucht, um gar zu werden.
- Sie können das Hühnerfleisch oder die Lammkoteletts ebenso grillen, anstatt sie im Backofen zu garen.

Vegetarische Hauptgerichte

Schnelles Blumenkohl-Okra-Curry mit Joghurt-Minze-Raita
Für 1 Person

½ TL Olivenöl

2 Frühlingszwiebeln, in Ringe
geschnitten

1 Knoblauchzehe, zerdrückt

2 cm langes Ingwerstück, fein
gerieben

½ TL Kumin, gemahlen

½ TL Koriander, gemahlen

¼ TL Garam Masala

¼ TL Chilipulver

¼ TL schwarze Senfsamen,
gemahlen (optional)

4 Blumenkohlröschen (40 g)

½ Dose Tomaten, gehackt

8 kleine Okraschoten

Portionen		Nährwerte	
Protein	0	Kilokalorien	106
Fett	0	Kohlenhydrate	13 g
Milchprodukte	1	Protein	7 g
Obst	0	Ballaststoffe	7 g
Gemüse	2½	Salz	0,2 g

1 EL gehackte Korianderblätter

Für die Raita

3 EL fettarmer Naturjoghurt

2½ cm langes Stück Gurke, grob
gerieben

1 TL Minzeblätter, fein gehackt

Öl in einer mittelgroßen Pfanne erhitzen, Frühlingszwiebeln dazugeben und bei geringer Hitze zwei bis drei Minuten braten, bis
sie weich und golden sind. Knoblauch, Ingwer, Gewürze und Blumenkohl hinzufügen und weitere ein bis zwei Minuten braten, bis
der Blumenkohl golden ist und es anfängt zu duften. Tomaten hineingeben und drei bis vier Minuten köcheln, die Soße sollte dick
und etwas eingekocht sein. Die Okras hinzufügen und noch einmal zwei Minuten kochen, bis sie etwas weich sind.

Inzwischen Joghurt, Gurke und Minze für die Raita vermischen. Das Curry mit den Korianderblättchen bestreut servieren,
dazu die Raita reichen.

Pikant gewürzte Tofu-Spieße mit Chinakohl-Zuckerschoten-Salat
Für 1 Person

125 g fester Tofu
2 TL salzarme Sojasoße
¼ TL Sesamöl
¼ TL zerstoßene Chiliflocken
2 cm langes Stück Ingwer, fein
  gerieben

Portionen		Nährwerte	
Protein	2½	Kilokalorien	151
Fett	0	Kohlenhydrate	8 g
Milchprodukte	0	Protein	15 g
Obst	0	Ballaststoffe	4 g
Gemüse	2	Salz	1,8 g

Für den Salat
⅕ Chinakohl, in feine Streifen
  geschnitten
80 g Zuckerschoten, längs halbiert
½ rote Chilischote, entkernt und
  fein gehackt

½ Zitronengrasstängel,
  äußere hölzerne Lagen ent-
  fernt und in feine Streifen
  geschnitten

Den Tofu in lange Streifen schneiden, etwa 10 cm lang und 2,5 cm breit, und auf hölzerne Spieße auffädeln. Auf ein Backblech legen. Sojasoße, Sesamöl, Chiliflocken und Ingwer über den Spießen verteilen. Bis zu einer Stunde marinieren, währenddessen die Spieße ab und zu drehen.

In der Zwischenzeit Chili, Zitronensaft und Zitronengras für das Dressing vermischen.

Den Grill auf eine hohe Stufe vorheizen und die Spieße ein bis zwei Minuten auf jeder Seite grillen, bis sie gebräunt sind.

Den Salat in dem Dressing wälzen und mit den Spießen und eventuell übrigem Saft vom Backblech servieren.

Italienischer Bohneneintopf
Für 2 Personen

1 Dose Flaschentomaten (227 g),
 ganz oder gehackt
1 TL Olivenöl
1 Stange Lauch, gehackt
1 Selleriestange, gehackt
2 Knoblauchzehen, gehackt
1 TL getrocknete gemischte
 Kräuter, möglichst italie-
 nische
160 g Grün- oder Wirsingkohl,
 fein gehobelt

Portionen		Nährwerte	
Protein	1	Kilokalorien	220
Fett	½	Kohlenhydrate	8 g
Milchprodukte	1	Protein	16 g
Obst	0	Ballaststoffe	7 g
Gemüse	2½	Salz	1,4 g

120 g Sojabohnen, tiefgefroren
 (Asia-Laden)
schwarzer Pfeffer

Die Tomaten aus der Dose in einem Sieb über einer Schüssel abtropfen lassen, den Saft auffangen. Das Öl in einem Topf erhitzen, Lauch und Sellerie hinzufügen und unter ständigem Rühren dünsten, bis sie anfangen, weich zu werden. Vorsicht, Lauch und Sellerie können leicht anbrennen! Knoblauch zugeben und eine weitere Minute dünsten. Dann Tomaten hinzufügen – wenn sie ganz waren, beim Einrühren zerkleinern. Ein wenig von den gemischten Kräutern hinzufügen. Auf kleiner Flamme weitere acht bis zehn Minuten kochen, dabei immer wieder umrühren, bis alles weich ist.

Tipp
Achten Sie gut darauf, dass die Mischung nicht am Boden ansetzt. Schalten Sie in diesem Fall die Temperatur herunter und fügen Sie einen Spritzer Wasser hinzu.

Jetzt den Grün- oder Wirsingkohl ebenfalls in den Topf geben, dazu den Saft der Tomaten. Etwa 15 Minuten köcheln lassen, bis der Kohl gar ist. Wenn die Flüssigkeit zu schnell verdampft, ein bisschen mehr Wasser hinzugeben. Die tiefgefrorenen Bohnen einrühren und den Eintopf weitere sieben bis acht Minuten kochen oder bis die Bohnen weich, aber nicht matschig sind. Die Temperatur entsprechend regulieren, damit der Eintopf nicht verkocht (siehe Tipp). Abschmecken, mit ein wenig schwarzem Pfeffer würzen und sofort servieren.

Tipps

- Mit diesem Rezept können Sie auch eine dickflüssige, stückige Suppe bereiten. Spülen Sie dazu die Tomatendose mit Wasser aus und geben Sie dieses in den Topf, um die Flüssigkeitsmenge zu vergrößern.
- Ob Eintopf oder Suppe, beides lässt sich sehr gut einfrieren. Köstlich schmeckt das Gericht auch mit etwas geriebenem Käse (zum Beispiel Edamer).

Sojabohnen-Salat mit Minze und Feta
Für 1 Person

60 g tiefgefrorene Sojabohnen
oder frische Edamame
(Asia-Laden)
1 TL Olivenöl
½ TL Balsamico-Essig
¼ TL Dijon-Senf oder Senf mit
ganzen Körnern
2 Selleriestangen, harte Fäden
entfernt und fein gehackt
6 Frühlingszwiebeln, gehackt
2 cm langes Stück Gurke
2 frische Minzezweige, nur die
Blätter
30 g Feta

Portionen		Nährwerte	
Protein	1	Kilokalorien	220
Fett	½	Kohlenhydrate	8 g
Milchprodukte	1	Protein	16 g
Obst	0	Ballaststoffe	7 g
Gemüse	2½	Salz	1,4 g

Zum Servieren
1 Handvoll Salatblätter, etwa
60 g
schwarzer Pfeffer

Die Sojabohnen in einen Topf mit kochendem Wasser geben, Wasser wieder zum Kochen bringen und dann die Bohnen etwa sieben bis acht Minuten köcheln lassen, bis sie weich sind. Probieren Sie die Bohnen zwischendurch, damit sie nicht zu lange kochen. Sie werden sonst matschig und verlieren ihre leuchtend grüne Farbe. Frische Edamame-Bohnen benötigen weniger Zeit, bis sie weich sind. Die fertigen Bohnen abgießen und beiseitestellen.

Öl, Essig und Senf in einer großen Schüssel mit dem Schneebesen verquirlen, bis der Senf aufgelöst ist. Die warmen Bohnen hinzufügen, gut umrühren und die Schüssel beiseitestellen.

Nun die restlichen Zutaten vorbereiten: Den Sellerie und die Frühlingszwiebeln hacken; die Gurke längs schälen, aber nur halb, sodass sie Streifen bekommt, dann halbieren, Kerne entfernen und die Hälften in Halbkreise schneiden. Die Minzeblätter aufrollen und in feine Streifen schneiden. Sellerie, Frühlingszwiebeln, Gurke und Minze zu den Sojabohnen in die Schüssel geben und alles gut vermischen.

Den Feta unter laufendem Wasser abspülen, um überschüssige Salzlake zu entfernen.

Die Salatblätter auf einem Teller anrichten, den frischen Bohnensalat darauf verteilen, den Feta darüberkrümeln und großzügig mit schwarzem Pfeffer würzen. Sofort servieren.

Gebackene Eier auf tunesische Art
Für 1 Person

1 TL Olivenöl
½ grüne Paprika, ohne Kerne und gehackt
½ Stange Lauch, in Ringe geschnitten (etwa 80 g)
1 Knoblauchzehe, fein gehackt
½ gelbe Zucchini (wenn nicht erhältlich, grün), in Scheiben geschnitten
1 mittelgroße Tomate, entkernt und gehackt
½ TL Paprikapulver

Portionen		Nährwerte	
Protein	2	Kilokalorien	265
Fett	½	Kohlenhydrate	9 g
Milchprodukte	0	Protein	19 g
Obst	0	Ballaststoffe	6 g
Gemüse	3½	Salz	0,5 g

¼ bis ½ TL Cayennepfeffer, nach Geschmack
1 Spritzer Weinessig
schwarzer Pfeffer
2 Eier

Backofen auf 200 °C/Gas Stufe 3 vorheizen.

Das Öl in einem Topf erhitzen, die Paprikaschote hinzufügen und ein paar Minuten köcheln. Dann den Lauch und den Knoblauch zugeben und weitere fünf bis zehn Minuten köcheln lassen, dabei ab und zu umrühren, damit nichts anbrennt. Wenn Sie einen Topfdeckel benutzen, sollten Sie den Topfinhalt trotzdem immer wieder überprüfen. Nun Zucchini, Tomate, Paprikapulver und Cayennepfeffer in den Topf geben. Einen Spritzer Essig hinzufügen und mit viel schwarzem Pfeffer würzen, dann weitere fünf Minuten kochen. Inzwischen eine feuerfeste Auflaufform, in der auch serviert werden kann, im Backofen vorwärmen.

Die Gemüsemischung in die Auflaufform füllen, glatt streichen und mit einer Kelle oder einem Holzlöffel zwei Vertiefungen in die Oberfläche drücken, jedoch nicht bis zum Boden. Wenn der Platz nicht für zwei einzelne Vertiefungen reicht, geht auch eine größere in der Mitte der Form. Die Eier vorsichtig einzeln in einer Tasse aufschlagen und dann in die Vertiefungen gleiten lassen. Auflaufform in den Ofen schieben und backen, bis die Eier fertig sind – das Eigelb sollte noch etwas flüssig sein, das Eiweiß fest. Das dauert etwa acht Minuten. Dieses Gericht können Sie direkt in der Form servieren.

Gefüllte Portobello-Pilze
Für 1 Person

2 große Portobello-Pilze,
  zusammen etwa 150 g, sauber
  gewischt, schälen nur, wenn
  nötig
100 g frische Spinatblätter, stär-
  kere Stängel entfernt, gehackt
4 Walnusshälften (optional),
  grob gehackt
schwarzer Pfeffer
30 g fettarmer Mozzarella
1 TL Pesto
1 knapper TL Balsamico-Essig

Portionen		Nährwerte	
Protein	0	Kilokalorien	234
Fett	2	Kohlenhydrate	3 g
Milchprodukte	1	Protein	15 g
Obst	0	Ballaststoffe	5 g
Gemüse	4	Salz	0,6 g

Zum Servieren
1 Handvoll Salatblätter,
  etwa 60 g

Backofen auf 200 °C/Gas Stufe 3 vorheizen.

Eine kleine feuerfeste Auflaufform, die gerade groß genug für die Pilze ist, sodass diese in ihr aufrecht stehen, mit Alufolie auslegen. Das Pilzinnere so schneiden, dass sich eine flache Höhle ergibt. Dann die Pilze mit den Stielen nach oben in die Form legen. Die Form in den Backofen stellen und die Pilze 15 Minuten backen.

Gegen Ende dieser Zeit den gewaschenen und vorbereiteten Spinat ohne zusätzliches Wasser bei mittlerer Temperatur in einen Topf geben. Spinat zusammenfallen lassen, dabei immer wieder umrühren, damit er nicht ansetzt – das dauert nur zwei bis drei Minuten.

Spinat gut abtropfen lassen, im Abtropfsieb zusammendrücken, um möglichst viel Flüssigkeit zu entfernen. Dann den Spinat auf ein Hackbrett geben und fein hacken. Die grob gehackten Walnüsse hinzugeben, kräftig pfeffern und vermengen. Den Mozzarella in kleine Stücke schneiden und beiseitestellen.

Pilze aus dem Ofen nehmen. Vorsichtig einen Teelöffel Pesto über jeden Pilz streichen, dann die Spinatmischung auf die Pilze verteilen. Die Mozzarella-Stücke obenauf streuen und die Form noch einmal fünf bis sechs Minuten in den Ofen stellen, bis der Mozzarella zerläuft und Farbe annimmt.

Die gefüllten Portobello-Pilze auf einen Teller legen, daneben die Salatblätter mit ein wenig darübergeträufeltem Balsamico-Essig anrichten. Sofort servieren.

Tipp
Kaufen Sie ein Pesto guter Qualität – es lohnt sich. Preisgünstige Pestos enthalten oft kein reines Olivenöl, sondern sind mit anderem Öl gemischt; häufig werden auch Cashewnüsse anstatt der Pinienkerne verwendet. Manche Pestos sind sogar mit Kartoffelflocken und Zucker zubereitet. Lesen Sie vor dem Kauf unbedingt die Zutatenliste.

Gebackenes Gemüse mit gegrilltem Halloumi
Für 1 Person

1 Scheibe eines kleinen Kürbisses,
etwa 80 g
½ kleine Aubergine, etwa 80 g
½ grüne Paprikaschote
1 TL Olivenöl
½ große Zucchini, gehackt

Portionen		Nährwerte	
Protein	0	Kilokalorien	233
Fett	0	Kohlenhydrate	6 g
Milchprodukte	1½	Protein	15 g
Obst	0	Ballaststoffe	4 g
Gemüse	4	Salz	0,8 g

Für den Halloumi
50 g fettarmer Halloumi, in
Scheiben
etwas Thymian oder Oregano,
getrocknet

½ TL Olivenöl
1 Handvoll Oreganoblätter, frisch
(optional)

Den Backofen auf 200 °C/Gas Stufe 3 vorheizen.

Die Kürbisscheibe schälen und eventuell vorhandene Kerne und Fäden entfernen, dann in Stücke von 1,5 cm schneiden (das sollte etwa drei gehäufte Esslöffel ergeben). Die Aubergine und die Paprikaschote in etwa gleich große Teile schneiden. Das Olivenöl in eine feuerfeste Form geben und diese in den Backofen stellen, um das Öl zu erwärmen. Wenn es warm ist, die Form kippen, sodass das Öl sich über den Boden verbreitet, und Kürbis, Aubergine und Paprikaschote darauf verteilen und jedes Stück in dem Öl wenden. Die Form für 15 Minuten in den Ofen stellen. Das Gemüse durchrühren und die gehackte Zucchini zugeben. Noch einmal zehn Minuten im Ofen backen, dann kontrollieren, wie weich das Gemüse ist; vielleicht braucht es noch einmal etwa fünf Minuten – je nach Kürbissorte.

Wenn das Gemüse fast fertig ist, den Halloumi zubereiten. Wenn Sie außer dem Backofen noch einen separaten Grill haben, die Halloumi-Scheiben mit Öl bestreichen und mit Kräutern einreiben. Die Halloumi-Scheiben auf Folie legen und beide Seiten grillen.

Ohne separaten Grill erwärmen Sie das Öl in einer kleinen antihaftbeschichteten Pfanne. Beide Seiten des Halloumi mit etwas getrocknetem Thymian oder Oregano bestreuen und die Halloumi-Scheiben im heißen Öl etwa eine Minute auf jeder Seite braten.

Das Gemüse mit Halloumi-Scheiben auf einem Teller anrichten. Je nach Geschmack mit frischen Oreganoblättchen bestreuen und sofort servieren.

Tipp
- Statt des fettarmen Halloumis können Sie auch fettarmen Mozzarella verwenden. Die Zubereitung ist dann etwas anders: Sie streuen 50 g Mozzarella in kleinen Stücken über das weiche Gemüse. Nun die Form unter den heißen Grill stellen, bis der Mozzarella geschmolzen ist. Gleich servieren.

Luftiges Omelett mit Frühlingszwiebeln
Für 1 Person

2 Eier
schwarzer Pfeffer
etwas Sonnenblumenmargarine
3 große Frühlingszwiebeln,
   fein gehackt
10 g fettarmer Cheddar-Käse,
   gerieben

Portionen		Nährwerte	
Protein	2	Kilokalorien	258
Fett	0	Kohlenhydrate	1 g
Milchprodukte	½	Protein	21 g
Obst	0	Ballaststoffe	1 g
Gemüse	1½	Salz	0,7 g

Zum Servieren
1 Handvoll Wasserkresse, etwa 80 g

Eier vorsichtig trennen und Eiweiß und -gelb in separate Schüsseln geben. Das Eigelb luftig aufschlagen und etwas schwarzen

Pfeffer hinzufügen. Das Eiweiß mit einem elektrischen Rührgerät steif schlagen, bis die Spitzen stehen bleiben. Dann behutsam nach und nach unter das aufgeschlagene Eigelb mischen.

Die Sonnenblumenmargarine in einer kleinen antihaftbeschichteten Pfanne auf niedriger bis mittlerer Stufe schmelzen. Die Eiermischung hineingeben, mit einem abgeflachten Pfannenwender oder einem ähnlichen Gerät glatt streichen, dann die Frühlingszwiebeln darüberstreuen und danach den geriebenen Käse. Das Omelett vier bis fünf Minuten stocken lassen, dann sollte es schaumig und warm und die Unterseite goldbraun sein. Jetzt ist es mit einem Messer oder dem Pfannenwender leicht anzuheben. Omelett auf einen Teller gleiten lassen und dabei etwa mittig umklappen. Mit der Wasserkresse garnieren und sofort servieren.

Selleriesalat in Kapern-Senf-Remoulade
Für 1 Person

150 g Knollensellerie
3 Stangen Sellerie

Für das Dressing
½ TL Dijon-Senf
1 EL fettarme Mayonnaise
1 TL Kapern
schwarzer Pfeffer

Portionen		Nährwerte	
Protein	0	Kilokalorien	148
Fett	1	Kohlenhydrate	9 g
Milchprodukte	0	Protein	4 g
Obst	0	Ballaststoffe	5 g
Gemüse	4	Salz	1,6 g

Zum Servieren
1 Handvoll Eisbergsalatblätter, etwa 80 g

Bereiten Sie zuerst das Dressing zu. Senf und Mayonnaise in eine große Schüssel geben. Die Kapern gut spülen (sie sind normalerweise in Salzlake eingelegt), grob hacken, dann auch in die Schüssel geben. Alles mischen, mit schwarzem Pfeffer nach Geschmack würzen.

In einem Topf Wasser zum Kochen bringen. Den Knollensellerie putzen und soweit möglich in etwa 3 cm lange Stücke zerteilen, dann diese in feine Sticks schneiden.

Die Selleriesticks vorsichtig in das kochende Wasser gleiten lassen. Wieder zum Kochen bringen und etwa eine Minute kochen, dann in einem Sieb abtropfen lassen und sofort unter kaltem Wasser abspülen. Gut trocken schütteln, wenn nötig, mit einem sauberen Geschirrtuch oder Küchenpapier trocken tupfen.

Beiseitestellen und den Stangensellerie zubereiten. Alle harten Fäden abziehen, die Stangen längs halbieren und anschließend quer sehr fein schneiden. Die Selleriestücke in die Schüssel mit dem Dressing geben. Die Selleriesticks hinzufügen und alles gut vermischen, sodass das Gemüse vollständig mit dem Dressing bedeckt ist, die Schüssel mit Frischhaltefolie abdecken und eine Stunde kühl stellen.

Auf Eisbergsalatblättern servieren.

Tipp
Dieses Gericht kann auch gut mit Hühnerbrust oder Lachsfilet serviert werden (siehe Seite 314 »Gebackene Hähnchenbrust mit Rosmarin« oder Seite 236 »Lachs in Folie gegart mit aromatischem Salat«).

Orientalisches Pfannengemüse mit mariniertem Tofu und Cashewnüssen
Für 1 Person

150 g fester Tofu
1 Zitrone, Saft
1 TL leichte Sojasoße
1 kleiner oder ½ großer (etwa
  60 g) Pak Choi
6 Frühlingszwiebeln
1 große Knoblauchzehe, fein
  gehackt
1 Stück Ingwer, 1 bis 2 cm, fein
  gehackt
2 TL Rapsöl oder anderes neutral
  schmeckendes Pflanzenöl

2 Handvoll Sojasprossen, etwa
  4 EL
1 EL Cashewnüsse

Portionen		Nährwerte	
Protein	2½	Kilokalorien	286
Fett	1½	Kohlenhydrate	12 g
Milchprodukte	0	Protein	19 g
Obst	0	Ballaststoffe	6 g
Gemüse	2½	Salz	0,6 g

Tofu in etwa 1 cm dicke Scheiben schneiden. Zitronensaft und Sojasoße in einer Schüssel vermischen. Behutsam die erste Tofuscheibe auf eine doppelte Lage Küchenpapier legen, das Küchenpapier umklappen und damit vorsichtig auf den Tofu drücken, um Flüssigkeit abzunehmen. Dann die Scheibe in die Schüssel mit der Marinade geben. Mit den anderen Tofuscheiben ebenso verfahren. Wenn alle Scheiben in der Marinade liegen, noch etwas davon mit einem Löffel über die Tofustücke träufeln. Die Schüssel abdecken und zehn Minuten stehen lassen, dann die Scheiben umdrehen und weitere zehn Minuten marinieren.

Die Blätter des Pak Choi in sehr feine Streifen, dann die Stiele in breitere Streifen schneiden. Die Frühlingszwiebeln in diagonale Ringe schneiden, dabei von dem grünen Lauch nur einen Teil verwenden. Zusammen mit dem gehackten Knoblauch und Ingwer zur Seite stellen.

Das Öl in einem antihaftbeschichteten Wok oder einer großen antihaftbeschichteten Pfanne erhitzen. Den Tofu aus der Marinade nehmen und wieder mit Küchenpapier trocken tupfen. Jede Scheibe halbieren, sodass ungefähr Quadrate entstehen, und vorsichtig in das heiße Öl in der Pfanne geben. Etwa drei Minuten braten, dann vorsichtig wenden. Während des Wendens den Wok vom Herd nehmen, damit der in der Pfanne verbleibende Tofu nicht zu lange brät. Danach die andere Tofuseite braten. Wok vom Herd nehmen, mit einem Pfannenwender die Tofustücke aus dem Wok heben und auf einen Teller legen.

Das im Wok verbliebene Öl nutzen, um darin für drei Minuten unter Rühren die Frühlingszwiebeln, die Pak-Choi-Stiele, den Knoblauch und den Ingwer zu braten. Dann die Sojasprossen und die Streifen der Pak-Choi-Blätter hinzufügen. Kurz durchrühren, einen Esslöffel der Marinade dazugeben und unter Rühren verkochen lassen. Die Cashewnüsse hineingeben und vermischen, nun vorsichtig auch den Tofu hinzufügen. Noch ein paar Sekunden ohne Rühren erhitzen. Das Pfannengemüse auf einem vorgewärmten Teller anrichten und sofort servieren.

Tipp
- Der Umgang mit Tofu kann etwas schwierig sein, aber Tofu ist es wert. Er ist sehr nährstoffreich und nimmt sehr gut Geschmack an.

Blumenkohl-Champignon-Curry mit Joghurt
Für 2 Personen

1 kleiner Blumenkohl (etwa
 200 g), Röschen in etwa 2 cm
 große Stücke gebrochen
250 g Champignons, in Streifen
 geschnitten
½ TL Cayennepfeffer
½ TL gemahlener Koriander
½ TL gemahlener Kumin
½ TL Kurkuma
½ TL gemahlener schwarzer
 Pfeffer
2 TL Rapsöl oder anderes neutral
 schmeckendes Pflanzenöl

Portionen		Nährwerte	
Protein	0	Kilokalorien	153
Fett	1	Kohlenhydrate	8 g
Milchprodukte	1	Protein	10 g
Obst	0	Ballaststoffe	5 g
Gemüse	3	Salz	0,1 g

250 ml kochend heißes Wasser
2 gehäufte EL Naturjoghurt
1 Handvoll Mandelblättchen
 oder gehackte Korianderblätter

Alle Gewürze und den schwarzen Pfeffer in einer kleinen Schüssel vermischen. Öl in einem großen Topf erhitzen, die Gewürze hineingeben und unter Rühren etwa eine Minute rösten. Pilze und Blumenkohlröschen hinzufügen und unter ständigem Rühren für eine Minute erhitzen.

Mit kochendem Wasser ablöschen, dann etwa zehn Minuten bedeckt köcheln lassen. Befindet sich dann noch viel Flüssigkeit im Topf, ohne Deckel bis der Blumenkohl weich ist köcheln lassen; sonst Deckel wieder aufsetzen, aber weiter kontrollieren. Nach fünf Minuten sollte die Soße fast eingekocht sein, sonst die Temperatur für weiteres Einkochen kurz hochstellen. Nicht zu viel in dem Curry rühren, da sonst die Blumenkohlröschen auseinanderbrechen können.

Sobald der Blumenkohl weich und die Soße fast ganz eingekocht ist, Curry in Suppenschalen füllen. Auf jede Portion einen Löffel Joghurt geben und ein paar Mandelblättchen oder Korianderblätter darüberstreuen. Sofort servieren.

Gratin aus grünen Gemüsen
Für 1 Person

1 mittelgroße Tomate, gehackt
½ mittelgroße Zucchini (etwa
*   50 g), in dünne Scheiben*
*   geschnitten*
½ TL Olivenöl
½ kleine Lauchstange, zerkleinert
*   (etwa 80 g)*
1 Knoblauchzehe, fein gehackt
50 g tiefgefrorene Sojabohnen
*   (Asia-Laden)*
einige Broccoli-Röschen (etwa
*   80 g)*

Portionen		Nährwerte	
Protein	1	Kilokalorien	262
Fett	0	Kohlenhydrate	11 g
Milchprodukte	1	Protein	22 g
Obst	0	Ballaststoffe	10 g
Gemüse	4	Salz	0,8 g

30 g Edamer, gerieben
schwarzer Pfeffer

Backofen auf 180 °C/Gas Stufe 2 vorheizen. Eine etwa 5 cm tiefe, kleine Auflaufform bereitstellen.

Die gehackte Tomate mit einem Esslöffel Wasser in einen kleinen antihaftbeschichteten Topf geben. Zum Köcheln bringen und gut darauf achten, dass genug Flüssigkeit im Topf ist, eventuell Wasser nachgießen, damit die Tomate nicht anbrennt (das hängt davon ab, wie saftig die Tomate ist). Wenn die Tomate weich ist, Topf vom Herd nehmen und die Tomate über einer kleinen Schüssel in ein Sieb gießen. Fest ausdrücken, der Saft wird nicht mehr benötigt.

Das Olivenöl in einen Topf hineingeben und erhitzen. Lauch und Knoblauch in das heiße Öl geben und unter Rühren erhitzen, bis sie gerade Farbe annehmen. Die abgetropften Tomatenstückchen hinzugeben und etwa eine Minute kochen, bis die Flüssigkeit zur Hälfte eingekocht ist. In der Zwischenzeit Wasser in einem anderen Topf zum Kochen bringen. Die tiefgefrorenen Sojabohnen in das kochende Wasser geben und etwa eine Minute kochen. Broccoli-Röschen hinzufügen, noch ein paar Minuten kochen. Schließlich noch die Zucchinischeiben dazugeben und eine weitere Minute kochen.

Das Gemüse gut abtropfen lassen. Die Zucchinischeiben vorsichtig herausnehmen und beiseitestellen, den Rest des Gemüses in die Auflaufform schichten. Die Tomaten-Lauch-Soße darübergießen – keine Sorge, wenn es Ihnen etwas wenig vorkommt – und die Zucchinischeiben obenauf legen, sodass alles damit bedeckt ist. Zucchini behutsam, aber fest andrücken. Nun den geriebenen Edamer darüberstreuen und großzügig schwarzen Pfeffer darübermahlen. Form in den Ofen schieben und 30 Minuten backen, bis die Oberseite sich golden färbt.

Das Gratin aus dem Ofen nehmen. Vorsichtig die Käse-Zucchini-Auflage abheben und auf eine Seite eines Tellers legen. Mit einem Schaumlöffel die Gemüse aus der Form heben und daneben anrichten, dann etwas von der tomatigen Backflüssigkeit darüberträufeln. Sofort servieren.

Tipp
- Dieses Rezept ist sehr variabel und bietet sich für viele Abwandlungen an. Zum Beispiel können Sie für den Käsebelag nur eine halbe in Scheiben geschnittene Zucchini verwenden und dazu mehrere Handvoll grob gehackten Grünkohl. Den Kohl vorher kurz in kochendem Wasser blanchieren und dann gut abtropfen lassen.

Erfrischende Getränke

Ayran-Joghurt-Drink
Für 1 Person

100 g Naturjoghurt
eisgekühltes Wasser, still oder mit
Kohlensäure

Portionen		Nährwerte	
Protein	0	Kilokalorien	79
Fett	0	Kohlenhydrate	8 g
Milchprodukte	1½	Protein	6 g
Obst	0	Ballaststoffe	0 g
Gemüse	0	Salz	0,2 g

Joghurt in ein hohes Glas geben und mit dem Wasser auffüllen. Verrühren, bis beides gleichmäßig verbunden ist, und sofort trinken.

Grüner Pfefferminztee
Für 1 Person

Tee kann unbegrenzt getrunken werden, er hat keine Kalorien.

1 große Handvoll frische Minze
1 Teebeutel Grüntee

Die Pfefferminzblätter von den Stängeln zupfen. Teekanne oder -becher mit etwas kochendem Wasser füllen, dieses wieder abgießen, dann die Pfefferminzblätter hineingeben. Gerade genug Wasser einfüllen, bis die Blätter bedeckt sind, umrühren, das Wasser abgießen, aber die Blätter zurückhalten. Nun den Teebeutel hinzufügen und die Kanne oder den Becher mit heißem Wasser auffüllen. Vor dem Trinken zehn Minuten ziehen lassen.

Zitronen-Ingwer-Tee
Für 1 Person

Tee kann unbegrenzt getrunken werden, er hat keine Kalorien.

½ Zitrone
1 Stück frische Ingwerwurzel, 2 cm, geschält

Von der halben Zitrone eine Scheibe abschneiden, den Saft der restlichen Zitronenhälfte in ein hitzefestes Glas oder einen Becher auspressen, Ingwerwurzel dazureiben. Mit kochendem Wasser aufgießen, die Zitronenscheibe hinzufügen, gut umrühren und vor dem Trinken fünf Minuten ziehen lassen.

Tipps
- Für ein herzhaftes Getränk ¼ Teelöffel Hefeextrakt in heißem Wasser auflösen.
- Bereiten Sie einen Zitronenmelisse-Tee wie den grünen Pfefferminztee, aber lassen Sie den Teebeutel weg.
- Bereiten Sie einen Chili-»Tee«, wenn Sie sich mutig fühlen oder merken, dass Sie eine Erkältung bekommen könnten. Geben Sie eine kleine Menge gehackte Chilischote zu dem Zitronen-Ingwer-Getränk, aber seihen Sie es vor dem Trinken durch ein Sieb in ein sauberes Glas ab.
- Einen wunderbar kühlenden Pfefferminztee erhalten Sie, wenn Sie den Teebeutel weglassen und stattdessen die doppelte Menge Minzeblätter nehmen. Lassen Sie das Teekonzentrat abkühlen, dann gießen Sie etwas davon (nach Geschmack) in ein Glas und füllen mit Sodawasser auf. Sie können zusätzlich noch Eiswürfel hinzufügen.

10. Rezepte für die nicht eingeschränkten Tage

Rezepte für die fünf nicht eingeschränkten Tage

Rezept	Seite
Frühstück	
Haferbrei mit getrockneten Früchten (V)	286
Klassisches Müsli (V)	287
Suppen	
Zucchinisuppe mit Basilikum und Tomaten-Salsa (V)	288
Linsensuppe mit Spinat und einem Hauch Zitrone (V)	289
Cremige Pilzsuppe (V)	291
Rote-Paprika-Suppe (V)	292
Salate und leichte Snacks	
Griechischer Bauernsalat (V)	294
Weißer Bohnensalat mit hart gekochten Eiern (V)	295
Zweierlei Kartoffelsalat (V, mit nicht-vegetarischer Variante)	296
Warmer Rote-Bete-Salat mit Feta	298
Thunfisch-Bohnen-Salat	299
Taboulé (V, mit nicht-vegetarischem Vorschlag)	301
Rotkohl-Salat mit Nüssen und Samen (V)	302
Fisch und Meeresfrüchte	
Garnelen mit Bohnen, Tomaten und Thymian	303
Schnelles Fisch-Curry	304

Rezept	Seite
Reispfanne mit frischem Lachs	306
Lachs mit Linsen	307
Fisch-Couscous	309
Kleine Kartoffel-Fisch-Küchlein	311
Karibischer Reistopf mit Garnelen	313
Huhn	
Gebackene Hähnchenbrust mit Rosmarin	314
Hähnchen-Kasserolle mediterrane Art	316
Tajine mit Hühnerfleisch, Möhren und Kichererbsen	317
Fajitas mit Hühnerfleisch	319
Fleisch	
Klassische Frikadellen (mit V-Vorschlag)	321
Marinierte Lamm-Kebabs mit roten Zwiebeln und einer Joghurt-Pfefferminz-Soße	323
Rindfleisch-Pfanne thailändische Art mit Limette, roter Zwiebel und Gurke	324
Rindfleischbällchen in Soße	326
Vegetarisches	
Knackige gefüllte Paprikaschoten mit Rucola und Raita (V)	327
Pasta Arrabiata (und universelle Tomatensoße) (V)	329
Bostoner gebackene Bohnen (V)	331
Orzotto mit Erbsen und Saubohnen (V)	333
Bohnen-Paprika-Chili (V)	334
Lasagne mit Paprikaschoten, Zucchini und Pilzen (V)	336
Zucchini-Frittata (V)	338
Auberginen-Curry mit Kichererbsen, Reis und einer Mango-Raita (V)	339
Süßes und Desserts	
Zitronen-Blaubeer-Joghurt-Kuchen (V)	341
Joghurt-Eiscreme mit Himbeeren (V)	342
Zitronen-Honig-Frischkäse-Creme (V)	343

Rezept	Seite
Knuspriger Brombeer-Apfel-Crumble (V)	344
Crêpes (V)	345
Aprikosen-Apfel-Obstsalat (V)	347
Mit Mandeln gefüllte Nektarinen aus dem Backofen (V)	348
Schokoladen-Orange-Mousse (V)	349
Pflaumencreme (V)	350
Apfeldessert mit Heidehonig (V)	351
Türkische Trockenobst-Kaltschale (V)	352

Frühstück

Haferbrei mit getrockneten Früchten
Für 1 Person

2 gehäufte EL Haferflocken
  (etwa 40 g)
1 gestrichener TL Sultaninen
250 ml Wasser oder fettarme oder
  Magermilch
2 getrocknete Aprikosen, gehackt

Portionen		Nährwerte	
bei Verwendung von Magermilch			
Kohlenhydrate	2	Kilokalorien	286
Protein	0	Kohlenhydrate	53 g
Fett	0	Protein	13 g
Milchprodukte	1	Ballaststoffe	5 g
Obst	1	Salz	0,3 g
Gemüse	0		

Haferflocken und Sultaninen in einen kleinen antihaftbeschichteten Topf geben und Wasser oder Milch hinzugießen. Den Inhalt bei mittlerer Hitze zum Köcheln bringen. Etwa zehn Minuten kochen, dabei immer wieder umrühren, damit der Haferbrei nicht anbrennt.

Der Haferbrei sollte blubbern und dick werden. Hat er die gewünschte Konsistenz, in eine Schüssel füllen und die gehackten Aprikosen darüberstreuen. Sofort servieren.

Tipps

- Alternativ können Sie zwei gehackte Mandeln zu den Aprikosen geben.
- Wenn Sie den Haferbrei süßer mögen, rühren Sie 1 TL klaren Honig ein.

Klassisches Müsli
Für 2 Personen

80 g Haferflocken
4 getrocknete Aprikosen, gehackt
4 EL ungesüßter Apfelsaft
1 Apfel, ungeschält
2 EL fettarmer Naturjoghurt
6 Paranüsse, gehackt
2 TL klarer Honig (optional)

Portionen		Nährwerte	
bei Verwendung ohne Honig			
Kohlenhydrate	2	Kilokalorien	283
Protein	0	Kohlenhydrate	45 g
Fett	1	Protein	8 g
Milchprodukte	½	Ballaststoffe	6 g
Obst	1	Salz	0,1 g
Gemüse	0		

Am Abend, bevor Sie das Müsli essen wollen, Haferflocken, gehackte Aprikosen und Apfelsaft in einer Schüssel vermischen. Schüssel abdecken und über Nacht stehen lassen.

Am nächsten Morgen den Apfel in die Mischung reiben und gut verrühren. Den Joghurt hinzufügen und nochmals alles mischen. Eine Bratpfanne erhitzen und die gehackten Nüsse hineingeben. Umrühren, bis sie Farbe annehmen. Das Müsli auf zwei Schälchen aufteilen und die gerösteten Nüsse darüberstreuen. Wenn gewünscht, den Honig daufträufeln.

Suppen

Zucchinisuppe mit Basilikum und Tomaten-Salsa
Für 4 Personen

2 TL Olivenöl
2 mittelgroße Zwiebeln, ge-
  hackt
1 kg Zucchini, grob gehackt
4 Knoblauchzehen, zer-
  drückt
1 l salzarme Gemüsebrühe
2 mittelgroße Tomaten, fein
  gehackt
1 Handvoll Basilikumblätter
schwarzer Pfeffer

Portionen		Nährwerte	
Kohlenhydrate	0	Kilokalorien	146
Protein	0	Kohlenhydrate	17 g
Fett	0	Protein	9 g
Milchprodukte	½	Ballaststoffe	5 g
Obst	0	Salz	1 g
Gemüse	4		

Zum Servieren
4 EL fettarmer griechischer
  Joghurt

Olivenöl bei mittlerer Temperatur in einem antihaftbeschichteten Topf erhitzen und die Zwiebeln hinzugeben und unter Rühren etwa fünf Minuten braten, bis sie weich werden. Dann Zucchini und Knoblauch hineinrühren und noch einige Minuten braten. Mit Brühe ablöschen, Hitze erhöhen und Suppe zum Kochen bringen. Weitere zehn Minuten oder bis die Zucchini weich sind kochen.

Währenddessen die Salsa zubereiten. Tomatenstückchen in eine kleine Schüssel geben. Einen Teil der Basilikumblätter klein zupfen und hinzufügen. Großzügig mit Pfeffer würzen und alles gut vermischen. Ruhen lassen, bis die Suppe fertig ist.

Die fertige Suppe vom Herd nehmen und etwas abkühlen lassen, dann glatt pürieren, eventuell vorsichtig wieder erhitzen. Die übrigen Basilikumblätter klein zupfen und in die pürierte Suppe geben. Diese in vier Schälchen füllen. Die Salsa ebenfalls auf die Suppenschälchen verteilen, zum Beispiel in die Mitte der Suppe sprenkeln. Danach je einen Klecks griechischen Joghurt dazugeben. Sofort servieren.

Tipps
- Wenn Sie Brot zur Suppe möchten, wählen Sie Vollkornbrot anstatt Weißbrot.
- Dieses Rezept eignet sich, um eine größere Menge zu kochen und einzufrieren. Die Salsa sollten Sie aber frisch zubereiten.

Linsensuppe mit Spinat und einem Hauch Zitrone
Für 4 Personen

125 g grüne Linsen
250 g frische Spinatblätter
1 TL Olivenöl
1 mittelgroße Zwiebel, gehackt
1 Knoblauchzehe, fein gehackt
1 TL Tomatenpüree
750 bis 850 ml salzarme Gemüsebrühe
½ Zitrone, Saft
schwarzer Pfeffer

Portionen		Nährwerte	
Kohlenhydrate	0	Kilokalorien	138
Protein	1½	Kohlenhydrate	20 g
Fett	0	Protein	10 g
Milchprodukte	0	Ballaststoffe	6 g
Obst	0	Salz	1,1 g
Gemüse	1		

Die Linsen unter fließendem Wasser in einem Sieb waschen. In einen Topf geben, mit Wasser bedecken und bei mittlerer Hitze 15 bis 20 Minuten oder bis sie beginnen weich zu werden kochen. Wieder spülen, dann beiseitestellen.

Spinatblätter waschen, harte Stängel entfernen und Blätter und zarte Stängel hacken. Olivenöl in einer Pfanne erhitzen und die gehackten Zwiebeln hineingeben. Sanft braten, bis sie sehr weich sind, aber nicht gebräunt (etwa zehn Minuten), dann den Knoblauch hinzufügen. Nach einer weiteren Minute die Linsen einrühren.

Die nassen Spinatblätter und die gehackten Stängel unterrühren. Tomatenpüree mit der Gemüsebrühe vermischen und genügend Flüssigkeit in den Topf geben, damit Spinatblätter und Linsen davon bedeckt sind. Fünf Minuten kochen, dann den Zitronensaft hineingeben und noch einmal fünf Minuten kochen (durch die kurze Kochzeit soll die lebhaft grüne Farbe des Spinats erhalten bleiben).

Den Topf erst vom Herd nehmen, wenn die Zwiebeln und Linsen wirklich weich sind. Suppe etwas abkühlen lassen, dann pürieren, bis sie fast glatt ist, eventuell noch einmal erhitzen. Abschmecken und nach Bedarf etwas schwarzen Pfeffer hinzufügen. Gleich servieren.

Tipp
Dieses Rezept eignet sich, um eine größere Menge zuzubereiten und einzufrieren.

Cremige Pilzsuppe
Für 2 Personen

*2 TL Rapsöl oder anderes
   Pflanzenöl*
2 mittelgroße Zwiebeln, gehackt
*600 g große flache Champignons
   oder Feldegerlinge, in Stücke
   geschnitten*
*1 kleine Messerspitze Cayenne-
   pfeffer*
900 ml salzarme Gemüsebrühe
*200 ml fettarme oder Mager-
   milch*
*1 Thymianzweig oder eine Mes-
   serspitze getrocknete gemischte
   Kräuter*
schwarzer Pfeffer

Portionen		Nährwerte	
Kohlenhydrate	0	Kilokalorien	188
Protein	0	Kohlenhydrate	20 g
Fett	½	Protein	12 g
Milchprodukte	1	Ballaststoffe	6 g
Obst	0	Salz	1,1 g
Gemüse	5		

Zum Servieren
*40 g griechischer fettarmer oder
   Magerjoghurt*

Tipp
Beim Vorbereiten der Pilze brauchen Sie nur die Erde abzuwischen und das Stielende abzuschneiden. Das Schälen ist nur selten notwendig.

Das Öl in einem großen Topf bei mittlerer Temperatur erhitzen, die Zwiebeln hineingeben und unter Rühren etwa fünf bis zehn Minuten garen, bis sie weich, aber nicht braun sind.

Cayennepfeffer zu der Zwiebel in den Topf geben und ein paar Sekunden rühren, bevor die Pilzstücke hinzugefügt werden. Einige Minuten unter ständigem Rühren anbraten. Mit Gemüsebrühe und Milch ablöschen. Die Blättchen von dem Thymianzweig in den Topf streifen oder die getrockneten gemischten

Kräuter einrühren. Suppe 20 Minuten köcheln, dann abschmecken und nach Geschmack schwarzen Pfeffer hineinmahlen.

Suppe etwas abkühlen lassen und pürieren – sie sollte nicht ganz glatt sein. Falls nötig, etwas Wasser hinzufügen und eventuell erneut erhitzen. Auf vier Schälchen verteilen und mit je zwei Teelöffel griechischem Joghurt dekorieren.

Tipps
- Für eine gröbere Struktur pürieren Sie etwa die Hälfte der Pilzsuppe und mischen diesen Teil dann mit der unpürierten Suppe.
- Wenn Sie einen intensiveren Geschmack bevorzugen, können Sie verschiedene Pilzsorten kombinieren, zum Beispiel braune Champignons, Birkenpilze oder Steinpilze.
- Dieses Rezept eignet sich, um eine größere Menge zuzubereiten und einzufrieren.

Rote Paprikasuppe
für 4 Personen

2 TL Olivenöl
4 rote Paprikaschoten
1 mittelgroße Zwiebel, gehackt
2 Knoblauchzehen, fein gehackt
900 ml bis 1 Liter salzarme Gemüsebrühe
1 Dose mit 400 g Canellini-Bohnen (weiße Bohnen), abgetropft und gespült

Portionen		Nährwerte	
Kohlenhydrate	0	Kilokalorien	147
Protein	1	Kohlenhydrate	24 g
Fett	0	Protein	7 g
Milchprodukte	0	Ballaststoffe	8 g
Obst	0	Salz	0,9 g
Gemüse	2		

Den Grill vorheizen. Paprikaschoten halbieren und Kerne entfernen. Das Öl in eine kleine Schüssel geben und damit die Hautseite der Paprikahälften bestreichen. Die Paprikahälften mit der Hautseite nach oben auf ein Backblech legen und dieses unter den heißen Grill schieben. Die Paprika so lange backen, bis die Haut Blasen schlägt und beginnt schwarz zu werden. Das kann je nach Grilltemperatur bis zu 20 Minuten dauern.

Backblech aus dem Ofen nehmen und die Paprikaschoten mit einem Geschirrtuch bedecken und etwa zehn Minuten abkühlen lassen, um sie weiter zu verarbeiten. Dann vorsichtig die Haut abziehen, Paprikafleisch klein schneiden und vorerst zur Seite stellen.

Das übrige Öl in einen großen Topf geben, bei mittlerer Hitze Zwiebel hinzufügen und auf kleiner Flamme sieben bis acht Minuten braten, dann den Knoblauch hinzufügen und weitere zwei bis drei Minuten braten. Dabei umrühren, damit nichts anbrennen kann. Bei Bedarf ein paar Löffel Brühe hinzufügen und verkochen lassen. Nun das Paprikahack und die Canellini-Bohnen in den Topf geben, mit Brühe bedecken, gut umrühren und 15 Minuten köcheln lassen. Den Topf vom Herd nehmen und die Suppe etwas abkühlen lassen, bevor sie püriert wird. Danach vorsichtig wieder erhitzen. Abschmecken und servieren.

Tipps

- Wenn Sie dieses Suppenrezept mit Fleisch verfeinern möchten, eignen sich dazu einige klein geschnittene Stückchen gekochte Hühnerbrust. Fügen Sie das Fleisch zu Paprika und Bohnen, nachdem diese zehn Minuten in der Brühe gekocht haben. Dann nicht pürieren, sondern als Eintopf servieren.
- Dieses Rezept eignet sich, um eine größere Menge zuzubereiten und einzufrieren.

Salate und leichte Snacks

Griechischer Bauernsalat
Für 2 Personen

1 kleiner Römersalat oder 2 Salat-
  herzen
4 große reife Tomaten, gehackt
½ Gurke, etwa 180 g
1 kleine rote Zwiebel, in feine
  Spalten geschnitten oder
  6 Frühlingszwiebeln, fein
  gehackt
1 EL Olivenöl
1 TL Balsamico-Essig
100 g Feta
20 schwarze Oliven,

Portionen		Nährwerte	
Kohlenhydrate	0	Kilokalorien	265
Protein	0	Kohlenhydrate	13 g
Fett	2	Protein	11 g
Milchprodukte	1½	Ballaststoffe	6 g
Obst	0	Salz	2,1 g
Gemüse	4		

entsteint und in Ringe
geschnitten
schwarzer Pfeffer

Salatblätter waschen, klein zupfen und auf zwei Teller verteilen.

Tomaten in eine Schüssel geben. Die Gurke längs halbieren, dann klein schneiden und zu den Tomaten hinzufügen. Die Zwiebel zu Tomaten und Gurke in die Schüssel geben.

Öl und Essig in ein kleines Glas mit Schraubverschluss füllen (zum Beispiel ein sauberes Marmeladenglas). Deckel festschrauben und für das Dressing gut schütteln. Das Dressing über Tomaten, Gurke und Zwiebel träufeln und alles vermischen.

Feta aus der Verpackung nehmen und unter laufendem Wasser abspülen, dann mit Küchenpapier trocken tupfen. Auf einem Teller den Feta in kleine Würfel schneiden – einige Feta-Arten lassen sich gut zerkrümeln, andere müssen geschnitten werden. Den zerkleinerten Feta in die Schüssel mit den Tomaten geben. Alles noch einmal vorsichtig umrühren, dann auf den Salatblättern anrichten. Die Olivenringe über den Salat streuen, mit etwas schwarzem Pfeffer würzen und servieren.

Weißer Bohnensalat mit hart gekochten Eiern
Für 2 Personen

2 Eier
½ Dose mit 400 g weißen
Bohnen
½ Dose mit 400 g Augenbohnen
(auch Kuh- oder Schlangen-
bohnen)
1 mittelgroße Zwiebel, in Vierteln
1 Lorbeerblatt
½ Zitrone, Saft
1 EL Olivenöl
3 Selleriestangen, klein
geschnitten
1 große Handvoll glatte Peter-
silie, gehackt

Portionen		Nährwerte	
Kohlenhydrate	0	Kilokalorien	326
Protein	3	Kohlenhydrate	30 g
Fett	1	Protein	19 g
Milchprodukte	0	Ballaststoffe	12 g
Obst	0	Salz	0,5 g
Gemüse	1½		

1 kleiner Römersalat, Blätter
einzeln
schwarzer Pfeffer
10 schwarze Oliven, entsteint
und halbiert

Die Eier zehn Minuten kochen und unter fließendem kaltem Wasser abschrecken. In eine Schüssel mit Eiswasser legen und an einen kühlen Ort stellen.

Die Bohnen gründlich spülen, mit Lorbeerblatt und Zwiebelvierteln in einen großen Topf geben und mit Wasser bedecken. Bei mittlerer Temperatur zum Köcheln bringen und fünf Minuten köcheln, dann gut abtropfen lassen.

Die Bohnen etwas abkühlen lassen, sie sollen nicht mehr heiß, aber noch warm sein. Das Lorbeerblatt wird nicht weiterverwendet. Je nach Geschmack zwei bis vier der Zwiebelviertel in dünne Spalten schneiden und zu den Bohnen geben.

In einer großen Schüssel Zitronensaft, Olivenöl, Sellerie und Petersilie vermischen. Die warmen Bohnen und Zwiebeln hinzufügen und alles gut verrühren. Schüssel abdecken und für das Aroma 30 Minuten ziehen lassen.

Die Salatblätter grob zupfen und auf zwei Teller verteilen. Bohnen abschmecken und nach Geschmack mit schwarzem Pfeffer würzen. Noch einmal umrühren und auf den Salatblättern anrichten. Die hart gekochten Eier pellen und in Viertel schneiden. Den Bohnensalat mit den Eiervierteln und den Olivenhälften garnieren und servieren.

Zweierlei Kartoffelsalat
Für 2 Personen

250 g neue Kartoffeln mit Schale
2 TL Balsamico-Essig
schwarzer Pfeffer
100 g fettarmer Naturjoghurt
2 TL Dijon-Senf

Nicht-vegetarischer Salat
1 kleine rote Zwiebel, in Ringe
* geschnitten*
200 g geräucherte Makrele
1 Spritzer Zitronensaft
½ bis 1 TL Meerrettichpaste
* (nach Geschmack)*

Portionen		Nährwerte	
Kohlenhydrate	1	Kilokalorien	501
Protein	3½	Kohlenhydrate	28 g
Fett	0	Protein	25 g
Milchprodukte	½	Ballaststoffe	3 g
Obst	0	Salz	2,7 g
Gemüse	½		

Vegetarischer Salat
6 Frühlingszwiebeln, gehackt
½ reife Avocado
¼ Gurke, ohne Kerne und fein
* gehackt*
2 hart gekochte Eier

Portionen		Nährwerte	
Kohlenhydrate	1	Kilokalorien	371
Protein	1	Kohlenhydrate	29 g
Fett	2	Protein	15 g
Milchprodukte	½	Ballaststoffe	7 g
Obst	0	Salz	1 g
Gemüse	1½		

Zum Servieren
schwarzer Pfeffer
1 Handvoll Salatblätter, etwa 30 g

Die neuen Kartoffeln in etwa 1,5 cm große Stücke schneiden und in einen großen Topf mit Wasser geben. Mit Deckel kochen, bis die Kartoffeln weich sind. Abtropfen lassen und mit dem Balsamico und etwas schwarzem Pfeffer in eine Schüssel füllen. Behutsam mit einem Holzlöffel wenden, dann Joghurt und Senf dazugeben und noch einmal umrühren. Die Kartoffeln sollten noch recht warm sein, weil sie so die Aromen besser aufnehmen als kalte Kartoffeln.

Für die nicht-vegetarische Variante die rote Zwiebel zu den Kartoffeln geben und unterrühren. Je nach Geschmack Meerrettich dazufügen. Die geräucherte Makrele vorsichtig in mittelgroße Stücke zerteilen, die Haut und eventuelle Gräten entfernen und etwas Zitrone darüberträufeln. Zu den Kartoffeln geben und alles gut vermischen.

Für die vegetarische Variante die Frühlingszwiebeln unter die Kartoffeln mischen. Das Avocadofleisch einmal längs und einmal quer bis zur Schale einschneiden und von der Avocadoschale lösen. Zusammen mit den Gurkenstückchen zu den Kartoffeln geben und vorsichtig unterrühren. Ein paar Salatblätter auf zwei Tellern anrichten und den Kartoffelsalat darauf verteilen. Die hart gekochten Eier pellen, fein hacken und darüberstreuen.

Beide Salatvarianten abschmecken, eventuell Pfeffer darübermahlen und auf den grünen Salatblättern servieren. Der Salat mit Makrele schmeckt besonders gut, wenn er noch etwas warm ist.

Warmer Rote-Bete-Salat mit Feta
Für 2 Personen

10 bis 12 kleine bis mittelgroße
  Rote Bete, ungekocht
1 Beutel gemischte Salatblätter,
  etwa 120 g
100 g Feta
1 kleine rote Zwiebel, in feinen
  Ringen
1 TL Olivenöl
1 TL Zitronensaft
1 kleiner Thymianzweig,
  Blättchen gezupft

Portionen		Nährwerte	
Kohlenhydrate	0	Kilokalorien	204
Protein	0	Kohlenhydrate	12 g
Fett	½	Protein	10 g
Milchprodukte	1½	Ballaststoffe	4 g
Obst	0	Salz	2 g
Gemüse	2		

schwarzer Pfeffer

Backofen auf 200 °C/Gas Stufe 3 vorheizen.

Die Rote Bete vorsichtig säubern, aber nicht schrubben. Nur die Blätter abschneiden und etwa 1 cm der Stiele stehen lassen, schälen und Wurzel entfernen. Die Rote Bete auf ein großes Stück Alufolie legen, dann die Folie darüber zusammenklappen und ein festes Päckchen formen. Dieses auf ein Backblech setzen und im Ofen backen, bis die Rote Bete leicht nachgibt, wenn man das Päckchen drückt. Das dauert mindestens 30 Minuten, je nach Größe. Gar ist die Rote Bete, wenn ein Messer leicht durch das Fleisch geht. Die Haut sollte etwas schrumpelig sein.

Das Päckchen vorsichtig öffnen und die Rote Bete abkühlen lassen, bis man sie weiterverarbeiten kann. Dann die Haut abziehen; das sollte einfach gehen, aber eventuell muss man mit einem Messer etwas nachhelfen. Die geschälten Rote Bete beiseitestellen.

Die Salatblätter auf zwei Tellern verteilen. Die warmen Roten Bete klein schneiden und über die Salatblätter geben. Dann den Feta spülen, mit Küchenpapier trocken tupfen und gleichmäßig über die Rote Bete krümeln. Die roten Zwiebeln nach Geschmack darüberstreuen. Für das Dressing Olivenöl, Zitronensaft und Thymianblättchen in eine kleine Schüssel geben, gut durchschlagen und über den Salat gießen. Etwas schwarzen Pfeffer darübermahlen und sofort servieren.

Tipp

- Wenn Sie keine frischen Rote Bete bekommen können, verwenden Sie gekochte. Lassen Sie dann nur das Backen weg. Stattdessen im Ofen kurz anwärmen. Wenn Sie nur sehr große frische Rote Bete bekommen können, verwenden Sie lieber kleinere gekochte. In Essig eingelegte Rote Bete eignen sich nicht für dieses Rezept.

Thunfisch-Bohnen-Salat
Für 2 Personen

1 Dose mit 400 g gemischten Bohnen in Wasser
1 Knoblauchzehe, geschält, ganz
1 EL Olivenöl
1 TL Balsamico-Essig
½ TL Dijon-Senf
1 Spritzer Zitronensaft
10 Frühlingszwiebeln, in feine Ringe geschnitten
5 Radieschen, halbiert und in feine Scheiben geschnitten
1 kleine Handvoll glatte Petersilie (optional), fein gehackt
1 Dose von 160 bis 185 g Thunfisch in Wasser
schwarzer Pfeffer
1 Schale Rucola oder ähnlich stark schmeckende Salatblätter, etwa 140 g

Portionen		Nährwerte	
Kohlenhydrate	0	Kilokalorien	281
Protein	4	Kohlenhydrate	25 g
Fett	1	Protein	26 g
Milchprodukte	0	Ballaststoffe	11 g
Obst	0	Salz	0,4 g
Gemüse	1½		

Die Bohnen abtropfen und spülen und mit dem Knoblauch in einen Topf geben. Mit frischem Wasser bedecken, bei mittlerer Temperatur zum Köcheln bringen. Die Herdplatte ausschalten und die Bohnen abgedeckt ein paar Minuten ziehen lassen, währenddessen das Dressing zubereiten.

Olivenöl, Essig und Senf in eine kleine Schüssel geben und etwas Zitronensaft dazugeben. Mit einem Schneebesen kräftig verquirlen, sodass eine sämige Vinaigrette entsteht. Die warmen Bohnen abtropfen, die Knoblauchzehe entfernen und die Bohnen in eine große Schüssel füllen. Das Dressing darübergießen und gut mit den Bohnen vermischen. Etwa zehn Minuten abkühlen lassen.

Die Frühlingszwiebeln und Radieschen zu den Bohnen geben, je nach Geschmack Petersilie hinzugeben und alles gut vermischen.

Thunfisch abgießen und den Fisch in große Stücke teilen und auf die Bohnen legen. Etwas schwarzen Pfeffer darübermahlen und dann vorsichtig den Thunfisch unter die Bohnen mengen. Die Fischstückchen sollten nicht zu sehr zerfallen. Die Salatblätter auf zwei Teller verteilen und den Thunfisch-Bohnen-Salat darauf anrichten. Sofort servieren.

Tipp
Bei diesem Rezept brauchen Sie eine Dose gemischte Bohnen. Diese enthält meist Kichererbsen, Wachtelbohnen, Kidney-Bohnen und weiße Bohnen. Grüne Bohnen eignen sich nicht für dieses Rezept!

Taboulé
Für 4 Personen

100 g Couscous oder Bulgur
1 große Zitrone, Saft
2 große Bund glatte Petersilie,
  etwa 200 g
1 kleines Bund frische Pfeffer-
  minze
3 große Tomaten, fein gehackt
2 mittelgroße rote Zwiebeln, fein
  gehackt
1 EL Olivenöl

Portionen		Nährwerte	
Kohlenhydrate	1	Kilokalorien	140
Protein	0	Kohlenhydrate	24 g
Fett	½	Protein	5 g
Milchprodukte	0	Ballaststoffe	5 g
Obst	0	Salz	< 0,1 g
Gemüse	2		

schwarzer Pfeffer

Couscous oder Bulgur in eine Schüssel füllen und gut mit kochendem Wasser bedecken (oder die Anleitung auf der Packung befolgen). Gut verrühren, dann die Schüssel abdecken und etwa fünf Minuten quellen lassen. Durchrühren und eventuelle Klumpen auflösen. Probieren Sie mit einem kleinen Löffel, die Körnchen sollten weich sein, gegebenenfalls lassen Sie die Schüssel noch ein paar Minuten stehen. Dann den Getreidebrei in ein Sieb geben, gut abtropfen lassen und mit der Rückseite eines Holzlöffels drücken, um überschüssiges Wasser zu entfernen. Die leere Schüssel ausspülen und abtrocknen, dann den Zitronensaft hineingießen. Die warmen Körner wieder in die Schüssel zu dem Zitronensaft geben und gut verrühren, damit sie den Saft aufnehmen.

Von Petersilie und Minze die harten Stängelteile entfernen, während die Kräuter noch gebündelt sind. Die Blätter fein hacken und in eine große Schüssel geben, dann die gehackten Tomaten und die Zwiebel hinzufügen. Das Getreide, das Olivenöl und etwas schwarzen Pfeffer dazugeben. Alles gut vermischen, abschmecken und servieren.

Tipps

- In diesen erfrischenden mediterranen Salat gehört sehr viel Petersilie. Er schmeckt köstlich zu kaltem Huhn, zum Beispiel der »Gebackenen Hähnchenbrust mit Rosmarin« (siehe Seite 314).
- Kaufen Sie – wenn möglich – Vollkorn-Couscous; bereiten Sie ihn nach Packungsanleitung zu.

Rotkohlsalat mit Nüssen und Kürbiskernen
Für 2 Personen

100 g Rotkohl, klein geschnitten
2 mittelgroße Möhren, geschält
und grob gerieben
1 große Selleriestange, klein
geschnitten
1 mittelgroße rote Zwiebel, in
Ringe geschnitten
3 EL fettarme Mayonnaise
4 Walnusshälften, gehackt
2 TL Kürbiskerne

schwarzer Pfeffer

Portionen		Nährwerte	
Kohlenhydrate	0	Kilokalorien	194
Protein	0	Kohlenhydrate	15 g
Fett	2	Protein	4 g
Milchprodukte	0	Ballaststoffe	6 g
Obst	0	Salz	0,7 g
Gemüse	2½		

Kohlstreifen, Möhrenraspel und Selleriestückchen in eine große Schüssel füllen. Die Zwiebelringe in kleinere Teile schneiden und zu der Kohl-Möhren-Sellerie-Masse geben, alles gut vermischen.

Die Mayonnaise und eine großzügige Menge frisch gemahlenen schwarzen Pfeffer hinzufügen und mit dem Rotkohlsalat vermengen. Die Walnüsse hacken und kurz vor dem Servieren zusammen mit den Kürbiskernen über den Kohlsalat streuen.

Tipps
- Dieser frische Krautsalat ist sehr gesund. Sie können ihn auch mit einem krossen Vollkornbrötchen oder Haferkeksen essen. Er passt perfekt zu kaltem Huhn und lässt sich gut als Mittagsmahlzeit mitnehmen.
- Wenn Sie keinen Rotkohl bekommen, können Sie stattdessen auch Weißkohl nehmen.

Fisch und Meeresfrüchte

Garnelen mit Bohnen, Tomaten und Thymian
Für 2 Personen

1 Dose mit 400 g Wachtelbohnen
250 g frische Tomaten, grob
  gehackt
200 g rohe Garnelen
2 TL Olivenöl
1 Knoblauchzehe, fein gehackt
1 Thymianzweig
schwarzer Pfeffer

Portionen		Nährwerte	
Kohlenhydrate	0	Kilokalorien	241
Protein	4	Kohlenhydrate	25 g
Fett	½	Protein	27 g
Milchprodukte	0	Ballaststoffe	9 g
Obst	0	Salz	0,6 g
Gemüse	1½		

Die Bohnen abgießen und spülen, Garnelen unter kaltem Wasser abspülen.

Das Olivenöl in einem antihaftbeschichteten Topf bei mittlerer Hitze erwärmen. Dann die Tomaten und den Knoblauch hinzufügen und ein paar Minuten köcheln. Die Thymianblättchen, die Bohnen und die Garnelen in den Topf geben und etwa fünf Minuten kochen, bis die Garnelen rosa und gar sind. Geben Sie während dieser Zeit etwas Wasser in den Topf, damit die Mischung nicht am Boden anhaftet. Ein paar Esslöffel sollten genügen, aber das hängt davon ab, wie saftig die Tomaten sind. Das Gericht soll etwas Soße enthalten. Abschmecken und nach Geschmack mit schwarzem Pfeffer würzen. Sofort servieren. Dazu beispielsweise Vollkorn- oder Grahambrot reichen.

Tipp

Wenn Sie keine rohen Garnelen bekommen, können Sie stattdessen gekochte verwenden, die aber mehr Salz enthalten. Gekochte Garnelen nur vorsichtig erwärmen, um ein Verkochen zu vermeiden. Fügen Sie sie dem Gericht hinzu, nachdem die Bohnen etwa fünf Minuten gekocht haben.

Schnelles Fisch-Curry
Für 4 Personen

750 g Kabeljau, ohne Haut und
   Gräten, in etwa 3 cm große
   Stücke geschnitten
2 TL Rapsöl oder anderes neutral
   schmeckendes Pflanzenöl
2 mittelgroße Zwiebeln, fein
   gehackt
2 Knoblauchzehen, fein gehackt
2 TL Garam Masala
½ TL Cayennepfeffer
½ TL Kurkuma
schwarzer Pfeffer
1 EL Tomatenpüree
350 ml Wasser

Portionen		Nährwerte	
Kohlenhydrate	2	Kilokalorien	415
Protein	3	Kohlenhydrate	56 g
Fett	0	Protein	40 g
Milchprodukte	0	Ballaststoffe	4 g
Obst	0	Salz	0,3 g
Gemüse	½		

1 Spritzer Zitronensaft

Zum Servieren
240 g Basmati-Reis, wenn
   möglich Vollkorn

Der Reis wird wahrscheinlich länger brauchen als das Curry (abhängig von der Sorte und davon, ob es Vollkornreis ist), bereiten Sie ihn also nach Packungsanleitung zu, bevor Sie mit dem Curry anfangen.

Öl in einem Topf oder einer ofenfesten Kasserolle bei mittlerer Temperatur erwärmen und Zwiebel und Knoblauch hinzufügen. Diese etwa fünf Minuten braten oder bis die Zwiebel weich zu werden beginnt, aber noch kaum Farbe angenommen hat.

Garam Masala, Cayennepfeffer, Kurkuma und etwas schwarzen Pfeffer dazugeben und rühren, dann das Tomatenpüree hinzufügen. Einmal umrühren, schnell das Wasser hinzugießen und die Soße zu einem gleichmäßigen Köcheln bringen. Vorsichtig die Fischstücke hineingeben und den Topf zudecken.

Das Curry zehn Minuten köcheln, dann den Deckel abnehmen und überprüfen, ob der Fisch gut kocht. Wenn die Soße schon ziemlich reduziert ist, Deckel wieder aufsetzen und noch einmal fünf Minuten kochen; wenn noch sehr viel Soße vorhanden ist, den Deckel nicht wieder aufsetzen, damit sie stärker einkocht. Achten Sie darauf, dass das Curry nicht am Boden anhaftet. Es ist wichtig, das Curry nicht zu viel umzurühren, da sonst die Fischstücke auseinanderbrechen. Kurz vor dem Servieren einen Spritzer Zitronensaft und ein wenig schwarzen Pfeffer hinzufügen (vor dem Würzen abschmecken), dann vorsichtig umrühren. Servieren Sie das Curry mit Reis.

Tipp
Zu diesem köstlichen Fisch-Curry passt gedämpfter Spinat.

Reispfanne mit frischem Lachs
Für 2 Personen

2 kleine Lachsfilets, ohne Haut,
  je etwa 100 g
1 großes Ei, hart gekocht
60 g Basmati-Reis, vorzugsweise
  Vollkorn
1 TL Rapsöl
1 mittelgroße Zwiebel,
  gehackt
2 Knoblauchzehen, fein
  gehackt (optional)
½ TL Garam Masala oder mildes
  Currypulver

Portionen		Nährwerte	
Kohlenhydrate	1	Kilokalorien	388
Protein	4	Kohlenhydrate	31 g
Fett	0	Protein	28 g
Milchprodukte	0	Ballaststoffe	3 g
Obst	0	Salz	0,3 g
Gemüse	½		

Bei Verwendung von Vollkornreis

1 Handvoll glatte Petersilie,
  gehackt

Den Lachs in eine Mikrowellenschüssel legen, mit Mikrowellen-folie abdecken, die Folie ein paarmal einstechen und auf höchster Stufe eineinhalb Minuten in der Mikrowelle garen. Überprüfen Sie, ob sich der Fisch leicht zerteilen lässt, wenn ja, beiseitestellen, wenn nicht, noch einmal für eine halbe Minute, oder bis er gar ist, in die Mikrowelle stellen. Wenn Sie keine Mikrowelle haben, le-gen Sie den Lachs in einen Topf und füllen Sie so viel Wasser ein, dass es bis zur Hälfte des Filets reicht. Bei mittlerer Temperatur pochieren, bis der Fisch sich leicht zerteilen lässt, was je nach Di-cke des Filets etwa zehn Minuten dauert. Dann den Fisch zerteilen und beiseitestellen. Das Ei hart kochen, unter kaltem Wasser ab-schrecken und zum Abkühlen in kaltes Wasser legen.

Den Reis unter fließendem Wasser spülen und in einen anti-haftbeschichteten Topf geben. Reis mit Wasser bedecken und die Temperatur so regulieren, dass der Reis gerade köchelt. Dann mit zugedecktem Topf köcheln lassen, bis der Reis das meiste Wasser aufgenommen hat und weich ist, aber nicht klebt. Das dauert je nach Reissorte 15 bis 25 Minuten.

Das hart gekochte Ei pellen und in Viertel schneiden. Das Öl in einer großen antihaftbeschichteten Bratpfanne erhitzen und darin die gehackte Zwiebel sanft anbraten. Garam Masala und Knoblauch nach Geschmack hinzufügen. Gut umrühren.

Den Reis abtropfen lassen und in die Pfanne dazugeben; alles gut vermengen. Überprüfen, ob der Lachs durchgewärmt ist, nun vorsichtig den zerteilten Fisch unterheben. Dann die Reispfanne auf zwei Teller aufteilen. Jede Portion mit Eierstückchen und gehackter Petersilie garnieren und sofort servieren.

Tipp
Reispfannen werden oft beim Brunch gereicht, ergeben aber auch ein gutes Mittagessen. Servieren Sie sie dann mit gedünstetem Gemüse oder verschiedenen Salaten – ein einfacher grüner Salat und einer mit Tomaten und Frühlingszwiebeln passen besonders gut.

Lachs mit Linsen
Für 2 Personen

100 g Puy-Linsen (auch französische Linsen, Gewicht ungekocht)
1 kleine Zwiebel, halbiert
1 Knoblauchzehe, ohne Haut, aber ganz
1 Lorbeerblatt
1 Thymianzweig
½ TL Olivenöl
1 EL fettarmer Frischkäse
schwarzer Pfeffer

Portionen		Nährwerte	
Kohlenhydrate	0	Kilokalorien	404
Protein	6	Kohlenhydrate	28 g
Fett	0	Protein	39 g
Milchprodukte	½	Ballaststoffe	7 g
Obst	0	Salz	0,3 g
Gemüse	½		

2 Lachsfilets, ohne Haut, je etwa 120 g

Die Linsen waschen, dann zusammen mit einer Zwiebelhälfte, der Knoblauchzehe, dem Lorbeerblatt und dem Thymianzweig in einen Topf geben. Mit Wasser bedecken und zum Kochen bringen. Die Temperatur herunterschalten und die Linsen leicht köchelnd garen, bis sie zart, aber nicht weich und matschig sind. Das sollte nicht länger als 30 Minuten dauern. Die Linsen spülen und Zwiebel, Knoblauch, Lorbeerblatt und Thymianstängel entfernen – die meisten Thymianblättchen werden sich inzwischen abgelöst haben.

Die zweite Zwiebelhälfte fein hacken. Das Öl in einem Topf erwärmen und die Zwiebel sanft drei bis vier Minuten braten. Die Linsen hinzufügen und alles erhitzen, dann vom Herd nehmen und zwei bis drei Minuten abkühlen lassen, bevor der Frischkäse untergerührt wird. Mit schwarzem Pfeffer würzen und den Topf bedecken, damit die Linsen warm bleiben, während Sie den Lachs braten.

Eine antihaftbeschichtete Pfanne auf mittlere bis hohe Temperatur erwärmen. Die Lachsfilets hineingeben und auf einer Seite ungefähr zwei Minuten braten, bis sie beginnen, Farbe anzunehmen. Dann wenden und mit der anderen Seite genauso verfahren. Überprüfen, ob der Lachs durchgegart ist (das hängt davon ab, wie dick die Filets sind), und die Pfanne vom Herd nehmen.

Die Linsen auf zwei vorgewärmte Teller verteilen, je ein Lachsfilet darauf anrichten und sofort servieren.

Tipp
Puy-Linsen sind leicht erhältlich und brauchen vor dem Kochen nicht eingeweicht zu werden. Sie haben einen angenehm nussigen Geschmack und sind sehr nährstoffreich.

Fisch-Couscous
Für 4 Personen

500 g festen weißen Fisch
   (zum Beispiel Kabeljau,
   Schellfisch, Seeteufel)
1 Dose mit 400 g Kichererbsen
2 TL Olivenöl
2 mittelgroße Zwiebeln,
   fein gehackt
2 Knoblauchzehen, gehackt
1 TL gemahlener Kumin
½ TL Cayennepfeffer
½ TL Ras el Hanout (marok-
   kanische Gewürzmischung),
   optional
2 mittelgroße Möhren, geschält
   und klein geschnitten
1 mittelgroße rote Paprikaschote,
   entkernt und klein geschnitten

Portionen		Nährwerte	
Kohlenhydrate	2	Kilokalorien	359
Protein	3	Kohlenhydrate	48 g
Fett	0	Protein	33 g
Milchprodukte	0	Ballaststoffe	9 g
Obst	0	Salz	0,3 g
Gemüse	2		

1 mittelgroße gelbe Paprika-
   schote, entkernt und klein
   geschnitten
4 TL Tomatenpüree,
   in 400 ml heißem Wasser
   aufgelöst
175 g Couscous

Den Fisch zunächst filetieren. Dazu mit einem sehr scharfen Messer von der Hauptgräte weg die Filets schneiden und dann die Haut von der Außenseite entfernen. Gräte und Haut nicht weiterverwenden. Die Fischfilets in Stücke schneiden, in eine Schüssel legen, abdecken und im Kühlschrank ruhen lassen.

Die Kichererbsen aus der Dose abgießen und gründlich spülen.

Das Öl in einer großen Pfanne auf mittlere Temperatur erhitzen und die Zwiebeln darin etwa fünf Minuten weich braten. Dann Knoblauch hinzufügen und die Gewürze einrühren. Eine weitere Minute unter Rühren braten. Möhren und Paprikaschoten dazugeben, untermischen, dann mit dem in Wasser aufgelösten Tomatenpüree ablöschen. 15 Minuten köcheln, dann die Kichererbsen und den Fisch hinzufügen. Gießen Sie wenn nötig etwas Wasser nach, damit alles bedeckt ist – der Fischeintopf soll zum Schluss ziemlich flüssig sein. Den Topf teilweise bedecken und weitere sechs bis zehn Minuten kochen lassen – die Zeit ist abhängig von der verwendeten Fischart. Das Gemüse und der Fisch sollten gar sein, aber nicht zerfallen, die Flüssigkeit sollte etwas reduziert sein.

Gegen Ende des Kochvorgangs das Couscous zubereiten. Entweder der Anleitung auf der Packung folgen oder den trockenen Couscous in eine große Schüssel geben und mit kochendem Wasser bedecken. Mit einer Gabel umrühren, die Schüssel bedecken und ruhen lassen, bis die Körner das meiste Wasser aufgenommen haben. Das dauert nur ein paar Minuten. Den gequollenen Couscous einige Male umrühren, dann durch ein feines Sieb die übrige Flüssigkeit abgießen.

Auf jeden Teller eine Portion Couscous geben und mit einer Kelle Fisch, Gemüse und Soße darauf verteilen. Sofort servieren.

Tipp
Wählen Sie wenn möglich Vollkorn-Couscous. Zu diesem Rezept eignet sich auch Bulgur.

Kleine Kartoffel-Fisch-Küchlein
Für 4 Personen (ergibt 8 Fischküchlein)

600 g Filets vom Schellfisch ohne
Haut
400 g neue Kartoffeln mit Schale,
klein geschnitten
schwarzer Pfeffer
8 Frühlingszwiebeln, fein
geschnitten
1 geschlagenes Ei
1 EL Vollkornmehl
2 EL Vollkorn-Semmelbrösel
2 EL Rapsöl oder anderes neutral
schmeckendes Öl

Portionen		Nährwerte	
Kohlenhydrate	1½	Kilokalorien	319
Protein	2½	Kohlenhydrate	30 g
Fett	1	Protein	35 g
Milchprodukte	0	Ballaststoffe	3 g
Obst	0	Salz	3,2 g
Gemüse	0		

1 Zitrone, in Vierteln

Den Fisch garen, entweder in der Mikrowelle oder einem Topf. Für die Mikrowelle die Filets in eine Mikrowellenschale legen, ein paar Esslöffel Wasser hinzufügen, Schale mit Mikrowellenfolie abdecken und die Folie an mehreren Stellen mit einem Messer einstechen. Dann Mikrowelle auf die höchste Stufe einstellen, bis der Fisch gar ist und sich leicht zerteilen lässt. Das dauert bei 800 Watt etwa zwei bis drei Minuten. Wenn der Fisch fertig ist, aus der Schale nehmen und auf einen Teller legen. Kochflüssigkeit aufbewahren. Wenn Sie den Fisch auf dem Herd kochen, die Filets in einen großen Topf legen, mit Wasser bedecken und pochieren, bis sie gar sind. Bewahren Sie die Kochflüssigkeit auf. Das Pochieren dauert je nach Dicke der Filets etwa fünf Minuten.

Die Kartoffeln weich kochen und abgießen. Ein wenig schwarzen Pfeffer und etwas von der Fischflüssigkeit hinzufügen – das Püree sollte ziemlich trocken sein – und pürieren, bis alles glatt ist, dann in eine Schüssel geben. Den Fisch sehr klein zerteilen und zu den Kartoffeln geben, dann die Frühlingszwiebeln hinzufügen. Etwa zwei Drittel des geschlagenen Eis dazugeben und alles mit einem Holzlöffel vermischen. Schüssel abdecken und etwa 30 Minuten in den Kühlschrank stellen.

Ein großes Backblech (oder zwei kleine) mit Backpapier auslegen. Das Mehl auf ein Brett oder eine Arbeitsfläche stäuben, den Rest des geschlagenen Eis in eine Schüssel und die Semmelbrösel auf einen Teller geben. Kartoffel-Fisch-Mischung aus dem Kühlschrank nehmen und mit einem Löffel in acht Portionen teilen. Hände mit Mehl einreiben und eine Fischteigportion nach der anderen zu einer Kugel formen. Kurz in das vorbereitete geschlagene Ei tauchen, in den Semmelbröseln wälzen, sodass die ganze Oberfläche damit bedeckt ist, und auf das Backblech legen. Wenn alle Fischkuchen fertig geformt und paniert sind, Blech 20 bis 30 Minuten zum Kühlen in den Kühlschrank stellen.

Das Öl in einer großen antihaftbeschichteten Pfanne bei mittlerer Temperatur erhitzen und die Fischkuchen hineinlegen. Von beiden Seiten braten, je nachdem, wie dick sie sind, dauert das insgesamt etwa acht Minuten. Auf Küchenpapier Fett abtropfen lassen, dann sofort mit den Zitronenvierteln und zum Beispiel gedämpftem Salat oder einem Rucola-Tomaten-Salat servieren.

Karibischer Reistopf mit Garnelen
Für 2 Personen

1 mittelgroße Tomate, gehackt
100 g Vollkorn-Langkornreis
1 TL Olivenöl
1 kleine Zwiebel, fein gehackt
2 Knoblauchzehen, zerdrückt
1 rote Paprikaschote, entkernt
* und klein gehackt*
1 Chilischote, entkernt und
* fein gehackt oder eine Prise*
* Cayennepfeffer*
500 ml salzarme Gemüsebrühe
½ TL Paprika

Portionen		Nährwerte	
Kohlenhydrate	1½	Kilokalorien	405
Protein	3	Kohlenhydrate	59 g
Fett	0	Protein	33 g
Milchprodukte	0	Ballaststoffe	5 g
Obst	0	Salz	1,6 g
Gemüse	2		

300 g rohe Riesengarnelen
1 Handvoll Korianderblätter,
* gehackt (optional)*

Den Reis unter fließendem Wasser waschen.

Das Öl in einer großen Pfanne oder einem Topf mit Deckel bei mittlerer Hitze erwärmen. Zwiebel, Knoblauch, rote Paprikaschote und je nach Geschmack Chili hinzufügen und sanft braten, bis sie weich werden und die Farbe verändern. Dann mit der Gemüsebrühe ablöschen und die Tomate, eventuell Cayennepfeffer und Paprikapulver hinzufügen. Zum Köcheln bringen, den Reis hinzugeben und bedecken.

Leise köcheln, bis der Reis gerade etwas weich ist und nahezu die gesamte Flüssigkeit aufgenommen hat. Das dauert etwa 25 Minuten, kann aber variieren, deswegen regelmäßig nachschauen. Wenn der Reis auszutrocknen scheint, fügen Sie etwas kochendes Wasser hinzu; wenn sehr viel Flüssigkeit im Topf ist, erhöhen Sie die Temperatur ein wenig, um Flüssigkeit zu reduzieren. Sobald der Reis fertig ist, die Garnelen hinzufügen und weiterkochen, bis diese rosa und gar sind. Pfanne oder Topf vom Herd nehmen und sofort servieren, bestreut mit den Korianderblättern.

Tipps

- Bereiten Sie dieses Gericht so scharf zu, wie Sie mögen – fügen Sie einfach mehr Chili hinzu.
- Ausgezeichnete Begleiter zu diesem Gericht sind eine in Scheiben geschnittene Avocado und ein Selleriesalat.
- Wenn Sie keine rohen Garnelen bekommen, können Sie stattdessen gekochte verwenden, die mehr Salz enthalten. Gekochte Garnelen dürfen nur behutsam erwärmt werden, damit sie nicht verkochen.

Gerichte mit Huhn

Gebackene Hähnchenbrust mit Rosmarin
Für 2 Personen

2 Stück Hähnchenbrust ohne
    Haut, je etwa 125 g
1 TL Olivenöl
3 Rosmarinzweige
2 Knoblauchzehen, in Viertel
    geteilt
1 Zitrone, Saft

Portionen		Nährwerte	
Kohlenhydrate	0	Kilokalorien	159
Protein	4	Kohlenhydrate	1 g
Fett	0	Protein	28 g
Milchprodukte	0	Ballaststoffe	< 1 g
Obst	0	Salz	0,3 g
Gemüse	0		

Backofen auf 200 °C/Gas Stufe 3 vorheizen.

Das Öl in eine feuerfeste Form träufeln, Form zum Verteilen des Öls hin und her schwenken und in den Ofen stellen, bis das Öl heiß ist. Dann Form herausnehmen und die Hühnerbrüste in dem heißen Öl wenden, um die Haut zu versiegeln und sie leicht anzubräunen. Hähnchenbrüste wieder herausnehmen und auf einen Teller legen.

Die ganzen Rosmarinzweige in die Form legen, dann die Knoblauchstücke hineinstreuen. Die Hähnchenbrüste mit der Außenseite nach oben auf die Rosmarinzweige legen. Den Zitronensaft mit Wasser auf 100 ml auffüllen und über das Hühnerfleisch gießen.

Die Form wieder in den Ofen stellen und das Hühnerfleisch 20 Minuten backen. Dann wenden und weitere fünf bis zehn Minuten backen, bevor die Außenseite der Hühnerbrust wieder nach oben gedreht wird. Nun im Ofen lassen, bis das Fleisch gar ist; der austretende Saft muss klar sein, wenn Sie mit einem Messer in die dickste Stelle stechen. Abhängig von der Dicke der Hähnchenbrust dauert das noch einmal etwa zehn Minuten. Das gare Fleisch aus der Form nehmen und vor dem Servieren den übrigen Zitronensaft abtropfen lassen. Nun servieren oder je nach Verwendung abkühlen lassen und dann gründlich im Kühlschrank durchkühlen.

Tipps

- Dieses Hähnchenbrust-Rezept lässt sich warm oder kalt ideal mit gedünstetem Gemüse, einem Tomatensalat oder einer gebackenen Kartoffel kombinieren.
- Auch Pasta ist ein guter Begleiter, vor allem bei warmem Fleisch. Sprenkeln Sie dann vor dem Servieren etwas von der zitronigen Flüssigkeit über die Pasta.
- Kalt und aufgeschnitten eignet sich dieses Fleisch ausgezeichnet als Sandwichbelag oder als Krönung eines Salats.

Hähnchen-Kasserolle mediterrane Art

Für 4 Personen

3 mittelgroße Zwiebeln
1 EL Olivenöl
3 Stück Hühnerbrust, ohne
   Haut, je etwa 125 g
1 große grüne Paprikaschote,
   entkernt und gehackt
2 Knoblauchzehen, fein gehackt
1 Dose mit 400 g gehackten
   Tomaten
2 Thymianzweige, Blättchen
   abgezupft
1 frischer Oregano- oder Majo-
   ranzweig (falls erhältlich),
   Blättchen abgezupft

Portionen		Nährwerte	
Kohlenhydrate	0	Kilokalorien	233
Protein	4	Kohlenhydrate	14 g
Fett	1	Protein	31 g
Milchprodukte	0	Ballaststoffe	4 g
Obst	0	Salz	0,9 g
Gemüse	1½		

100 ml Hühner- oder Gemüse-
   brühe
15 schwarze Oliven, entsteint
   und halbiert

Eine der Zwiebeln in Ringe schneiden und die anderen zwei fein hacken. Olivenöl in einem großen Topf oder einer ofenfesten Kasserolle bei mittlerer Temperatur erhitzen. Das Hühnerfleisch in höchstens 1,5 cm große Würfel schneiden und in das heiße Öl geben. Eventuell sind dazu mehrere Durchgänge nötig, damit jeder Hühnerfleischwürfel optimal zubereitet wird. Die Stücke in dem Öl wälzen, damit die Haut sich schließt und sie leicht gebräunt werden, dann aus dem Topf oder der Kasserolle nehmen und beiseitestellen.

Temperatur herunterschalten. Zwiebeln, Paprikaschote und Knoblauch in dem restlichen Öl sanft braten, dabei rühren. Die Hühnerfleischstücke wieder hinzufügen und die gehackten Tomaten angießen. Die Thymian- und Majoran- oder Oreganoblättchen dazugeben. Schließlich mit der Brühe verlängern, zum Köcheln bringen und bedecken. 30 bis 35 Minuten köcheln lassen. Nach der Hälfte der Kochzeit einmal umrühren.

Nach 35 Minuten die Olivenhälften hinzufügen und die Flüssigkeit überprüfen. Die Soße sollte schließlich angedickt sein. Wenn sie Ihnen noch zu dünn erscheint, die Temperatur hochschalten und ohne Deckel weitere zehn Minuten oder bis das Hühnerfleisch zart und die Gemüse weich sind kochen. Abschmecken, behutsam umrühren und servieren.

Tipps
- Dieses Hühnergericht schmeckt wunderbar mit gedünstetem Gemüse oder grünem Salat. Sie können es auch mit gekochtem Reis oder neuen Kartoffeln servieren.
- Anstatt des frischen Thymians und Majorans kann auch eine Prise getrocknete gemischte Kräuter – Kräuter der Provence oder eine italienische Kräutermischung – verwendet werden.
- Dieses Gericht lässt sich gut einfrieren.

Tajine mit Hühnerfleisch, Möhren und Kichererbsen
Für 4 Personen

425 g Hähnchenbrust ohne Haut,
in 2 cm große Würfel geschnitten
2 TL Olivenöl
1 mittelgroße Zwiebel,
grob gehackt
3 mittelgroße Möhren,
klein geschnitten
¼ TL Ingwerpulver
¼ TL Zimt
½ Zitrone, Saft
1 Dose mit 210 g Kichererbsen,
abgetropft und gespült
2 TL Tomatenpüree

Portionen		Nährwerte	
Kohlenhydrate	½	Kilokalorien	217
Protein	4	Kohlenhydrate	16 g
Fett	0	Protein	27 g
Milchprodukte	0	Ballaststoffe	5 g
Obst	0	Salz	0,3 g
Gemüse	1		

400 bis 500 ml Wasser oder
Hühnerbrühe
2 TL Honig

Das Öl in einer großen Pfanne mit schwerem Boden oder einer ofenfesten Kasserolle bei mittlerer Temperatur erwärmen, Zwiebel und Möhren hinzufügen und sanft braten, bis die Zwiebel anfängt, Farbe anzunehmen. Hähnchenfleischwürfel hinzufügen und etwa eine Minute mitbraten, dabei rühren, damit sie nicht anbrennen. Dann die Gewürze und den Zitronensaft zugeben. Alles gut vermischen, sodass das Fleisch mit den Gewürzen bedeckt ist. Kichererbsen, Tomatenpüree und genug Wasser oder Brühe in den Topf geben, damit die Fleischstücke bedeckt sind.

30 Minuten ohne Deckel kochen, dann den Honig hineingeben. Noch einmal zehn Minuten kochen oder bis die Soße stark eingekocht ist. Wenn Sie die Tajine mit Couscous oder Bulgur servieren wollen, lassen Sie die Soße nicht zu sehr einkochen.

Tipp
Anstatt der Möhren können Sie auch einen halben kleinen Butternut-Kürbis nehmen – einfach schälen, die Kerne entfernen und in kleine Würfel schneiden.

Fajitas mit Hühnerfleisch
Für 4 Personen

500 g Hähnchenbrust ohne Haut,
in Streifen von 3,5 cm Länge
und 1 cm Breite geschnitten
2 Limetten
½ TL Paprikapulver
1 TL Kumin, gemahlen
1 rote Chili, entkernt und fein
gehackt oder ½ TL Chilipulver
schwarzer Pfeffer
2 TL Olivenöl
1 rote Paprikaschote, entkernt
und klein geschnitten
1 grüne Paprikaschote, entkernt
und klein geschnitten
1 mittelgroße rote Zwiebel
1 TL Tomatenpüree

Portionen		Nährwerte	
Kohlenhydrate	2	Kilokalorien	381
Protein	4	Kohlenhydrate	49 g
Fett	0	Protein	36 g
Milchprodukte	½	Ballaststoffe	5 g
Obst	0	Salz	0,8 g
Gemüse	2		

Zum Servieren
Salatblätter
1 Bund Koriander, nur die
Blätter
150 g fettarmer Naturjoghurt
4 Tortillas

Eine Limette in eine große Rührschüssel ausdrücken und Paprikapulver, Kumin, Chilistückchen oder -pulver hineingeben und großzügig schwarzen Pfeffer dazumahlen. Mit einem Teelöffel Olivenöl alles gut verrühren. Das Hähnchenfleisch mit einem hölzernen Löffel mit den Gewürzen gut vermischen. Schüssel beiseitestellen.

Nun die Paprikaschoten vorbereiten, die Zwiebel halbieren und dann in Scheiben schneiden. Das Gemüse zu dem Hühnerfleisch in der Schüssel geben, dann den Saft der anderen Limette. Alles sehr gut durchrühren.

Ein paar knackige Salatblätter auf jeden Teller legen und die Blättchen von dem Koriander zupfen. Den Joghurt in eine kleine Schüssel füllen. Sie können die Tortillas im Backofen oder in der Mikrowelle erwärmen (nach Packungsanleitung).

Erhitzen Sie einen Teelöffel Öl in einer großen antihaftbeschichteten Pfanne oder einem Wok. Wenn das Öl »raucht«, die Hähnchenmischung vorsichtig hineingeben.

Unter ständigem Rühren fünf Minuten braten. Dann das Tomatenpüree unterrühren. Weiterkochen und dabei rühren, ungefähr eine Minute oder bis Sie sicher sind, dass das Fleisch gar ist – es sollte an den Rändern gerade etwas kross werden und völlig undurchsichtig sein. Dann vom Herd nehmen.

Nun die Fajitas zusammenstellen: Etwas Joghurt auf jede Tortilla streichen, ein paar Korianderblätter daraufstreuen und die Hähnchenmischung auf die Tortillas aufteilen. Noch etwas Joghurt obenauf geben und die Tortilla einwickeln. Die Fajitas sofort servieren.

Tipp
Sie können auch Putenbrust oder Steakfleisch statt des Hähnchens verwenden und etwas Guacamole (siehe Seite 231) mit in die Fajitas geben.

Fleischgerichte

Klassische Frikadellen
Für 4 Personen (ergibt 4 Frikadellen)

500 g mageres Rinderhackfleisch
schwarzer Pfeffer
1 großer Thymianzweig, nur die
  Blättchen
2 TL Dijon-Senf oder Senf mit
  ganzen Körnern (optional)
2 kleine oder 1 großes Eigelb

Portionen		Nährwerte	
Kohlenhydrate	0	Kilokalorien	254
Protein	4	Kohlenhydrate	< 0 g
Fett	0	Protein	29 g
Milchprodukte	0	Ballaststoffe	0 g
Obst	0	Salz	0,6 g
Gemüse	0		

Das Hackfleisch in eine Schüssel geben, etwas schwarzen Pfeffer darübermahlen. Gut mit einem hölzernen Löffel verrühren und dabei eventuell vorhandene Klümpchen auflösen. Dann Thymianblättchen, Senf und Eigelb hinzufügen und alles gut vermischen. Die Mischung aber nicht zu lange bearbeiten, sonst werden die Frikadellen hart. In vier Teile aufteilen und zu Frikadellen formen.

Grill auf hohe Temperatur aufheizen. Die Grillpfanne mit einem großem Stück Alufolie auskleiden und die Frikadellen vorsichtig mit einem Pfannenwender darauflegen. Dann für fünf bis zehn Minuten unter den Grill schieben, in der Zeit einmal wenden. Wie lange die Frikadellen gegrillt werden sollten, hängt von der Dicke der Fleischmasse und davon ab, wie Sie sie gern essen – halb roh, halb durch oder ganz durch. Sofort servieren.

Vegetarische Alternative für Frikadellen

2 Dosen mit 400 g Nierenbohnen
100 g Vollkorn-Semmelbrösel
schwarzer Pfeffer
1 großer Thymianzweig, nur die
  Blättchen
2 TL Dijon-Senf oder Senf mit
  ganzen Körnern (optional)
2 kleine oder 1 großes Eigelb

Portionen		Nährwerte	
Kohlenhydrate	1	Kilokalorien	248
Protein	2	Kohlenhydrate	41 g
Fett	0	Protein	15 g
Milchprodukte	0	Ballaststoffe	10 g
Obst	0	Salz	0,8 g
Gemüse	0		

Zwei Dosen Nierenbohnen abgießen und die Bohnen spülen. In einen Topf geben, mit Wasser bedecken und zum Kochen bringen, dann wieder abgießen (sie lassen sich dann besser pürieren) und in eine Schüssel geben. Vollkorn-Semmelbrösel hinzufügen und mit den Bohnen verrühren, dann Thymian, Senf und Eigelb dazugeben und alles gut vermischen. In vier Frikadellen formen wie oben beschrieben, auf ein Backblech legen und auf jeder Seite fünf bis sechs Minuten grillen.

Tipps
- Diese Frikadellen sind gesund und einfach und schnell zuzubereiten. Sie können sie je nach persönlichem Geschmack würzen. Probieren Sie es einmal mit gemahlenem Kumin, fein gehacktem Chili und beispielsweise Korianderblättern für scharfe und würzige Frikadellen. Oder fügen Sie ein wenig Zimt und Kumin für einen nordafrikanischen Touch hinzu.
- Zu den Frikadellen passen sehr gut gebackene Kartoffeln und ein Tomatensalat.

Marinierte Lamm-Kebabs mit roten Zwiebeln und einer Joghurt-Pfefferminz-Soße
Für 2 Personen

250 g mageres Lammsteak,
in etwa 1,5 cm große Würfel
geschnitten, Fett entfernt
3 EL fettarmer Naturjoghurt
1 TL Olivenöl
1 Lorbeerblatt
schwarzer Pfeffer
1 mittelgroße rote Zwiebel

Portionen		Nährwerte	
Kohlenhydrate	½	Kilokalorien	374
Protein	4	Kohlenhydrate	22 g
Fett	0	Protein	36 g
Milchprodukte	1½	Ballaststoffe	2 g
Obst	0	Salz	0,6 g
Gemüse	½		

Für die Soße
250 g griechischer Joghurt,
fettarm oder mager
1 große Handvoll Pfefferminz-
blätter, fein gehackt

1 Prise Paprika

Zum Servieren
1 Handvoll Korianderblätter

Beachten Sie, dass das Lammfleisch mehrere Stunden oder über Nacht mariniert wird – wenn Sie es gleich morgens in der Marinade in den Kühlschrank stellen, können Sie es abends grillen.

Die Lammfleischwürfel in eine Schüssel füllen, den Joghurt und das Olivenöl darübergeben. Noch das Lorbeerblatt hinzufügen und das Fleisch in dem Joghurt wenden, bis es gut damit bedeckt ist. Etwas schwarzen Pfeffer darübermahlen, die Schüssel mit Haushaltsfolie abdecken und zum Marinieren in den Kühlschrank stellen.

Wenn Sie für die Kebabs Bambusspieße verwenden, wässern Sie sie eine halbe Stunde, bevor Sie grillen. Für die Joghurt-Pfefferminz-Soße den griechischen Joghurt und die gehackten Pfefferminzblättchen in eine Schale füllen, umrühren und etwas Paprika obenauf streuen. In den Kühlschrank stellen, während Sie die Kebabs vorbereiten und grillen.

Grill auf hohe Temperatur vorheizen. Die rote Zwiebel in Viertel teilen und jedes Viertel noch einmal in einzelne Stücke. Lammfleisch aus dem Kühlschrank nehmen. Nun die Spieße abwechselnd mit roter Zwiebel und einem Fleischwürfel bestücken. Die Enden der fertigen Spieße auf die Ränder eines Bräters oder Bratblechs legen, sodass das Fleisch über Bräter oder Blech hängt.

Die Kebabs im Grill durchbraten, dabei ein paarmal drehen, bis sie so sind, wie Sie sie mögen. Das dauert etwa zehn bis 15 Minuten. Mit Korianderblättern bestreuen und mit der Joghurtsoße servieren.

Rindfleisch-Pfanne thailändische Art mit Limette, roter Zwiebel und Gurke
Für 2 Personen

240 g Rindergulasch oder Rinderlende
1 Stängel Zitronengras
2 Limetten
1 rote Chilischote (optional), entkernt und fein gehackt
½ Gurke
1 mittelgroße rote Zwiebel
4 Frühlingszwiebeln
2 TL Rapsöl oder anderes neutral schmeckendes Öl

Portionen		Nährwerte	
Kohlenhydrate	2	Kilokalorien	447
Protein	4	Kohlenhydrate	57 g
Fett	½	Protein	34 g
Milchprodukte	0	Ballaststoffe	5 g
Obst	0	Salz	0,2 g
Gemüse	2		

Zum Servieren
120 g Basmati-Vollkornreis

Das Rindfleisch 30 Minuten im Voraus marinieren. Dazu die Rinderlende in Streifen schneiden. Den Zitronengrasstängel längs halbieren, das knollige Ende flach drücken und den Stängel mit dem Saft einer Limette in eine Schüssel legen. Das Rindfleisch hinzufügen, Schüssel abdecken und beiseitestellen.

Den Reis nach Packungsanleitung kochen. Nun alles für die Fleischpfanne vorbereiten.

Eine Seite der Gurke zur Hälfte schälen, dann mit einem Kartoffelschäler einige sehr feine Gurkenstreifen abhobeln und beiseitestellen. Den Rest der Gurke in etwa 4 cm lange feine Stäbchen schneiden. Die Zwiebel halbieren und in feine Halbkreise schneiden. Die Frühlingszwiebeln fein hacken und von dem weißen Anteil ein wenig zu den Gurkenstreifen legen.

Das Öl in einem Wok oder einer großen beschichteten Pfanne erhitzen. Das Rindfleisch aus der Schüssel nehmen. Das Zitronengras zurückbehalten und nicht weiterverwenden. Wenn das Öl fast »raucht«, das Fleisch in den Wok geben. Etwa drei Minuten ständig rühren, bis es auf allen Seiten gut angebraten ist. Fleisch aus dem Wok nehmen und auf einem Teller beiseitestellen, dann von der Marinade übrigen Limettensaft und den Saft der zweiten Limette in den heißen Wok gießen. Vorsicht – es spritzt! Zwiebel, Chilischote, Gurkenstäbchen und Frühlingszwiebeln hinzugeben. Zwei bis drei Minuten braten, bis sie Farbe annehmen und weich sind. Dann das Fleisch und eventuell ausgetretenen Saft wieder hinzufügen und noch eine Minute braten.

Den Reis abgießen und auf zwei Teller aufteilen. Die Rindfleisch-Pfanne obenauf anrichten und mit den rohen Gurkenstreifen und den Frühlingszwiebelstückchen garnieren. Die Limetten noch einmal auspressen, um ein paar extra Tropfen über jeden Teller zu träufeln, dann sofort servieren.

Rindfleischbällchen in Soße
Für 4 Personen

400 g mageres Rindfleisch-
Gehacktes
2 mittelgroße Zwiebeln, fein
gehackt
4 Knoblauchzehen, fein gehackt
1 großer Thymianzweig, Blätt-
chen abgestreift oder 1 TL
getrocknete italienische
Kräutermischung
schwarzer Pfeffer
4 TL Olivenöl
200 g Champignons, in Scheiben
geschnitten
1 Dose mit 400 g gehackten

Tomaten oder die doppelte
Menge der »universellen
Tomatensoße« (siehe Seite
330)
etwa 200 ml Wasser

Portionen		Nährwerte	
Kohlenhydrate	0	Kilokalorien	256
Protein	3	Kohlenhydrate	10 g
Fett	½	Protein	25 g
Milchprodukte	0	Ballaststoffe	3 g
Obst	0	Salz	0,3 g
Gemüse	1½		

Das Hackfleisch in eine Schüssel geben. Eine Zwiebel und zwei Knoblauchzehen hinzufügen. Die Kräuter über das Fleisch streuen und großzügig schwarzen Pfeffer darübermahlen, dann mit einem Holzlöffel alles gut vermengen. Aus der Mischung 24 kleine Bällchen formen.

Zwei Teelöffel Öl in einer Pfanne erhitzen, vorsichtig die Fleischbällchen hineinlegen und auf allen Seiten anbraten. Aus der Pfanne nehmen und auf einen Teller legen. Die Pfanne mit Küchenpapier auswischen und den Rest des Öls hineingeben. Die übrige Zwiebel- und Knoblauchmenge bei schwacher Temperatur braten, bis die Masse gerade beginnt, Farbe anzunehmen. Die Champignons hinzufügen und ein paar Minuten braten.

Die Tomaten oder die »universelle Tomatensoße« in einen Maßbecher geben und mit Wasser oder Gemüsebrühe auf 600 ml auffüllen. Die Zwiebelmischung aus der Pfanne in einen großen Kochtopf geben und die Tomatensoße hinzufügen. Die Fleischbällchen hineinlegen und die Soße zum Kochen bringen, dann Temperatur bis zu einem sanften Köcheln herunterschalten, Topf zudecken und die Soße etwa 30 Minuten köcheln. Alle zehn Minuten überprüfen, ob die Soße nicht anbrennt, falls nötig, die Temperatur weiter herunterschalten. Wenn Ihnen die Soße sehr flüssig erscheint, die letzten zehn Minuten ohne Deckel und mit etwas erhöhter Temperatur kochen.

Tipp
Diese Fleischbällchen schmecken köstlich mit Pasta oder Reis.

Vegetarische Hauptgerichte

Knackige gefüllte Paprikaschoten mit Rucola und Raita
Für 2 Personen

75 g Vollkorn-Langkornreis
3 große Paprikaschoten
1½ TL Olivenöl
1 große Zwiebel, gehackt
2 Knoblauchzehen, fein gehackt
125 g Champignons, in Scheiben
  geschnitten
3 TL Pinienkerne
10 Mandeln, grob gehackt
schwarzer Pfeffer
100 bis 150 ml Wasser

Portionen		Nährwerte	
Kohlenhydrate	1½	Kilokalorien	431
Protein	0	Kohlenhydrate	63 g
Fett	2	Protein	15 g
Milchprodukte	½	Ballaststoffe	12 g
Obst	0	Salz	0,2 g
Gemüse	5		

Für die Raita
100 g fettarmer Naturjoghurt
5 cm langes Stück Gurke

Für den Salat
1 Beutel Rucola
1 TL Zitronensaft

Den Reis nach Packungsanleitung kochen.

Den Backofen auf 190 °C/Gas Stufe 2/3 vorheizen.

Die Paprikaschoten in der Mitte durch die Stiele hindurch durchschneiden und entkernen, ohne die Stiele zu entfernen. Das kann etwas umständlich sein, aber mit den Stielen bleibt die Paprikahälfte für die Füllung stabiler in Form.

Ein Stück Küchenpapier mit einem halben Teelöffel Öl benetzen und damit die Außenseite der Paprikahälften einreiben, dann mit der offenen Seite nach oben auf ein Backblech legen. Je nach Größe für zwölf bis 15 Minuten in den vorgeheizten Backofen schieben.

Den verbleibenden Teelöffel Öl in einer beschichteten Pfanne erhitzen und die Zwiebel etwa fünf Minuten darin anschwitzen, dann den Knoblauch und die Champignons hinzufügen. Weitere vier Minuten braten oder bis die Champignons und die Zwiebeln beginnen, Farbe anzunehmen. Pinienkerne, Mandeln und schwarzen Pfeffer dazugeben. Alles zusammenrühren und Pfanne vom Herd nehmen. Reis abgießen und mit der Champignonmasse vermengen.

Nun die Paprikahälften vorsichtig vom Backblech heben und in eine ofenfeste Schüssel legen (Keramik oder Glas). Die Füllung auf die Paprikahälften verteilen und das Wasser um sie her einfüllen. Es sollte gerade den Boden der Form bedecken. Form in den Ofen stellen und Paprikahälften 20 Minuten backen.

Derweil den Salat und die Joghurtsoße zubereiten. Den Rucolasalat in eine Schüssel geben und mit dem Zitronensaft durchmischen. Den Joghurt in eine kleine Schüssel füllen. Die Gurke über einem Sieb klein raspeln, dann so viel Flüssigkeit wie möglich ausdrücken und die Gurkenraspel in den Joghurt einrühren.

Wenn die Paprika fertig sind, mit einem Schaumlöffel vorsichtig aus der Auflaufform heben, sodass eventuell übrige Flüssigkeit zurückbleibt, und auf zwei Teller legen. Je einen großzügigen Löffel der Joghurtsoße dazugeben und mit den zitronigen Rucola-

Blättern daneben anrichten. Eine Tomatensoße wäre eine weitere erfrischende Beilage.

Pasta Arrabiata (und universelle Tomatensoße)
Für 2 Personen

1 rote Chilischote, oder nach Geschmack mehr, entkernt und fein gehackt
½ TL Olivenöl
1 kleine Zwiebel, gehackt
2 Knoblauchzehen, fein gehackt
1 Dose mit etwa 227 g gehackten Tomaten
150 g Vollkorn-Penne
Basilikumblätter, zum Servieren

Portionen		Nährwerte	
Für Pasta Arrabiata			
Kohlenhydrate	2	Kilokalorien	196
Protein	0	Kohlenhydrate	45 g
Fett	0	Protein	10 g
Milchprodukte	0	Ballaststoffe	9 g
Obst	0	Salz	0,3 g
Gemüse	1½		
Nur für die Soße			
Kohlenhydrate	0	Kilokalorien	48
Protein	0	Kohlenhydrate	7 g
Fett	0	Protein	2 g
Milchprodukte	0	Ballaststoffe	2 g
Obst	0	Salz	0,1 g
Gemüse	1½		

Tipp
Gehen Sie beim Vorbereiten der Chilischoten vorsichtig vor. Schneiden Sie dazu das Ende mit dem Stiel ab, halbieren Sie die Schote längs und kratzen Sie die Kerne aus. Jetzt kann die Chili fein gehackt werden.

Für die Arrabiata-Soße das Öl in einem kleinen Topf erhitzen, Zwiebel, Knoblauch und Chilistückchen hineingeben. Umrühren und bei sehr schwacher Hitze etwa zehn Minuten oder bis die Zwiebel weich ist braten. Temperatur hochstellen und Tomaten hinzufügen. Die Soße köcheln, bis die Flüssigkeit zur Hälfte eingekocht ist.

Derweil die Pasta zubereiten. Wasser in einem großen Topf zum Kochen bringen. Die Pasta etwa zehn Minuten darin kochen, bis sie fast fertig ist (Anleitung auf der Packung beachten).

Die Soße können Sie entweder mit den Zwiebel-, Knoblauch- und Chilistückchen servieren oder als glatte Soße. Für eine glatte Soße die Tomatenmasse in ein Sieb über einer Schüssel gießen und mit einem Holzlöffel durch das Sieb drücken. Die unten am Sieb hängen bleibende dicke Soße abstreichen, Reste im Sieb verwerfen. Nun die glatte Soße noch einmal in einen Topf geben und erhitzen.

Wenn die Pasta fast fertig ist, abgießen und zurück in den Topf gießen. Die strukturierte oder glatte Soße hinzufügen und gut umrühren, damit die Pasta gleichmäßig damit bedeckt ist. Auf zwei Teller aufteilen, mit ein paar klein gezupften Basilikumblättern bestreuen und servieren.

Universelle Tomatensoße

Für eine vielseitig einsetzbare Tomatensoße gehen Sie wie oben beschrieben vor, lassen aber die Chili weg und geben nach Wunsch Kräuter hinzu. Thymian, Basilikum und Oregano passen besonders gut. Meist wird diese Tomatensoße glatt zubereitet, aber das hängt von Ihrer Vorliebe ab. Leicht können Sie die Menge erhöhen, indem Sie die Zutaten jeweils vervielfachen. Die nicht gleich verwendete Soße kann zwei Tage im Kühlschrank aufbewahrt werden. Sie lässt sich auch gut einfrieren.

Tipps
- Die Pasta Arrabiata sollte würzig bis scharf sein, aber nicht so scharf, dass man sie kaum essen kann; die Soße ist leicht.
- Die universelle Tomatensoße ohne Chili kann bei vielen anderen Rezepten eingesetzt werden.
- Für Nicht-Vegetarier können Sie die Pasta Arrabiata abwandeln und zum Beispiel mit gekochten Garnelen oder einer Scheibe gebratenem Hähnchenfleisch servieren.

Bostoner gebackene Bohnen
Für 5 Personen

2 Dosen mit 400 g weißen
    Bohnen oder Canellini-
    Bohnen
1 TL Olivenöl
1 kleine Möhre, fein geraspelt
1 mittelgroße Zwiebel, fein
    gehackt
1 Selleriestange, klein gehackt
2 Knoblauchzehen, gehackt
¼ TL Cayennepfeffer
1 TL getrockneter oder 1 Hand-
    voll frischer Oregano
1 Dose mit 400 g gehackten

Portionen		Nährwerte	
Kohlenhydrate	0	Kilokalorien	140
Protein	1½	Kohlenhydrate	25 g
Fett	0	Protein	8 g
Milchprodukte	0	Ballaststoffe	8 g
Obst	0	Salz	0,1 g
Gemüse	1		

Tomaten oder die doppelte
Menge der universellen Tomatensoße (siehe Seite 330)
2 TL Honig

Diese Bohnen brauchen nicht im Backofen gebacken zu werden. Sie können sie auch auf dem Herd wie unten beschrieben zubereiten. Wenn Sie sie lieber im Backofen backen möchten, heizen Sie ihn auf 180 °C/Gas Stufe 2 vor. Denken Sie dann daran, während der Backzeit nach den Bohnen zu sehen.

Die Bohnen aus der Dose abgießen und spülen und beiseitestellen. Das Öl in einem beschichteten Topf erhitzen und Möhre, Zwiebel und Sellerie hineingeben. Zehn Minuten bei schwacher Temperatur braten, dann den Knoblauch hinzufügen und noch einmal fünf Minuten braten.

Den Cayennepfeffer einrühren, die Bohnen dazugeben und alles gut miteinander verrühren. Oregano, Tomaten und Honig untermischen und bei mittlerer Temperatur weitere 20 bis 30 Minuten kochen, dabei regelmäßig umrühren, bis der größte Teil der Flüssigkeit verdampft ist. Wenn die Bohnen fertig sind, abschmecken und servieren (falls Sie sie einfrieren möchten, noch keine Gewürze hinzufügen).

Tipps
- Selbstgemachte gebackene Bohnen sind viel gesünder als fertig zubereitet gekaufte, da sie weniger Salz und Zucker enthalten.
- Bohnen lassen sich sehr gut einfrieren. So haben Sie ein ideales »Fertiggericht«.

Alternative
Sojabohnen haben einen anderen Geschmack und sind für Vegetarier besonders geeignet, da sie viel Eiweiß enthalten. Sie erfordern aber eine lange Garzeit. Frische können Sie für dieses Gericht nicht verwenden. Weichen Sie 200 g getrocknete Sojabohnen über Nacht ein, dann spülen, mit reichlich Wasser bedecken und eine Stunde kochen. Temperatur herunterschalten und eine weitere Stunde sanft köcheln, dann abgießen und weiter zubereiten wie oben beschrieben.

Orzotto mit Erbsen und Saubohnen

Für 2 Personen

1 TL Olivenöl
1 kleine Zwiebel, gehackt
1 Knoblauchzehe, fein gehackt
oder zerdrückt
80 g Gerstengraupen
500 bis 750 ml heiße salzarme
Gemüsebrühe
100 g tiefgefrorene Saubohnen
100 g tiefgefrorene Erbsen
schwarzer Pfeffer

Portionen		Nährwerte	
Kohlenhydrate	2	Kilokalorien	259
Protein	0	Kohlenhydrate	48 g
Fett	0	Protein	11 g
Milchprodukte	0	Ballaststoffe	12 g
Obst	0	Salz	0,9 g
Gemüse	1½		

Das Öl in einem beschichteten Topf bei mittlerer Temperatur erhitzen und die gehackte Zwiebel hineingeben, leicht anschwitzen. Nach ein paar Minuten den Knoblauch hinzufügen und noch einige Minuten braten. Dann die Gerstengraupen dazugeben. Zwei Minuten rühren, um sie mit dem Öl zu bedecken und in dem heißen Topf etwas anzurösten, was ihnen mehr Geschmack verleiht. Dann etwas von der Brühe hinzufügen und blubbernd kochen, bis die Brühe von der Gerste aufgenommen ist. Diesen Vorgang wiederholen, bis die Körner beginnen weich zu werden, was etwa 35 bis 45 Minuten dauert.

Wenn die Gerste fast fertig ist, in einem anderen Topf Wasser zum Kochen bringen, die Saubohnen hineingeben, wieder bis zum Kochen erhitzen und dann ein paar Minuten köcheln. Erbsen hinzufügen und beide Gemüse weich kochen. Abgießen, und sobald die Gerste etwas weich ist, aber noch etwas Biss hat, Bohnen und Erbsen hinzufügen und alles vermischen. Abschmecken, etwas schwarzen Pfeffer darübermahlen und sofort servieren.

Tipps
- Ein würziger Tomaten-Zwiebel-Salat ist eine gute Ergänzung zu diesem besonderen Orzotto.
- Anstatt der Erbsen und Saubohnen können Sie alle möglichen anderen Gemüse verwenden – probieren Sie zum Beispiel ein Orzotto mit Pilzen oder Butternut-Kürbis.
- Gerstengraupen können sich in ihrer Garzeit stark unterscheiden; manche brauchen länger und nehmen mehr Flüssigkeit auf, bevor sie schließlich weich werden. Auch das Alter spielt eine Rolle – je frischer die Körner, desto weniger Garzeit brauchen sie. Deshalb ist es sinnvoll, alles, womit Sie Ihr Orzotto anreichern möchten, gesondert zuzubereiten, um es dann erst in letzter Minute zu der Gerste zu geben; so vermeiden Sie ein Verkochen.

Bohnen-Paprika-Chili
Für 4 Personen

2 Dosen mit 400 g Kidney-Bohnen in Wasser

1 Dose mit 400 g gehackten Tomaten

1 große grüne Paprikaschote, entkernt und klein gehackt

1 große Zwiebel, fein gehackt

2 Knoblauchzehen, zerdrückt

2 EL Tomatenpüree

1 TL Cayennepfeffer oder Chilipulver (oder nach Geschmack)

1 TL Kumin, gemahlen

1 TL Koriander, gemahlen

Portionen		Nährwerte	
Kohlenhydrate	2	Kilokalorien	390
Protein	2	Kohlenhydrate	80 g
Fett	0	Protein	17 g
Milchprodukte	0	Ballaststoffe	14 g
Obst	0	Salz	0,2 g
Gemüse	2		

schwarzer Pfeffer

Zum Servieren
240 g Basmati-Reis

Die Kidney-Bohnen aus der Dose abgießen und spülen, in einen großen Topf geben und diesen auf den Herd stellen und mittlere Temperatur einschalten. Den Topf auffüllen mit den Tomatenstücken im Saft, der Paprika, der Zwiebel, dem Knoblauch, dem Tomatenpüree, dem Cayennepfeffer oder Chilipulver, Kumin und Koriander. Etwas schwarzen Pfeffer darübermahlen und nun alles gut vermengen, dann den Topf zudecken. Zu einem gleichmäßigen Köcheln bringen und 30 Minuten köcheln lassen. Den Reis nach Packungsanleitung kochen.

Chili umrühren. Wenn es sehr flüssig ist, Deckel abnehmen und die Temperatur hochschalten; wenn es zu wenig Flüssigkeit hat, ein wenig Wasser hinzufügen. Die Chilisoße sollte ziemlich dickflüssig sein. Den Reis abgießen und mit dem Chili servieren.

Tipp
Sie können auch eine der Dosen mit Bohnen durch das vegetarische Hackfleisch Quorn (300 g) oder Sojafleisch (150 g) ersetzen.

Lasagne mit Paprikaschoten, Zucchini und Pilzen
Für 4 Personen

2 TL Olivenöl

1 große Zwiebel, gehackt

2 Knoblauchzehen, fein gehackt

2 rote Paprikaschoten, entkernt
  und in 1 cm große Würfel
  geschnitten

1 mittelgroße Zucchini,
  in Scheiben geschnitten

500 g Champignons, abgewischt
  und klein gehackt

1 Dose mit 400 g gehackten
  Tomaten

1 TL getrockneter oder 1 Handvoll frische Oreganoblätter

8 Lasagne-Blätter, Vollkorn- oder
  Spinat-

Portionen		Nährwerte	
Kohlenhydrate	2½	Kilokalorien	374
Protein	0	Kohlenhydrate	50 g
Fett	1	Protein	15 g
Milchprodukte	½	Ballaststoffe	10 g
Obst	0	Salz	0,4 g
Gemüse	3		

2 TL geriebener Parmesan

Für die Béchamelsoße
35 g Olivenölmargarine

35 g Mehl

350 ml Magermilch

Prise schwarzer Pfeffer

Den Backofen auf 180 °C/Gas Stufe 2 vorheizen.

Das Olivenöl bei mittlerer Temperatur in einem großen Topf erhitzen, dann die Zwiebel darin ein paar Minuten anschwitzen, bis sie etwas durchsichtig aussieht. Knoblauch unter Rühren hinzufügen, dann die Paprikaschoten. Nach weiteren fünf Minuten Zucchini, Champignons, Tomaten und Oregano hinzufügen. Noch einmal fünf bis zehn Minuten oder bis die Gemüse beginnen, weich zu werden, kochen. Topf vom Herd nehmen und vorerst zur Seite stellen.

Einen großen Topf mit Wasser zum Kochen aufsetzen. Eine große ofenfeste Form bereitstellen, die etwa 6 bis 7 cm tief und idealerweise 25 mal 25 cm oder 30 mal 20 cm groß ist. Dann die Soße zubereiten. Die Margarine in einem antihaftbeschichteten Topf bei geringer Temperatur schmelzen, das Mehl hineinrühren und weiterrühren, bis alles eine Masse bildet und beginnt, Farbe anzunehmen. Den Topf vom Herd nehmen und nach und nach die Milch unterrühren. Auf dem Herd bei schwacher bis mittlerer Hitze die Soße kochen, dafür ständig rühren, bis sie dick und sämig wird. Das dauert etwa drei Minuten. Mit etwas schwarzem Pfeffer würzen, wieder durchrühren, dann auf die niedrigste Stufe schalten oder im Fall eines Elektroherdes diesen ganz ausschalten. Die Lasagne-Blätter nach Packungsanleitung zubereiten.

Nun das Lasagne-Gericht zusammenstellen. Ein wenig von der Béchamelsoße auf den Boden der feuerfesten Form geben, dann etwa die Hälfte des Gemüses darüber verteilen. Mit vier Lasagne-Blättern bedecken. Die Hälfte der verbleibenden Soße daraufgeben, wieder eine Lage mit dem restlichen Gemüse und obenauf die verbleibenden vier Lasagne-Blätter. Den Rest der Soße über die Lasagne gießen und mit dem Parmesan besprenkeln. In den Backofen schieben und etwa 40 bis 45 Minuten backen, bis die Oberfläche golden ist und die Lasagneflüssigkeit gekocht hat (Blasen waren erkennbar).

Tipp
Wenn Sie keinen Parmesan verwenden wollen, können Sie stattdessen auch Edamer über die Lasagne reiben.

Zucchini-Frittata
Für 2 Personen

2 große Zucchini (etwa 150 bis
   175 g), längs halbiert und in
   Scheiben geschnitten
2 TL Öl
1 kleine Zwiebel, gehackt
4 Eier
schwarzer Pfeffer

Portionen		Nährwerte	
Kohlenhydrate	0	Kilokalorien	233
Protein	2	Kohlenhydrate	4 g
Fett	½	Protein	17 g
Milchprodukte	0	Ballaststoffe	2 g
Obst	0	Salz	0,4 g
Gemüse	1½		

In einer mittelgroßen Pfanne einen Teelöffel des Öls erwärmen, die Zucchini und die Zwiebel hineingeben und bei geringer Hitze anbraten, bis sie etwas weich sind. Die Pfanne beiseitestellen.

Die Eier in einer Schüssel mit etwas schwarzem Pfeffer verquirlen. Wenn nötig, Flüssigkeit von dem Zucchini-Zwiebel-Gemisch abtropfen lassen und es dann zu den verquirlten Eiern in die Schüssel geben und alles gut mischen.

Die Pfanne mit Küchenpapier auswischen und erneut erwärmen. Den Rest des Öls darin erhitzen und die Zucchini-Ei-Mischung hineingießen. Die Zucchini mit einem Pfannenwender etwas andrücken und die Pfanne hin und her kippen, damit sich die Eimischung gut verteilt. Auf kleiner Flamme stocken lassen, ab und zu vorsichtig an der Pfanne rütteln, damit die Mischung nicht anbrennt. Nach etwa acht Minuten überprüfen, ob die Unterseite gebräunt ist, indem man die gestockte Mischung mit einem Pfannenwender etwas anhebt.

Den Grill anheizen und die Pfanne darunterstellen. Vorsicht mit dem Pfannengriff – stellen Sie die Pfanne so, dass er sich außerhalb des Grills befindet. Achten Sie gut auf die Frittata, sie hebt sich schnell und wird braun. Pfanne herausnehmen, die Frittata auf einen großen Teller gleiten lassen und in Viertel schneiden. Sofort servieren.

Tipp
Zu dieser Frittata passen sehr gut Kartoffelschnitze und gedünstete Brechbohnen.

Auberginen-Curry mit Kichererbsen, Reis und einer Mango-Raita
Für 4 Personen

2 mittelgroße bis große Auberginen (etwa 850 g Gesamtgewicht), in Würfel geschnitten
1 Dose mit 400 g Kichererbsen
2 cm langes Stück frische Ingwerwurzel, geschält und fein gehackt
2 Knoblauchzehen, fein gehackt
1 EL Rapsöl oder anderes neutral schmeckendes Öl
1 große Zwiebel, gehackt
1 rote Chilischote, entkernt und fein gehackt (optional)
2 TL Garam Masala
6 EL Tomatenpüree
500 ml kochendes Wasser

Portionen		Nährwerte	
Kohlenhydrate	2½	Kilokalorien	438
Protein	1	Kohlenhydrate	81 g
Fett	½	Protein	17 g
Milchprodukte	½	Ballaststoffe	14 g
Obst	0	Salz	0,5 g
Gemüse	3		

Zum Servieren
240 g Basmati-Reis

Mango-Raita
300 g fettarmer Naturjoghurt
2 TL Mango-Chutney

Kichererbsen aus der Dose abgießen und spülen. Den Reis waschen, in eine Schüssel füllen und mit kaltem Wasser bedecken. Die Raita zubereiten; dazu den Joghurt in eine Schüssel geben und das Mango-Chutney unterrühren. Schüssel zugedeckt in den Kühlschrank stellen.

Ingwer und Knoblauch sehr fein hacken und noch einmal mit dem Messer zerdrücken, bis sie fast eine Paste ergeben. Das Öl in einem großen Topf bei mittlerer Temperatur erhitzen, die Ingwer-Knoblauch-Paste und die gehackte Zwiebel hinzufügen und unter Rühren anschwitzen, bis die Zwiebel weich ist, aber noch keine Farbe annimmt. Dann die Chili (je nach Geschmack) und das Garam Masala dazugeben. Ein paar Sekunden weiter unter Rühren braten, nun die Aubergine untermischen.

Das Tomatenpüree mit dem kochenden Wasser vermischen, gut verrühren und über die Aubergine in den Topf gießen, bis das Gemüse vollständig bedeckt ist. Etwa zehn Minuten köcheln. Inzwischen den Reis in dem Einweichwasser nach Packungsanleitung kochen.

Wenn die Aubergine zehn Minuten gekocht hat, die Kichererbsen hinzufügen und den Topf zudecken. Weitere zehn Minuten kochen, zwischendurch Flüssigkeitsstand überprüfen und wenn nötig etwas Wasser hinzufügen. Immer wieder umrühren, damit das Curry nicht ansetzt. Kommt Ihnen das Gericht zu flüssig vor, stellen Sie die Temperatur die letzten paar Minuten höher, damit die Soße etwas einkocht – sie sollte recht dickflüssig sein. Wenn der Reis und das Curry fertig sind, beides sofort mit der Mango-Raita servieren.

Tipps
- Anstatt der Mango-Raita können Sie auch eine andere Joghurtsoße zubereiten, indem Sie die gleiche Menge eines von Ihnen gewünschten anderen indischen Chutneys hinzufügen, auch wenn Mango besonders gut zu Auberginen passt.
- Sie können auch geraspelte Gurke oder Zwiebel unter den Joghurt mischen, um eine authentischere Raita zu erhalten. Bei der Gurke sollte vorher möglichst etwas von der Flüssigkeit ausgedrückt werden.

Süßes und Desserts

Zitronen-Blaubeer-Joghurt-Kuchen
Für 12 Personen

200 g Vollkornmehl
2 TL Backpulver
100 g feinkörniger Zucker
250 g fettarmer griechischer
   Joghurt
50 ml Rapsöl
150 ml fettarme Milch
1 Zitrone, Saft und in sehr
   feine Streifen geschnittene
   Schale
3 Eier, getrennt

100 g Blaubeeren

Portionen		Nährwerte	
Kohlenhydrate	1	Kilokalorien	174
Protein	½	Kohlenhydrate	23 g
Fett	½	Protein	6 g
Milchprodukte	0	Ballaststoffe	2 g
Obst	0	Salz	0,1 g
Gemüse	0		

Den Backofen auf 180 °C/Gas Stufe 2 vorheizen. Eine Springform mit einem Durchmesser von 20 cm leicht einfetten und mit Backpapier auslegen.

Das Mehl mit dem Backpulver in eine große Schüssel sieben, mit dem Zucker vermischen und in der Mitte eine Mulde eindrücken.

In einer anderen Schüssel Joghurt, Olivenöl, Milch, Zitronensaft, Streifen der Zitronenschale und Eigelb schaumig schlagen. Die Blaubeeren unterrühren.

In einer weiteren Schüssel das Eiweiß steif schlagen. Die Joghurtmischung in die Schüssel mit den trockenen Zutaten geben und mit einem Metalllöffel unterrühren, bis sie gerade gut vermengt sind. Nun behutsam das steife Eiweiß auf die Mischung gleiten lassen und vorsichtig unterziehen. Den fertigen Teig sofort in die Backform füllen und im Ofen etwa 30 Minuten backen, bis an einem in die Mitte eingesteckten Holzspieß kein Teig mehr hängen bleibt. Der Kuchen soll noch zehn Minuten zum Abküh-

len in der Form bleiben, dann auf einem Kuchengitter ganz aus-
kühlen lassen.

Joghurt-Eiscreme mit Himbeeren
Für 6 Personen

*200 g reife Himbeeren, frisch oder
    tiefgefroren*
30 g Zucker
450 g fettarmer Naturjoghurt

Portionen		Nährwerte	
Kohlenhydrate	½	Kilokalorien	129
Protein	0	Kohlenhydrate	19 g
Fett	0	Protein	7 g
Milchprodukte	½	Ballaststoffe	3 g
Obst	½	Salz	0,2 g
Gemüse	0		

Tiefgefrorene Himbeeren auftauen lassen, bevor Sie mit dem Rezept beginnen. Den Zucker mit den Himbeeren mischen, Joghurt
hinzufügen und alles mit einem Mixer durchrühren.

Die glatte Masse in ein flaches Gefriergefäß gießen. Die Creme
eine Stunde oder bis sich am Rand Kristalle bilden, im Tiefkühl-
schrank gefrieren lassen. Herausnehmen und die Mischung wie
oben beschrieben gründlich durchrühren, dann zurück ins Ge-
frierfach stellen. Nach einer Stunde diesen Prozess noch einmal
wiederholen. Jetzt die Eiscreme mindestens zwei Stunden gefrieren lassen oder bis sie fest ist.

Nehmen Sie das Joghurteis etwa 15 Minuten, bevor Sie es servieren wollen, aus dem Tiefkühlfach, und lassen Sie es bei Raum-
temperatur stehen, damit es etwas weich wird.

Tipps
- Sie können für dieses Rezept alle Beeren verwenden, die saftig sind.
- Joghurt-Eiscreme hat eine andere Struktur als mit Milch bereitete Eiscreme, aber durch das mehrmalige Durchrühren wird sie etwas weicher.

Zitronen-Honig-Frischkäse-Creme
Für 2 Personen

3 EL großblättrige Haferflocken
2 TL Aufstrich, vorzugsweise Sonnenblumenmargarine
1 Prise gemahlener Ingwer (optional)
150 g fettarmer Frischkäse, naturbelassen
1 EL griechischer Joghurt, mager oder fettarm
2 TL klarer Honig
1½ große Zitrone, Saft und in

feine Streifen geschnittene Schale

Portionen		Nährwerte	
Kohlenhydrate	2	Kilokalorien	213
Protein	0	Kohlenhydrate	23 g
Fett	1	Protein	12 g
Milchprodukte	2½	Ballaststoffe	2 g
Obst	0	Salz	0,9 g
Gemüse	0		

Die Haferflocken in einer trockenen Pfanne auf mittlerer Hitze mit einem Holzlöffel rühren, bis sie beginnen, ein Röstaroma zu verströmen und Farbe anzunehmen. Dann die Pfanne sofort vom Herd nehmen und die Haferflocken in eine kleine Schüssel füllen. Das Aufstrichfett und – je nach Geschmack – den gemahlenen Ingwer sofort hinzufügen und mit einem hölzernen Löffel unter die Haferflocken mischen. Deren Wärme schmilzt das Fett. Wenn alles gut verbunden ist, die Mischung auf zwei Auflaufförmchen (oder zwei Wein- oder andere Gläser) aufteilen und am Boden fest andrücken. Nun zum Festwerden mindestens eine Stunde in den Kühlschrank stellen.

Den Frischkäse zehn Minuten vor dem Herstellen der Füllung aus dem Kühlschrank nehmen, damit er etwas weich wird und sich besser verarbeiten lässt. Frischkäse, Joghurt und Honig in einer Schüssel kräftig mit einem Schneebesen verquirlen, den Zitronensaft zugeben und unterschlagen. Die Creme auf die zwei Förmchen mit dem festen Haferflocken-Boden verteilen, glatt streichen und noch einmal drei Stunden (oder mehr) in den Kühlschrank stellen. Vor dem Servieren jede Frischkäse-Creme mit den Zitronenschalenstreifen bestreuen.

Knuspriger Brombeer-Apfel-Crumble
Für 4 Personen

320 g Tafeläpfel, geschält, entkernt
  und klein geschnitten
1 Spritzer Zitronensaft
320 g reife Brombeeren

Für die Streusel
125 g Haferflocken
25 g gemahlene Mandeln
25 g Vollkornmehl
25 g Rohrzucker
50 g Olivenölmargarine oder
  anderes Fett

½ TL Zimt

Portionen		Nährwerte	
Kohlenhydrate	1½	Kilokalorien	326
Protein	0	Kohlenhydrate	46 g
Fett	2	Protein	7 g
Milchprodukte	0	Ballaststoffe	10 g
Obst	2	Salz	0,3 g
Gemüse	0		

Den Backofen auf 180 °C/Gas Stufe 2 vorheizen.

Die Äpfel in eine Schüssel geben. Etwas Zitronensaft darüberträufeln, die Brombeeren hinzufügen und alles gut vermischen. Die Früchte in eine mittelgroße Auflaufform (etwa 18 bis 20 cm im Durchmesser) füllen.

Haferflocken, gemahlene Mandeln, Mehl und Zucker in einer Schüssel vermischen. Diese Mischung mit der Margarine verkneten, bis die Mischung Brotkrümeln ähnelt. Zimt untermischen und die Streusel über den Früchten verteilen und etwas andrücken. Auflaufform in den Ofen stellen und den Crumble etwa 30 bis 40 Minuten backen, bis die Oberfläche eine goldene Farbe annimmt.

Mit fettarmem griechischem Joghurt servieren.

Crêpes
Für 4 Personen
(ergibt bei Verwendung einer mittelgroßen Pfanne 4 Crêpes)

85 g Mehl
1 EL Vollkornmehl
1 mittelgroßes Ei
250 ml fettarme Milch
1 TL Sonnenblumenmargarine
  pro Crêpe

Zum Servieren
1 Zitrone, Saft
4 TL klarer Honig

Portionen		Nährwerte	
Nur die Crêpes			
Kohlenhydrate	1	Kilokalorien	166
Protein	0	Kohlenhydrate	23 g
Fett	1	Protein	7 g
Milchprodukte	0	Ballaststoffe	1 g
Obst	0	Salz	0,2 g
Gemüse	0		
Crêpes mit Honig			
Kohlenhydrate	1½	Kilokalorien	189
Protein	0	Kohlenhydrate	29 g
Fett	1	Protein	7 g
Milchprodukte	0	Ballaststoffe	1 g
Obst	0	Salz	0,2 g
Gemüse	0		

Das Mehl in eine Schüssel sieben und das Ei hineinschlagen. Mit einem Schneebesen gut verquirlen, dann nach und nach die

Milch hinzufügen und den dicken Teig mit dem Schneebesen zu einem dünnflüssigen Teig ohne Klumpen verrühren.

Eine beschichtete Pfanne erhitzen, ein wenig von dem Fett hineingeben und schmelzen lassen; die Pfanne hin und her kippen, damit sich das Fett über den ganzen Boden verteilt. Nun den Teig hineingeben – je nach Größe der Pfanne etwa drei bis vier Esslöffel pro Crêpe. Crêpes sind dünner als normale Pfannkuchen. Wieder die Pfanne leicht schwenken, damit sich der Teig verteilt. Nach ein paar Minuten den Teig an einer Seite mit einem Pfannenwender oder einer Palette vorsichtig anheben; er sollte leicht gebräunt sein. Wenden und die Unterseite braten, diese dauert nicht so lange wie die erste Seite, vielleicht eine Minute.

Je nach Verwendung können Sie entweder nur einen Crêpe braten und den Rest des Teigs im Kühlschrank aufbewahren oder alle vier nacheinander braten. Die fertigen Crêpes auf einem vorgewärmten Teller leicht mit Alufolie abdecken und im mäßig heißen Backofen warm halten, während Sie mit dem Braten fortfahren. Schließlich je ein Crêpe auf einen Teller gleiten lassen, mit Zitronensaft beträufeln, einen Teelöffel klaren Honig dazugeben und zusammenrollen. Sofort servieren.

Tipp
Statt mit Honig können Sie die Crêpes mit klein geschnittenen Bananen oder gemischten Beeren und einem Löffel fettarmem griechischem Joghurt servieren.

Aprikosen-Apfel-Obstsalat
Für 2 Personen

4 getrocknete Aprikosen, gehackt
50 ml Apfelsaft, gekühlt
4 frische Aprikosen, entsteint und
in Stücke geschnitten
2 kleine Tafeläpfel, entkernt und
in Scheiben geschnitten

Portionen		Nährwerte	
Kohlenhydrate	0	Kilokalorien	94
Protein	0	Kohlenhydrate	23 g
Fett	0	Protein	2 g
Milchprodukte	0	Ballaststoffe	5 g
Obst	2	Salz	< 0,1 g
Gemüse	0		

Die getrockneten Aprikosen in eine Schüssel geben, den Apfelsaft darübergießen, die Schüssel zudecken und mindestens eine Stunde in den Kühlschrank stellen. Danach die frischen Aprikosen und Äpfel in die Schüssel geben und umrühren. Die Früchte auf zwei Schälchen verteilen und den verbleibenden Apfelsaft darübergießen. Sofort servieren.

Tipp
Frische Aprikosen sind köstlich, aber saisonabhängig. Wenn sie nicht erhältlich sind, verwenden Sie stattdessen reife Pflaumen.

Mit Mandeln gefüllte Nektarinen aus dem Backofen
Für 2 Personen

2 reife Nektarinen, halbiert und
    entsteint
2 gestrichene EL gemahlene
    Mandeln
1 TL Zucker
15 Mandeln, gehackt
1 TL ungesalzene Pistazien ohne
    Schale, gehackt (alternativ
    5 Mandeln mehr)
100 ml Orangensaft

Portionen		Nährwerte	
Kohlenhydrate	0	Kilokalorien	219
Protein	0	Kohlenhydrate	18 g
Fett	3	Protein	7 g
Milchprodukte	0	Ballaststoffe	4 g
Obst	1½	Salz	< 0,1 g
Gemüse	0		

Den Backofen auf 200 °C/Gas Stufe 3 vorheizen.

Sie brauchen eine kleine feuerfeste Form, in die gerade vier halbe Nektarinen passen. Die Nektarinenhälften mit der aufgeschnittenen Seite nach oben in die Form legen.

Die gemahlenen Mandeln, den Zucker und die gehackten Mandeln (und eventuell Pistazien) in eine Schüssel geben, dann etwas Orangensaft hinzufügen, sodass alles gerade zusammenhaftet. Gut vermischen und mit einem Löffel auf die Nektarine in die Höhlung füllen, die der Kern hinterlassen hat. Den restlichen Orangensaft in die Form um die Früchte herum gießen.

Die Form leicht mit Alufolie bedecken und in den vorgeheizten Backofen stellen. 15 Minuten backen, dann die Folie entfernen. Noch einmal etwa fünf Minuten backen, bis die Nektarinen weich sind. Dann mit einem Schaumlöffel jede Nektarinenhälfte vorsichtig aus der Form heben und in ein Servierschälchen setzen. Mit einem Löffel etwas von dem Orangensaft um die Frucht herum geben und sofort servieren.

Schokoladen-Orange-Mousse

Für 4 Personen

Anmerkung: Dieses Rezept enthält rohe Eier und sollte deswegen nicht während einer Schwangerschaft oder von Menschen mit eingeschränkter gesundheitlicher Verfassung gegessen werden.

125 g dunkle Schokolade, mindestens 70% Kakaomasse

1 kleine Orange, Saft und in sehr feine Streifen geschnittene Schale

3 mittelgroße Eier

Portionen		Nährwerte	
Kohlenhydrate	2	Kilokalorien	245
Protein	1	Kohlenhydrate	24 g
Fett	2	Protein	8 g
Milchprodukte	0	Ballaststoffe	3 g
Obst	0	Salz	0,2 g
Gemüse	0		

Eine hitzefeste Schüssel über einen Topf hängen, sodass sie mindestens 3 cm über dem Topfboden hängt. Außerdem brauchen Sie vier kleine Gläser oder Auflaufförmchen.

Die Schokolade in kleine Stücke brechen und in die Schüssel geben. Den größten Teil des Orangensafts zu der Schokolade in die Schüssel gießen. Nun den Topf etwa 1,5 cm hoch mit Wasser füllen und es bei mittlerer Temperatur zum Köcheln bringen. Die Schüssel mit den Schokoladenstückchen darüberhängen (die Schüssel darf das Wasser nicht berühren) und die Schokolade unter Rühren mit einem hölzernen Löffel schmelzen.

Die Eier nach Eigelb und -weiß trennen und in separate Gefäße geben. Das Eiweiß mit einem elektrischen Rührgerät schlagen, bis sich weiche Spitzen bilden.

Wenn die Schokolade geschmolzen ist, die Schüssel von dem Topf nehmen und den Rest des Orangensaftes hinzufügen.

Das Eigelb in die Schokomasse geben und kräftig unterarbeiten, bis alles verbunden ist und die Schokomasse glänzt. Nun zunächst ein wenig von dem Eiweiß hinzufügen und mit einem Metalllöffel behutsam unterheben, bis die Mischung eine gleichmäßige Färbung hat. Diesen Vorgang wiederholen und so das gesamte Eiweiß unterarbeiten. Nun die Mousse mit einem Löffel in Gläser oder Auflaufförmchen füllen. Diese auf der Arbeitsfläche bewegen, damit die Oberfläche der Mousse sich glättet. Mousse im Kühlschrank mindestens fünf Stunden oder über Nacht kalt werden lassen.

Vor dem Servieren die aufbewahrten Orangenschalenstreifen über die Mousse streuen.

Tipps
- Ein paar frische Himbeeren ergeben eine wunderbare Ergänzung zu der Mousse.
- Diese gesündere Variante eines klassischen Desserts ist köstlich, aber reichhaltig. Sie können dieses Rezept auch auf sechs Portionen aufteilen.
- Dieses Gericht lässt sich variieren: Zum Beispiel können Sie statt des Orangensafts starken schwarzen Kaffee nehmen; davon benötigen Sie etwa vier Esslöffel.

Pflaumencreme
Für 4 Personen

200 g entsteinte Backpflaumen
1 EL klarer Honig
250 g griechischer Joghurt,
   fettarm oder mager

Portionen		Nährwerte	
Kohlenhydrate	1	Kilokalorien	147
Protein	0	Kohlenhydrate	29 g
Fett	0	Protein	5 g
Milchprodukte	½	Ballaststoffe	4 g
Obst	1½	Salz	0,1 g
Gemüse	0		

Die Pflaumen in eine Schüssel geben, knapp mit Wasser bedecken, umrühren und mehrere Stunden oder über Nacht einweichen.

Dann die Pflaumen mit der Einweichflüssigkeit in einem Topf bei hoher Temperatur zum Kochen bringen. Hitze herunterschalten und etwa 15 Minuten köcheln lassen, bis sie beginnen zu zerfallen. Pflaumen mit der Flüssigkeit pürieren und in eine Schüssel füllen. Alternativ können Sie die gekochten Pflaumen mit einem Holzlöffel durch ein Sieb in eine Schüssel passieren. Pflaumenpüree abkühlen lassen.

Honig und Joghurt gut vermischen, dann diese Mischung in die abgekühlten Pflaumen gießen. Beides gut miteinander verrühren und in eine Schüssel oder in einzelne Gläser oder Förmchen füllen. Vor dem Servieren mindestens eine Stunde kalt stellen.

Tipp
Um der Creme eine duftende Geschmacksnote hinzuzufügen, können Sie zum Einweichen einen aromatisierten Tee wie zum Beispiel Earl Grey verwenden.

Apfeldessert mit Heidehonig
Für 4 Personen

3 große Äpfel, geschält, entkernt und in kleine Stückchen geschnitten
Prise(n) Zimt, nach Geschmack
1 Orange, Saft
2 TL Heidehonig oder ähnlich geschmacksintensiver Honig
300 g griechischer Joghurt, fettarm oder mager

Portionen		Nährwerte	
Kohlenhydrate	½	Kilokalorien	122
Protein	0	Kohlenhydrate	22 g
Fett	0	Protein	5 g
Milchprodukte	½	Ballaststoffe	1 g
Obst	2	Salz	0,2 g
Gemüse	0		

Apfelstückchen in einen Topf mit etwas Wasser geben – nicht mehr als 50 ml. Nach Geschmack Zimt hinzufügen. Orangensaft dazugießen. Die Apfelstücke leicht köcheln lassen, bis sie weich sind, dabei rühren, damit sie nicht am Boden anhaften. Den Topf vom Herd nehmen, die Äpfel abkühlen lassen, dann pürieren. Das Püree in eine große Schüssel füllen, mit Frischhaltefolie zudecken und mindestens eine Stunde in den Kühlschrank stellen.

Wenn das Apfelpüree ganz kalt ist, Honig und Joghurt hinzufügen, unterheben und das Dessert entweder sofort servieren oder wieder in den Kühlschrank stellen und später verwenden.

Türkische Trockenobst-Kaltschale
Für 2 Personen

6 Backpflaumen, entsteint
6 getrocknete Aprikosen
2 TL Sultaninen
1 TL Pinienkerne
1 TL ungesalzene Pistazien,
* gehackt (optional)*
1 EL Mandelblättchen

Portionen		Nährwerte	
Kohlenhydrate	1	Kilokalorien	249
Protein	0	Kohlenhydrate	30 g
Fett	1½	Protein	7 g
Milchprodukte	0	Ballaststoffe	7 g
Obst	2	Salz	< 0,1 g
Gemüse	0		

Pflaumen, Aprikosen, Sultaninen und Pinienkerne in einen kleinen Topf geben und gerade mit Wasser bedecken. Gut verrühren und Topf bei mittlerer Temperatur erwärmen. Die Früchte 20 bis 25 Minuten leicht köcheln lassen, dann in eine Schüssel füllen und ein paar Stunden oder über Nacht abkühlen lassen. Das Hosaf in Schälchen füllen und vor dem Servieren die Mandelblättchen und Pistazien darüberstreuen.

Tipp
Traditionell sind die Pinienkerne weich. Wenn Sie sie knackiger mögen, streuen Sie sie am Ende mit den Mandeln und Pistazien über die Früchte.

Ein Wort zum Abschluss

Einige der Diäthaltenden, die die 2-Tage-Diät begannen, hatten noch nie zuvor abzunehmen versucht, dagegen hatten es viele von ihnen immer wieder versucht. Dabei war es manchen zwar gelungen, doch bald darauf nahmen sie das verlorene Gewicht wieder zu. Ihr Erfolg mit dieser neuen Diät überraschte viele von ihnen selbst und freute uns sehr. Diese Ergebnisse haben uns gezeigt, dass es eine andere Art des Abnehmens gibt, bei der der Abnehmerfolg erhalten bleibt. Wenn Sie zu denjenigen gehören, die bisher erfolglos Diäten gemacht haben, oder wenn Sie einfach nur nach einer Alternative zu den Mühen einer 7-Tage-Diät suchen, können Sie mit der 2-Tage-Diät jetzt Ihr Ziel erreichen. Das Rezept ist einfach: zwei Tage eine eingeschränkte Nahrung mit viel Protein und wenig Kalorien essen, fünf Tage eine nicht eingeschränkte, gesunde mediterrane Kost genießen und sich außerdem regelmäßig bewegen und Sport machen. Wir wissen, dass dies keine schnelle Lösung ist und es eine Weile dauern kann, bis Sie Ihre Essgewohnheiten angepasst haben, aber wir sind überzeugt, dass diese Art Diät ein wirklich innovativer – und gesunder – Ansatz ist, um abzunehmen. Wir werden weiter forschen, um mehr über die besonderen gesundheitlichen Vorteile dieser Diät und dieser Art des Abnehmens herauszufinden, aber wir hoffen schon jetzt, dass die 2-Tage-Diät die Methode ist, die Ihnen hilft. Befolgen Sie die Diät, beginnen Sie mit einem Bewegungs- und Sportprogramm, und wenn Sie Ihr Zielgewicht erreicht haben, bleiben Sie bei der 1-Tages-Diät. So werden Sie Ihr Wunschgewicht erlangen und einen gesunden Körper haben, so wie Sie es sich erhoffen.

Anhang

Anhang A: Wie viel Körperfett habe ich?

Tabelle für den Körperfettanteil von Frauen

BMI	Alter											
	18	20	25	30	35	40	45	50	55	60	65	70
18	20	20	21	22	23	24	26	27	28	29	30	31
19	22	22	23	24	25	26	27	28	29	30	31	32
20	24	24	25	26	27	28	29	30	31	32	33	33
21	26	26	27	28	29	29	30	31	32	33	34	35
22	27	28	29	29	30	31	32	33	34	34	35	36
23	29	30	30	31	32	33	33	34	35	36	36	37
24	31	31	32	33	33	34	35	36	36	37	38	38
25	33	33	34	34	35	36	36	37	38	38	39	40
26	34	34	35	36	36	37	38	38	39	39	40	41
27	36	36	37	37	38	38	39	39	40	41	41	42
28	37	37	38	39	39	40	40	41	41	42	42	43
29	39	39	39	40	40	41	41	42	42	43	43	44
30	40	40	41	41	42	42	43	43	43	44	44	45
31	41	42	42	42	43	43	44	44	45	45	45	46
32	43	43	43	44	44	44	45	45	46	46	46	47
33	44	44	44	45	45	45	46	46	47	47	47	48
34	45	45	46	46	46	46	47	47	47	48	48	48
35	46	46	47	47	47	47	48	48	48	49	49	49
36	47	47	48	48	48	48	49	49	49	50	50	50
37	48	48	49	49	49	49	50	50	50	50	51	51
38	49	49	50	50	50	50	50	51	51	51	51	52
39	50	50	50	51	51	51	51	51	52	52	52	52
40	51	51	51	51	52	52	52	52	52	53	53	53

Um Ihren Körperfettanteil zu bestimmen, gehen Sie senkrecht bis zu Ihrem BMI und dann waagerecht bis zu Ihrem Alter oder dem Alter, das Ihrem am nächsten kommt. Ihren BMI können Sie mit der Tabelle auf Seite 47 errechnen.

Zum Beispiel hat eine 42-jährige Frau mit einem BMI von 22 einen Körperfettanteil von 31%.

Tabelle für den Körperfettanteil von Männern

BMI	Alter											
	18	20	25	30	35	40	45	50	55	60	65	70
18	11	11	12	13	14	15	16	17	19	20	21	22
19	13	13	14	15	16	17	18	19	20	21	22	23
20	15	15	16	17	18	19	20	21	22	23	24	25
21	17	17	18	19	20	21	22	23	24	24	25	26
22	19	19	20	21	22	23	24	24	25	26	27	28
23	21	21	22	23	24	25	25	26	27	28	28	29
24	23	23	24	25	26	26	27	28	28	29	30	31
25	25	25	26	27	27	28	29	29	30	31	31	32
26	27	27	28	28	29	30	30	31	31	32	33	33
27	29	29	29	30	31	31	32	32	33	34	34	35
28	30	31	31	32	32	33	33	34	34	35	36	36
29	32	32	33	33	34	34	35	35	36	36	37	37
30	34	34	35	35	35	36	36	37	37	38	38	39
31	35	36	36	37	37	37	38	38	39	39	39	40
32	37	37	38	38	38	39	39	40	40	40	41	41
33	39	39	39	39	40	40	41	41	41	42	42	42
34	40	40	41	41	41	42	42	42	43	43	43	44
35	42	42	42	42	43	43	43	44	44	44	44	45
36	43	43	43	44	44	44	45	45	45	45	46	46
37	44	44	45	45	45	45	46	46	46	47	47	47
38	46	46	46	46	47	47	47	47	47	48	48	48
39	47	47	47	48	48	48	48	48	49	49	49	49
40	48	48	49	49	49	49	49	49	50	50	50	50

Um Ihren Körperfettanteil zu bestimmen, gehen Sie senkrecht bis zu Ihrem BMI und dann waagerecht bis zu Ihrem Alter oder dem Alter, das Ihrem am nächsten kommt. Ihren BMI können Sie mit der Tabelle auf Seite 47 errechnen.

Zum Beispiel hat ein 42-jähriger Mann mit einem BMI von 22 einen Körperfettanteil von 23 %.

Die Rechentabelle basiert auf der CUN-BAE-Gleichung zur Bestimmung des Körperfettanteils.[1]

Bei Frauen liegt der Normbereich für den Fettanteil im Vergleich zum Körpergewicht zwischen 20 % und 34 %, bei Männern zwischen 8 bis 25 %.[2]

Anhang B: Wie viel kann ich an den zwei eingeschränkten Tagen essen?

Die unten aufgeführten Nahrungsmittel zeigen Ihnen, wie viel Sie an jedem eingeschränkten Tag essen können. Wenn Sie sich satt fühlen, ist es nicht notwendig die maximale Anzahl der Fettportionen zu essen. Versuchen Sie aber, das Minimum des Proteins und alle angegebenen Gemüse-, Milchprodukte- und Obstmengen zu sich zu nehmen. Vegetarier finden in Kapitel 3 weitere Informationen mit Variationen für Mahlzeiten.

Kohlenhydratreiche Nahrungsmittel	
Kohlenhydrate sind an den zwei eingeschränkten Tagen nicht erlaubt	0 Portionen

Proteinreiche Nahrungsmittel

Protein	1 Portion entspricht
Frauen: Minimum 4 – Maximum 12 Portionen Männer: Minimum 4 – Maximum 14 Portionen	
Frischer oder geräucherter* weißer Fisch (zum Beispiel Schellfisch oder Kabeljau)	60 g (2 fischstäbchengroße Stücke)
Thunfisch in der Dose in Salzlake oder Quellwasser	45 g
Zubereiteter Fisch (frisch oder in der Dose) in Tomatensoße oder Öl (abgetropft), zum Beispiel Makrele, Sardinen, Lachs, Forelle, Thunfisch, Räucherlachs* oder -forelle* oder Bücklinge*	30 g
Meeresfrüchte, zum Beispiel Garnelen, Muscheln, Krabben	45 g
Huhn, Pute oder Ente (gekocht ohne Haut)	30 g (1 Scheibe in der Größe einer Spielkarte)
Mageres Fleisch von Rind, Schwein, Lamm, Hasen, Wild oder Innereien (Fett entfernt)	30 g (1 Scheibe in der Größe einer Spielkarte)
Magerer Schinkenspeck*	1 gegrillte Scheibe
Magerer Schinken*	2 mitteldünne oder 4 hauchdünne Scheiben

Protein	1 Portion entspricht
Frauen: Minimum 4 – Maximum 12 Portionen Männer: Minimum 4 – Maximum 14 Portionen	
Eier	1 mittelgroßes/großes Ei
Tofu	50 g

* siehe Seite 74

Von den folgenden proteinreichen Nahrungsmitteln können Sie an *jedem* eingeschränkten Tag nur *eines* essen. Sie werden Ihrer täglich erlaubten Proteinmenge zugerechnet.

Protein	Maximum	Portionen
Sojafleisch	30 g am Tag	3
Soja und Edamame-Bohnen	60 g pro Tag	2
Fettarmer Hummus	1 Esslöffel (15 g) pro Tag	1
Quorn	115 g pro Tag	4

Fett

Fett	1 Portion entspricht
Frauen: Maximum 5 Portionen Männer: Maximum 6 Portionen	
Margarine oder fettarmer Aufstrich (nicht die »buttrigen« Arten)	8 g oder 1 Teelöffel
Olivenöl oder anderes Öl (kein Palm- oder Kokosnussöl, kein Ghee)	7 g oder 1 Dessertlöffel
Dressing auf Ölbasis	7 g oder 1 Dessertlöffel
Ungesalzene oder gesalzene* oder trocken geröstete Nüsse (nicht in Honig geröstet)	1 Dessertlöffel oder 3 Walnusshälften, 3 Paranüsse, 4 Mandeln, 8 Erdnüsse, 10 Cashewnüsse oder 10 Pistazien (keine Esskastanien)
Pesto	8 g oder 1 Teelöffel
Mayonnaise	5 g oder 1 Teelöffel
Fettarme Mayonnaise	15 g oder 1 Esslöffel

Fett	1 Portion entspricht
Frauen: Maximum 5 Portionen Männer: Maximum 6 Portionen	
Oliven*	10 Stück
Erdnussbutter (ohne Palmöl)	8 g oder 1 Teelöffel

* siehe Seite 74

Von den folgenden fetthaltigen Nahrungsmitteln dürfen Sie an jedem eingeschränkten Tag nur eines zu sich nehmen, da diese auch Kohlenhydrate enthalten. Sie werden den erlaubten Fettportionen zugerechnet.

Fett	Maximum	Portionen
Avocado	½ Avocado	2
Guacamole	2 Esslöffel	2
Fettarme Guacamole	2 Esslöffel	1

Milchprodukt

Milchprodukt	1 Portion entspricht
Männer und Frauen können aus den folgenden Milchprodukten bis zu drei Portionen am Tag auswählen.	
Milch (fettarm oder mager)	200 ml
Sojamilch (gesüßt oder ungesüßt mit Kalziumzusatz)	200 ml
Joghurt: Diätfrucht-, Natur-Soja-; griechischer Natur- oder Frischkäse (alle fettarm)	1 kleiner Becher 120 bis 150 g oder 3 gehäufte Esslöffel
Vollmilch-Naturjoghurt	80–90 g oder 2 gehäufte Esslöffel
Hüttenkäse	75 g oder 2 Esslöffel
Quark	90 g oder 3 Esslöffel
Frischkäse (leicht oder extra leicht)	1 Esslöffel (30 g)
Käse mit niedriger Fettstufe: fettreduzierter Cheddar, Edamer, Räucherkäse, Feta, Camembert, Ricotta, Mozzarella, fettarmer Halloumi	30 g pro Portion bis höchstens 120 g pro Woche für Frauen und 150 g für Männer an eingeschränkten und nicht eingeschränkten Tagen

Gemüse

Gemüse	1 Portion (entspricht 80 g)
Männer und Frauen können von den folgenden Gemüsen bis zu 5 Portionen am Tag auswählen.	
Artischocke	2 Herzen
Aubergine	⅓ von mittelgroßer Frucht
Bittermelone oder Flaschenkürbis	½ Frucht
Blätterkohl, gekocht	4 gehäufte Esslöffel
Blumenkohl	8 Röschen
Bohnensprossen, frisch	2 Handvoll
Brechbohnen	4 gehäufte Esslöffel
Broccoli	2 Röschen
Brunnenkresse	1 Müslischälchen
Champignons, frisch	14 Köpfe oder 3 Handvoll in Scheiben
Chinakohl	⅕ Kopf
Fenchel	½ Tasse, geraspelt
Frühlingszwiebeln	8
Grüner Blattsalat (gemischt), Rucola	1 Müslischüssel voll
Grünkohl, gekocht	4 gehäufte Esslöffel
Gurke	1 Stück (5 cm lang)
Knollensellerie	3 gehäufte Esslöffel
Kohl	⅙ kleiner Kohlkopf oder 3 gehäufte Esslöffel, geraspelt
Kürbis	3 gehäufte Esslöffel
Lauch	1 Stange mittelgroß
Okra	16 mittelgroße Bohnen
Pak Choi	2 Handvoll
Paprika (nur grüne)	½ Stück
Pilze, getrocknet	2 Esslöffel oder 1 Handvoll Steinpilze
Prinzessbohnen	4 gehäufte Esslöffel
Radieschen	10 Stück

Gemüse	1 Portion (entspricht 80 g)
Männer und Frauen können von den folgenden Gemüsen bis zu 5 Portionen am Tag auswählen.	
Rosenkohl	8 Stück
Spargel aus der Dose	7 Stangen
Spargel, frisch	5 Stangen
Spinat, frisch	1 Müslischälchen
Spinat, gekocht	2 gehäufte Esslöffel
Stangensellerie	3 Stangen
Tomaten aus der Dose	2 Flaschentomaten oder ½ Dose, gehackt
Tomaten, frisch	1 mittlere oder 7 Cherrytomaten
Tomaten, sonnengetrocknet	4 Stück
Tomatenpüree	1 gehäufter Esslöffel
Zucchini	½ große Zucchini
Zuckererbsen	1 Handvoll
Zuckermais (ganze kleine Kolben, keine Körner)	6

Obst

Obst	1 Portion (entspricht 80 g)
Ananas	1 große Scheibe
Aprikosen	3 frische oder getrocknete
Brombeeren	1 Handvoll
Erdbeeren	7
gedünsteter Rhabarber oder Cranberrys, mit Süßstoff	3 gehäufte Esslöffel
Grapefruit	½ Grapefruit
Himbeeren	2 Handvoll
Melone	5 cm dicke Scheibe
Papaya	1 Scheibe
Rote Johannisbeeren	4 gehäufte Esslöffel
Schwarze Johannisbeeren	4 gehäufte Esslöffel

Geschmacksstoffe

Geschmacksstoffe	
Zitronensaft; frische oder getrocknete Kräuter; Gewürze; schwarzer Pfeffer; Senf, Meerrettich, Essige, Knoblauch, frisch oder schon gehackt und eingelegt; Chili, frisch oder getrocknet; Sojasoße; Misopaste; Fischsoße; Worcestersoße	unbegrenzt

Getränke

Getränke	mindestens 8 Gläser oder 2 Liter am Tag
Wasser (still oder mit Kohlensäure)	unbegrenzt
Tee und Kaffee, mit oder ohne Koffein	unbegrenzt
Grüner Tee, Früchte- oder Kräutertee	unbegrenzt
Diät-Limos oder zuckerfreie Sprudelgetränke	bis zu einem Maximum von 9 Dosen (3 Liter) pro Woche

Anhang C: Wie viel kann ich an jedem nicht eingeschränkten Tag essen?

Für die nicht eingeschränkten Tage empfehlen wir Ihnen eine gesunde mediterrane Ernährung. Diese erlaubt Ihnen eine größere Vielfalt an Nahrungsmitteln als an den zwei eingeschränkten Tagen und enthält Kohlenhydrate, Protein, fettarme Milchprodukte und eine große Palette an Obst und Gemüse. Den unten stehenden Tabellen können Sie entnehmen, wie viel von einem bestimmten Lebensmittel einer Portion entspricht. Von jeder Nahrungsmittelgruppe können Sie eine verschiedene Anzahl Portionen essen, je nach Alter, Geschlecht und Gewicht. Die für Sie geltende Anzahl der jeweiligen Portionen finden Sie in den Tabellen in Anhang D. In Kapitel 4 ist die mediterrane Ernährungsweise näher erläutert.

Kohlenhydratreiche Nahrungsmittel

Die Anzahl der Portionen ist unterschiedlich – verwenden Sie die Tabellen in Anhang D.

Kohlenhydratreiche Nahrungsmittel	1 Portion entspricht
Vollkorngetreide- oder Haferflocken	24 g oder 3 gestrichene Esslöffel oder 1 Vollkorn- oder Haferflocken-Frühstücksriegel
Haferflocken oder zuckerfreies Müsli	20 g oder 1 gehäufter Esslöffel
Brot – Vollkorn, Vollkornmehl, Roggen, Mischungen aus diesen	1 mittelgroße Scheibe, ½ Brötchen
Pittabrot, indisches Fladenbrot, Tortilla (Vollkornmehl oder Vielkorn-Version)	½ Fladen
Roggen-Knäckebrot	2 Scheiben
Vollkornweizen-Kräcker	2 Kräcker
Haferkeks (ohne Palmöl)	1 Keks

Kohlenhydratreiche Nahrungsmittel	1 Portion entspricht
Vollkornnudeln oder -reis	30 g oder 1 Esslöffel ungekocht sowie 60 g oder 2 Esslöffel gekocht
Couscous, Bulgur, Gerstengraupen, Quinoa	30 g oder 1 Esslöffel ungekocht sowie 60 g oder 2 Esslöffel gekocht
Lasagne (vorzugsweise Vollkorn)	1 Blatt
Ofen- oder gekochte Kartoffel (mit Schale)	120 g Rohgewicht oder 1 kleine
Maniok, Jamswurzel, Süßkartoffel	90 g Rohgewicht oder 1 kleine
Zuckermais	½ Kolben oder 2 Esslöffel Körner
Vollkornmehl	1 gestrichener Esslöffel
Ungesüßtes Popcorn	20 g

Proteinreiche Nahrungsmittel

Die Anzahl der Portionen ist unterschiedlich – verwenden Sie die Tabellen in Anhang D.

Proteinreiche Nahrungsmittel	1 Portion entspricht
Frischer oder geräucherter* weißer Fisch (zum Beispiel Schellfisch oder Kabeljau)	60 g (2 fischstäbchengroße Stücke)
Thunfisch in der Dose in Salzlake oder Quellwasser	45 g
Zubereiteter Fisch (frisch oder in der Dose) in Tomatensoße oder Öl (abgetropft), zum Beispiel Makrele, Sardinen, Lachs, Forelle, Thunfisch, Räucherlachs* oder -forelle* oder Bücklinge*	30 g
Meeresfrüchte, zum Beispiel Garnelen, Muscheln, Krabben	45 g
Huhn, Pute oder Ente (gekocht ohne Haut)	30 g (1 Scheibe in der Größe einer Spielkarte)
Mageres Fleisch vom Rind, Schwein, Lamm, Hasen, Wild oder Innereien	30 g pro Portion bis 500 g pro Woche für Frauen und 600 g pro Woche für Männer
Magerer Schinkenspeck*	1 gegrillte Scheibe
Eier	1 mittelgroßes/großes Ei

Proteinreiche Nahrungsmittel	1 Portion entspricht
Schinken*	2 mitteldünne oder 4 hauchdünne Scheiben
Gebackene Bohnen	2 gestrichene Esslöffel (60 g)
Linsen, Kichererbsen und Bohnen	1 Esslöffel (20 g) roh oder 1½ Esslöffel gekocht oder aus der Dose (65 g)
Quorn, zum Beispiel Stücke, Hack, Filets	30 g
Vegetarische Würstchen	½
Tofu	50 g
Sojafleisch	10 g oder 1 gehäufter Esslöffel ungekocht
Vegetarisches Tiefkühl-Hackfleisch	30 g
Fettarmer Hummus	30 g oder 1 gestrichener Esslöffel

* Versuchen Sie diese salzigen Nahrungsmittel an Ihren fünf nicht eingeschränkten Tagen nur einmal am Tag zu essen.

Fett

Die Anzahl der Portionen ist je nach Geschlecht, Alter und Gewicht unterschiedlich – verwenden Sie die Tabellen.

Fett	1 Portion entspricht
Margarine oder fettarmer Aufstrich (vermeiden Sie die »buttrigen« Arten)	8 g oder 1 Teelöffel
Olivenöl oder anderes Öl	7 g oder 1 Dessertlöffel
Dressing auf Ölbasis	7 g oder 1 Dessertlöffel
Ungesalzene Nüsse/Samen	1 Dessertlöffel oder 3 Walnusshälften, 3 Paranüsse, 4 Mandeln, 8 Erdnüsse, 10 Cashewnüsse oder Pistazien
Avocado	½ Avocado
Pesto	1 gestrichener Teelöffel
Oliven	10 Stück

Fett	1 Portion entspricht
Mayonnaise	5 g oder 1 Teelöffel
Guacamole oder fettarme Mayonnaise	15 g oder 1 Esslöffel
Fettarme Guacamole	30 g oder 2 Esslöffel
Erdnussbutter (wählen Sie eine ohne Palmöl)	11 g oder 1 gehäufter Teelöffel

Milch und Milchprodukte

Für Männer und Frauen sind drei Portionen pro Tag erlaubt.

Milch und Milchprodukt	1 Portion entspricht
Milch (fettarm oder mager)	200 ml
Alternative »Milch«-Arten, zum Beispiel Sojamilch, Hafer-milch (gesüßt oder ungesüßt)	200 ml
Fettreduziertes Milchpulver	15 g oder 1 gestrichener Esslöffel
Joghurt: Diätfrucht-, Natur-Soja-; griechischer Naturjoghurt oder Frischkäse (alle fettarm)	1 kleiner Becher von 120 bis 150 g oder 3 gehäufte Esslöffel
Joghurt: fettarmer Frucht-, Vollmilch-Natur- oder Frucht-joghurt, Sojajoghurt mit Geschmack	80 bis 90 g oder 2 gehäufte Esslöffel
Hüttenkäse	75 g oder 2 Esslöffel
Frischkäse (leicht oder extra leicht)	30 g oder 1 Esslöffel
Quark	90 g oder 3 Esslöffel
Käse mit niedriger Fettstufe: fettreduzierter Cheddar, Edamer, Räucherkäse, Feta, Camembert, Ricotta, Mozza-rella, fettarmer Halloumi	30 g (Größe einer Streichholz-schachtel). Nicht mehr als 120 g pro Woche für Frauen und 150 g für Männer.

Gemüse

Männer und Frauen sollten mindestens fünf Portionen pro Tag essen.

Gemüse	1 Portion entspricht 80 g
Alle gekochten oder gedünsteten Gemüse (außer Kartoffeln, Jamswurzeln, Zuckermais, die kohlenhydratreiche Nahrungsmittel oder Hülsenfrüchte sind, die als Protein rechnen)	2 bis 3 gehäufte Esslöffel
Salat	1 Schüssel
Selbstgemachte Gemüsesuppe	½ Schüssel
Gemüsesaft*	200 ml
Tomatenpüree	1 gestrichener Esslöffel

Obst

Männer und Frauen sollten zwei Portionen pro Tag essen.

Gemüse	1 Portion entspricht
Banane	1 kleine
Beeren: Brombeeren, schwarze Johannisbeeren, rote Johannisbeeren, Himbeeren, Erdbeeren	1 Tasse
Fruchtsaft	kleines Glas (125 ml)*
Gedünstete Früchte (ungesüßt oder mit Süßstoff)	3 gestrichene Esslöffel
Grapefruit	½ Grapefruit
Kleine Früchte: Clementinen, Aprikosen	2 Früchte
Melone/Ananas/Papaya	1 Scheibe
Obst aus der Dose (im eigenen Saft)	3 gestrichene Esslöffel
Orangen, Birne, Apfel	1 Frucht
Trockenfrüchte	3 getrocknete Aprikosen/1 Handvoll Rosinen

Gemüse	1 Portion entspricht
Weintrauben, Kirschen	15

* Beschränken Sie sich am Tag auf ein Glas Obst- oder Gemüsesaft.

Getränke

Männer und Frauen sollten mindestens acht Gläser oder 2 Liter am Tag trinken.

Getränke	1 Portion entspricht
Wasser (still oder mit Kohlensäure)	unbegrenzt
Tee und Kaffee, mit oder ohne Koffein	unbegrenzt
Grüner Tee, Früchte- oder Kräutertee	unbegrenzt
Diät-Limos oder zuckerfreie Sprudelgetränke	bis zu einem Maximum von 9 Dosen (3 Liter) pro Woche
Alkohol	bis zu maximal 7 Einheiten (70 g) pro Woche (siehe Seite 111)

Naschereien

Für Männer und Frauen gilt, dass sie bis zu drei Portionen in der Woche an den nicht eingeschränkten Tagen essen dürfen.

Naschereien	Portionen
Fettarme Chips	25 bis 30 g oder 1 kleines Päckchen
Kekse oder Schokokekse	2
Schokolade (idealerweise 70 % Kakaomasse oder mehr)	30 g oder 5 kleine Stücke
Eiscreme	2 Standardkugeln oder 1 Luxuskugel
Gewürzkuchen	1 Scheibe
Rosinenbrötchen	1 Brötchen
Cupcake	2 Mini-Cupcakes mit dünnem oder ohne Zuckerguss

Naschereien	Portionen
Haferriegel	2 kleine Bissen (3 cm^2)
Kekse mit Fruchtfüllung	3
Praline oder Trüffel	3

Anhang D: Wie viel kann ich essen?

Mit den folgenden Tabellen können Sie schnell herausfinden, wie viele Kalorien oder Portionen Sie je nach Alter, Gewicht und Geschlecht pro Tag essen können. Sie finden jeweils eine Tabelle mit Angaben, die zum Abnehmen geeignet sind, und eine mit Angaben, mit denen Sie Ihr Gewicht halten können.

- Die hier dargestellten, auf Geschlecht, Alter und Gewicht bezogenen Angaben beruhen auf den von C. J. K. Henry entwickelten Gleichungen.[3] Sie nehmen schneller ab, wenn Sie auch den Bewegungs- und Sportempfehlungen in diesem Buch folgen.
- Es ist wichtig, dass Sie an den zwei eingeschränkten und den fünf nicht eingeschränkten Tagen der 2-Tage-Diät angemessene Menge an Protein, Milchprodukten, Obst und Gemüse zu sich nehmen. Deswegen gibt es für jeden Tag für Protein eine Mindestmenge und für Milchprodukte, Obst und Gemüse eine empfohlene Menge. Die Essenspläne sind so zusammengestellt, dass Sie jeden Tag pro Kilogramm Körpergewicht die empfohlene Menge von 1,2 g Protein zu sich nehmen.[4]
- Es ist nicht nötig, dass Sie die Maximalmengen in den Tabellen zu sich nehmen. Es ist jedoch wichtig, dass Sie sich innerhalb der verschiedenen Arten von Nahrungsmitteln ausgewogen ernähren. Wenn Sie zum Beispiel nur zwei Drittel Ihrer maximalen Protein-Portionen essen, sollten Sie versuchen, auch ungefähr zwei Drittel der maximalen Fett- und ballaststoffreichen Kohlenhydrat-Portionen zu sich zu nehmen.
- Versuchen Sie, an jedem Ihrer nicht eingeschränkten Tage 24 g Ballaststoffe zu sich zu nehmen (siehe Seite 381).

Tabelle für Gewichtsverlust bei Männern bis 79 kg

	2 eingeschränkte Tage	5 nicht eingeschränkte Tage														
		Weniger als 54 kg			54 bis 60 kg			60 bis 67 kg			67 bis 73 kg			73 bis 79 kg		
Alter in Jahren		18 bis 29	30 bis 60	ab 60	18 bis 29	30 bis 60	ab 60	18 bis 29	30 bis 60	ab 60	18 bis 29	30 bis 60	ab 60	18 bis 29	30 bis 60	ab 60
Maximum kcal pro Tag	1100	1600	1600	1400	1700	1600	1400	1900	1800	1600	2000	1900	1700	2100	2000	1800
Kohlenhydrat-Portionen: maximale Anzahl	0	7	7	6	7	7	6	8	8	7	9	9	7	11	9	8
Protein-Portionen: Mindestanzahl	4	3	3	3	4	4	4	5	5	5	6	6	6	7	7	7
Protein-Portionen: maximale Anzahl	14	9	9	8	10	9	8	12	11	9	14	12	10	14	14	11
Fett-Portionen: maximale Anzahl	6	4	4	3	5	4	3	5	5	4	5	5	5	5	5	5
Milchprodukt-Portionen	3 (empfohlen)	3 (empfohlen für alle Gewichtsgruppen)														
Gemüse-Portionen	5 (empfohlen)	5 (empfohlen für alle Gewichtsgruppen)														
Obst-Portionen	1 (empfohlen)	2 (empfohlen für alle Gewichtsgruppen)														

Tabelle für Gewichtsverlust bei Männern über 79 kg

| | 2 eingeschränkte Tage | 5 nicht eingeschränkte Tage | | | | | | | | | | | |
| | | 79 bis 86 kg | | | 86 bis 92 kg | | | 92 bis 98 kg | | | ab 98 kg | | |
Alter in Jahren		18 bis 29	30 bis 60	ab 60	18 bis 29	30 bis 60	ab 60	18 bis 29	30 bis 60	ab 60	18 bis 29	30 bis 60	ab 60
Maximum kcal pro Tag	1100	2300	2200	2000	2500	2300	2100	2500	2400	2200	2500	2500	2300
Kohlenhydrat-Portionen: maximale Anzahl	0	12	11	9	13	12	11	13	12	11	13	13	12
Protein-Portionen: Mindestanzahl	4	8	8	8	9	9	9	10	10	10	11	11	11
Protein-Portionen: maximale Anzahl	14	16	15	14	17	16	14	17	17	15	17	17	16
Fett-Portionen: maximale Anzahl	6	6	5	5	7	6	5	7	6	5	7	7	6
Milchprodukt-Portionen	3 (empfohlen)	3 (empfohlen für alle Gewichtsgruppen)											
Gemüse-Portionen	5 (empfohlen)	5 (empfohlen für alle Gewichtsgruppen)											
Obst-Portionen	1 (empfohlen)	2 (empfohlen für alle Gewichtsgruppen)											

Tabelle für Gewichtsverlust bei Frauen bis 79 kg

	2 eingeschränkte Tage	5 nicht eingeschränkte Tage														
		Weniger als 54 kg			54 bis 60 kg			60 bis 67 kg			67 bis 73 kg			73 bis 79 kg		
Alter in Jahren		18 bis 29	30 bis 60	ab 60	18 bis 29	30 bis 60	ab 60	18 bis 29	30 bis 60	ab 60	18 bis 29	30 bis 60	ab 60	18 bis 29	30 bis 60	ab 60
Maximum kcal pro Tag	1000	1500	1400	1400	1500	1400	1400	1700	1500	1400	1800	1600	1500	1900	1700	1600
Kohlenhydrat-Portionen: maximale Anzahl	0	6	6	6	6	6	6	7	6	6	8	7	6	9	7	7
Protein-Portionen: Mindestanzahl	4	3	3	3	4	4	4	5	5	5	6	6	6	7	7	7
Protein-Portionen: maximale Anzahl	12	8	8	8	8	8	8	10	8	8	11	9	8	12	10	9
Fett-Portionen: maximale Anzahl	5	4	3	3	4	3	3	5	4	3	5	4	4	5	5	4
Milchprodukt-Portionen	3 (empfohlen)	3 (empfohlen für alle Gewichtsgruppen)														
Gemüse-Portionen	5 (empfohlen)	5 (empfohlen für alle Gewichtsgruppen)														
Obst-Portionen	1 (empfohlen)	2 (empfohlen für alle Gewichtsgruppen)														

Tabelle für Gewichtsverlust bei Frauen über 79 kg

	2 eingeschränkte Tage	5 nicht eingeschränkte Tage											
		79 bis 86 kg			86 bis 92 kg			92 bis 98 kg			ab 98 kg		
Alter in Jahren		18 bis 29	30 bis 60	ab 60	18 bis 29	30 bis 60	ab 60	18 bis 29	30 bis 60	ab 60	18 bis 29	30 bis 60	ab 60
Maximum kcal pro Tag	1000	2000	1800	1700	2000	1900	1800	2000	2000	1800	2000	2000	1900
Kohlenhydrat-Portionen: maximale Anzahl	0	9	8	7	9	9	8	9	9	8	9	9	9
Protein-Portionen: Mindestanzahl	4	8	8	8	9	9	9	10	10	10	11	11	11
Protein-Portionen: maximale Anzahl	12	14	11	10	14	12	11	14	14	11	14	14	12
Fett-Portionen: maximale Anzahl	5	5	5	5	5	5	5	5	5	5	5	5	5
Milchprodukt-Portionen	3 (empfohlen)	3 (empfohlen für alle Gewichtsgruppen)											
Gemüse-Portionen	5 (empfohlen)	5 (empfohlen für alle Gewichtsgruppen)											
Obst-Portionen	1 (empfohlen)	2 (empfohlen für alle Gewichtsgruppen)											

Tabelle zum Gewichthalten für Männer bis 73 kg

	1 eingeschränkter Tag	6 nicht eingeschränkte Tage											
		Weniger als 54 kg			54 bis 60 kg			60 bis 67 kg			67 bis 73 kg		
Alter in Jahren		18 bis 29	30 bis 60	ab 60	18 bis 29	30 bis 60	ab 60	18 bis 29	30 bis 60	ab 60	18 bis 29	30 bis 60	ab 60
Maximum kcal pro Tag	1100	1900	1800	1600	2000	1900	1700	2100	2000	1800	2300	2200	2200
Kohlenhydrat-Portionen: maximale Anzahl	0	8	8	7	9	9	7	11	9	8	12	11	9
Protein-Portionen: Mindestanzahl	4	3	3	3	4	4	4	5	5	5	6	6	6
Protein-Portionen: maximale Anzahl	14	12	11	9	14	12	10	14	14	11	16	15	14
Fett-Portionen: maximale Anzahl	6	5	5	4	5	5	5	5	5	5	6	5	5
Milchprodukt-Portionen	3 (empfohlen)	3 (empfohlen für alle Gewichtsgruppen)											
Gemüse-Portionen	5 (empfohlen)	5 (empfohlen für alle Gewichtsgruppen)											
Obst-Portionen	1 (empfohlen)	2 (empfohlen für alle Gewichtsgruppen)											

Tabelle zum Gewichthalten für Männer über 73 kg

	1 eingeschränkter Tag	6 nicht eingeschränkte Tage											
		73 bis 79 kg			79 bis 86 kg			86 bis 92 kg			ab 92 kg		
		18 bis 29	30 bis 60	ab 60	18 bis 29	30 bis 60	ab 60	18 bis 29	30 bis 60	ab 60	18 bis 29	30 bis 60	ab 60
Alter in Jahren													
Maximum kcal pro Tag	1100	2400	2300	2100	2500	2400	2200	2500	2500	2300	2500	2500	2500
Kohlenhydrat-Portionen: maximale Anzahl	0	12	12	11	13	12	11	13	13	12	13	13	13
Protein-Portionen: Mindestanzahl	4	7	7	7	8	8	8	9	9	9	10	10	10
Protein-Portionen: maximale Anzahl	14	17	16	14	17	17	15	17	17	16	17	17	17
Fett-Portionen: maximale Anzahl	6	6	6	5	7	6	5	7	7	6	7	7	7
Milchprodukt-Portionen	3 (empfohlen)	3 (empfohlen für alle Gewichtsgruppen)											
Gemüse-Portionen	5 (empfohlen)	5 (empfohlen für alle Gewichtsgruppen)											
Obst-Portionen	1 (empfohlen)	2 (empfohlen für alle Gewichtsgruppen)											

Tabelle zum Gewichthalten bei Frauen bis 73 kg

	1 eingeschränkter Tag	6 nicht eingeschränkte Tage											
		Weniger als 54 kg			54 bis 60 kg			60 bis 67 kg			67 bis 73 kg		
Alter in Jahren		18 bis 29	30 bis 60	ab 60	18 bis 29	30 bis 60	ab 60	18 bis 29	30 bis 60	ab 60	18 bis 29	30 bis 60	ab 60
Maximum kcal pro Tag	1000	1700	1600	1500	1800	1700	1500	1900	1800	1600	2000	1900	1700
Kohlenhydrat-Portionen: maximale Anzahl	0	7	7	6	8	7	6	9	8	7	9	9	7
Protein-Portionen: Mindestanzahl	4	3	3	3	4	4	4	5	5	5	6	6	6
Protein-Portionen: maximale Anzahl	12	10	9	8	11	10	8	12	11	9	14	12	10
Fett-Portionen: maximale Anzahl	5	5	4	4	5	5	4	5	5	4	5	5	5
Milchprodukt-Portionen	3 (empfohlen)	3 (empfohlen für alle Gewichtsgruppen)											
Gemüse-Portionen	5 (empfohlen)	5 (empfohlen für alle Gewichtsgruppen)											
Obst-Portionen	1 (empfohlen)	2 (empfohlen für alle Gewichtsgruppen)											

Tabelle zum Gewichthalten bei Frauen über 73 kg

	1 eingeschränkter Tag	6 nicht eingeschränkte Tage											
		73 bis 79 kg			79 bis 86 kg			86 bis 92 kg			ab 92 kg		
Alter in Jahren		18 bis 29	30 bis 60	ab 60	18 bis 29	30 bis 60	ab 60	18 bis 29	30 bis 60	ab 60	18 bis 29	30 bis 60	ab 60
Maximum kcal pro Tag	1000	2000	1900	1800	2000	2000	1900	2000	2000	2000	2000	2000	2000
Kohlenhydrat-Portionen: maximale Anzahl	0	9	9	8	9	9	9	9	9	9	9	9	9
Protein-Portionen: Mindestanzahl	4	7	7	7	8	8	8	9	9	9	10	10	10
Protein-Portionen: maximale Anzahl	12	14	12	11	14	14	12	14	14	14	14	14	14
Fett-Portionen: maximale Anzahl	5	5	5	5	5	5	5	5	5	5	5	5	5
Milchprodukt-Portionen	3 (empfohlen)	3 (empfohlen für alle Gewichtsgruppen)											
Gemüse-Portionen	5 (empfohlen)	5 (empfohlen für alle Gewichtsgruppen)											
Obst-Portionen	1 (empfohlen)	2 (empfohlen für alle Gewichtsgruppen)											

Anhang E: Ballaststoffreiche Nahrungsmittel

In den unten stehenden Tabellen finden Sie zehn Nahrungsmittel mit besonders vielen Ballaststoffen.[5, 6] Versuchen Sie, so viel wie möglich davon in Ihr tägliches Essen mit aufzunehmen.

Essen	Portionsgröße		Ballaststoffe insgesamt (g)	Lösliche Ballaststoffe (g)	Unlösliche Ballaststoffe (g)
	Maß	g			
Eingeschränkte Tage					
Himbeeren	1 Handvoll	80	5,5	1,5	4,0
Tiefgefrorene Sojabohnen	4 EL	60	3,7	1,8	1,9
Grüne Bohnen	4 EL	80	2,5	0,6	1,9
Broccoli	2 Strünke	80	2,4	1,2	1,2
Aprikosen, getrocknet	3	25	2,2	1,2	1,0
Blumenkohl	8 Röschen	80	2,2	0,9	1,3
Spinat (gekocht)	2 EL	80	2,2	0,7	1,5
Rosenkohl	8	80	2,1	1,1	1,0
Leinsamen	2 TL	7	1,9	0,6	1,3
Mandeln	4	8	0,8	0,1	0,7
Nicht eingeschränkte Tage					
Kleie-Müsli	3 EL	24	5,9	1,0	4,9
Himbeeren	1 Handvoll	80	5,5	1,5	4,0
Erbsen	3 EL	80	5,4	1,6	3,8
Kidneybohnen	1 EL	40	3,2	0,8	2,4
Kleieflocken	3 EL	24	3,1	0,3	2,9
Roggen-Knäckebrot	2 Scheiben	20	3,1	1,3	1,8
Gerstengraupen	1 gestrichener EL, ungekocht	20	3,1	0,8	2,3

Essen	Portionsgröße		Ballaststoffe insgesamt (g)	Lösliche Ballaststoffe (g)	Unlösliche Ballaststoffe (g)
	Maß	g			
Weizen-Gerste-Müsli	3 EL	24	2,8	0,8	2,0
Vollkorn-Pasta, gekocht	2 EL	60	2,8	0,6	2,2

Anhang F: Wie Sie mehr Bewegung in Ihr Leben bringen

Die unten stehende Tabelle zeigt Ihnen, wie Sie mehr Kalorien verbrennen können, indem Sie einfach im Alltag Ihre normale Routine ein wenig abändern. Am vorteilhaftesten ist es für Ihre Gesundheit und fürs Abnehmen, wenn Sie kleine Bewegungsaktivitäten während des Tages mit einem geplanten Sportprogramm kombinieren.

Tag mit Fitnessstudio mit minimalen täglichen Aktivitäten	Verbrauchte Kilokalorien*	Tag ohne Fitnessstudio mit täglichen Aktivitäten	verbrauchte Kilokalorien*
Mit dem Bus zur Arbeit fahren (20 Minuten)	30	Vorher aus dem Bus steigen und 15 Minuten zur Arbeit laufen	84
Mit dem Fahrstuhl 2 Stockwerke fahren, fünfmal am Tag	3	Zwei Stockwerke hoch und runter laufen, fünfmal am Tag	54
Einer Kollegin eine E-Mail schicken	8	2 Minuten zu einer Kollegin laufen, im Stehen 5 Minuten mit ihr reden, 2 Minuten zurück zum Schreibtisch laufen	33
Ein Sandwich in der Büro-Kantine kaufen	3	Zum Bäcker laufen, jeder Weg 5 Minuten	35
Den Bus nach Hause nehmen (20 Minuten)	30	Vorher aus dem Bus steigen und 15 Minuten nach Hause laufen	84
Zum Fitnessstudio fahren (7 Minuten)	20	Fernsehen (eine Stunde)	90
Aerobic-Kurs (45 Minuten)	262		
Nach Hause fahren (7 Minuten)	20		
Fertigmahlzeit aufwärmen (5 Minuten)	5	Ein Essen zubereiten (30 Minuten)	70

Tag mit Fitnessstudio mit minimalen täglichen Aktivitäten	Verbrauchte Kilokalorien*
Fernsehen (1 Stunde 25 Minuten)	128
Online Essen bestellen (30 Minuten)	26
Den Hund hinaus in den Garten lassen	2
Lesen (1 Stunde 15 Minuten)	115
Kilokalorien insgesamt	**652**

Tag ohne Fitnessstudio mit täglichen Aktivitäten	verbrauchte Kilokalorien*
Staubsaugen (30 Minuten), Bügeln (30 Minuten)	178
Einkaufen gehen (jeder Weg 15 Minuten)	193
Mit dem Hund rausgehen (30 Minuten)	105
Lesen (15 Minuten)	23
Kilokalorien insgesamt	**859**

*Geschätzt für eine 70 kg schwere Frau

Anhang G: Mein Sportprogramm für zwölf Wochen

Dieses 12-wöchige Laufprogramm zeigt Ihnen, wie Sie Ihr Leistungsniveau über mehrere Wochen steigern können. Wenn sich die erste Sportwoche für Sie zu einfach anfühlt, beginnen Sie bei Woche drei oder vier; wenn Sie sie sehr schwer finden, wiederholen Sie diese Woche so lange, bis Sie sich fit für die nächste fühlen. Trainieren Sie sich so durch die zwölf Wochen.

In der zwölften Woche machen Sie 150 Minuten mäßigen Sport, was etwa einer halben Stunde an fünf Tagen in der Woche entspricht – unabhängig davon, wo Sie sich am Anfang befunden haben.

Ein mäßiges Schritttempo liegt zwischen vier und 6,4 Kilometer in der Stunde auf ebenem Boden.

Woche		1	2	3	4	5	6	7	8	9	10	11	12
Anfänger – machen im Moment gar keinen Sport	Zeit (Minuten)	5	5	5	10	10	15	15	20	20	25	25	30
	Geschwindigkeit (km/h)	1,5	1,5	1,5	1,5	2	2	2	2	2	2	2,5	2,5
	Häufigkeit (mal pro Woche)	1	2	3	3	3	4	4	4	5	5	5	5
Fortgeschrittene Anfänger – machen im Moment mindestens einmal pro Woche Sport	Zeit (Minuten)	10	10	10	15	15	20	20	25	25	30	30	30
	Geschwindigkeit (km/h)	2	2	2,5	2,5	2,5	2,5	2,5	3	3	3	3	3
	Häufigkeit (mal pro Woche)	2	3	3	4	4	4	5	5	5	5	5	5
Fortgeschrittene – machen im Moment mindestens zweimal pro Woche Sport	Zeit (Minuten)	15	15	15	20	20	20	25	25	30	30	30	30
	Geschwindigkeit (km/h)	3	3	3	3	3	3,5	3,5	3,5	3,5	3,5	4	4
	Häufigkeit (mal pro Woche)	3	4	4	4	5	5	5	5	5	5	5	5

Es ist empfehlenswert, dass Sie sich weitere zwölf Wochen 150 Minuten auf mäßigem Niveau bewegen, damit sich diese neue

Bewegungsgewohnheit wirklich einschleift, bevor Sie die Zeit auf 300 Minuten pro Woche steigern.

Wenn Sie Ihr 12-Wochen-Laufprogramm von 0 auf 150 Minuten pro Woche beendet haben, können Sie das nächste 12-Wochen-Programm beginnen, mit dem Sie Ihre Zeit nach und nach von 150 auf 300 Minuten erhöhen.

Quellenangaben

1. Warum die 2-Tage-Diät funktioniert

1. Deutsche Gesellschaft für Ernährung e. V. ›Werden wir immer dicker?‹, DGE aktuell, Presseinformation, www.dge.de/modules.php?name=News&file=article&sid=1259 (2013).
2. Harvie M., Howell A. et al., ›Association of gain and loss of weight before and after menopause with risk of postmenopausal breast cancer in the Iowa women's health study', *Cancer Epidemiology, Biomarkers & Prevention*, 14/3 (2005), 656–61.
3. Wing R. R. et al., ›Long-term weight loss maintenance‹, *The American Journal of Clinical Nutrition*, 82/1 Suppl (2005), 222S–225S.
4. http://epp.eurostat.ec.europa.eu/statisticsexplained/index.php/Overweight_and_obesity_-_BMI_statistics
5. Cleary M. P., et al., ›Weight-cycling decreases incidence and increases latency of mammary tumors to a greater extent than does chronic caloric restriction in mouse mammary tumor virus-transforming growth factor-alpha female mice‹, *Cancer Epidemiology, Biomarkers & Prevention*, 11/9, (2002), 836–43.
6. Anson R. M., Mattson M. P. et al., ›Intermittent fasting dissociates beneficial effects of dietary restriction on glucose metabolism and neuronal resistance to injury from calorie intake‹, *Proceedings of the National Academy of Sciences of the United States of America*, 100/10 (2003), 6216–20.
7. Harvie M. N., Howell A. et al., ›The effects of intermittent or continuous energy restriction on weight loss and metabolic disease risk markers: a randomized trial in young overweight women‹, *International Journal of Obesity* (London), 35/5 (2011), 714–27.

8. Harvie Howell et al., P3–09–02: ›Intermittent Dietary Carbo-hydrate Restriction Enables Weight Loss and Reduces Breast Cancer Risk Biomarkers‹, Thirty-Fourth Annual CTRC-AACR San Antonio Breast Cancer Symposium (San Antonio, TX) (6–10 Dec, 2011).

9. Veldhorst M. A. et al., ›Presence or absence of carbohydrates and the proportion of fat in a high-protein diet affect appetite suppression but not energy expenditure in normal-weight human subjects fed in energy balance‹, *British Journal of Nutrition*, 104/9 (2010), 1395–1405.

10. Johnson F. et al., ›Dietary restraint and self-regulation in eating behavior‹, *International Journal of Obesity* (London), 36/5 (2012), 665–674. 2 Day Diet rev1(vermilion).indd 342 24/01/2013 22:00

11. Jacobsen S. C. et al., ›Effects of short-term high-fat overfeeding on genome-wide DNA methylation in the skeletal muscle of healthy young men‹, *Diabetologia*, 12 (2012), 3341–9.

12. Timmers S. et al., Calorie restriction-like effects of 30 days of resveratrol supplementation on energy metabolism and metabolic profile in obese humans', *Cell Metabolism*, 14/5 (2011), 612–22.

13. Peeters A. et al., ›Obesity in adulthood and its consequences for life expectancy: a life-table analysis‹, *Annals of Internal Medicine*, 138/1 (2003), 24–32.

14. http://www.ons.gov.uk/ons/rel/disability-and-healthmeasure-ment/health-expectancies-at-birth-and-age-65-in-the-united-kingdom/2008–10/index.html

15. Carlson O. et al., ›Impact of reduced meal frequency without caloric restriction on glucose regulation in healthy, normal-weight middleaged men and women‹, *Metabolism*, 56/12 (2007), 1729–1734.

16. Sandholt C. H. et al., ›Beyond the fourth wave of genome-wide obesity association studies‹, *Nutrition & Diabetes*, 2/e37 (2012).

17. Garaulet M et al., ›CLOCK gene is implicated in weight re-

duction in obese patients participating in a dietary programme based on the Mediterranean diet‹, *International Journal of Obesity* (London), 34/3 (2010), 516–523.

18. Matsuo T. et al., ›Effects of FTO genotype on weight loss and metabolic risk factors in response to calorie restriction among Japanese women‹, *Obesity* (Silver Spring), 20/5 (2012), 1122–1126.

19. Lovelady C., ›Balancing exercise and food intake with lactation to promote post-partum weight loss‹, Proceedings of the Nutrition Society, 70/2 (2011), 181–184.

20. http://bda.uk.com/news/news.php

2. Muss ich abnehmen?

1. Shea J. L. et al., ›Body fat percentage is associated with cardio-metabolic dysregulation in BMI-defined normal weight subjects‹, *Nutrition, Metabolism & Cardiovascular Diseases*, 22/9 (2012), 741–747.

2. Sternfeld B. et al., ›Changes over 14 years in androgenicity and body mass index in a biracial cohort of reproductive-age women‹, *The Journal of Clinical Endocrinology & Metabolism*, 93/6 (2008), 2158–65.

3. Harvie M., Howell A. H. et al., ›Central obesity and breast cancer risk: a systematic review‹, *Obesity Reviews*, 4/3 (2003), 157–73.

4. Beck R. J. et al., ›Choral singing, performance perception, and immune system changes in salivary immunoglobulin A and cortisol‹, *Music Perception*, 18 (1999), 87–106. 2 Day Diet rev1(vermilion).indd 343 24/01/2013 22:00

5. Nackers L. M. et al., ›The association between rate of initial weight loss and long-term success in obesity treatment: does slow and steady win the race?‹ *International Journal of Behavioral Medicine*, 17/3 (2010), 161–167.

6. Paulweber B. et al., ›A European evidence-based guideline for the prevention of type 2 diabetes‹, *Hormone and Metabolic Research*, 42 Suppl 1 (2010), S3–36.

7. Maruthur N. M. et al., ›Lifestyle interventions reduce coronary heart disease risk: results from the PREMIER Trial‹, *Circulation*, 119/15 (2009), 2026–2031.

8. Harvie M., Howell A. et al., ›Association of gain and loss of weight before and after menopause with risk of postmenopausal breast cancer in the Iowa women's health study‹, *Cancer Epidemiology, Biomarkers & Prevention*, 14/3 (2005), 656–661.

9. Larson-Meyer D. E. et al., ›Effect of calorie restriction with or without exercise on insulin sensitivity, beta-cell function, fat cell size, and ectopic lipid in overweight subjects‹, *Diabetes Care*, 29/6 (2006), 1337–44.

3. Anleitung für die zwei eingeschränkten Tage

1. Pearce K. L., et al., ›Egg consumption as part of an energy-restricted high-protein diet improves blood lipid and blood glucose profiles in individuals with type 2 diabetes‹, *British Journal of Nutrition*, 105/4 (2011), 584–92.

2. Lieberman H. R. et al., ›A double-blind, placebo-controlled test of 2 d of calorie deprivation: effects on cognition, activity, sleep, and interstitial glucose concentrations‹, *The American Journal of Clinical Nutrition*, 88/3 (2008), 667–676.

3. Brinkworth G. D. et al., ›Long-term effects of a very low-carbohydrate diet and a low-fat diet on mood and cognitive function‹, *Archives of Internal Medicine*, 169/20 (2009), 1873–1880.

4. Krikorian R. et al., ›Dietary ketosis enhances memory in mild cognitive impairment‹, *Neurobiology Aging*, 33/2 (2012), 425–427.

4. Anleitung für die fünf nicht eingeschränkten Tage

1. Willett W. C., ›The Mediterranean Diet: Science and practice‹, *Public Health Nutr*, 9/1A (2006), 105–10.

2. Sevastianova K. et al., ›Effect of short-term carbohydrate overfeeding and long-term weight loss on liver fat in overweight humans‹, *The American Journal of Clinical Nutrition*, 96/4 (2012), 727–34.

3. Bofetta J. et al., ›Fruit and vegetable intake and overall cancer risk in the 2 Day Diet rev1(vermilion).indd 344 24/01/2013 22:00 European Prospective Investigation into Cancer and Nutrition (EPIC)‹, *Journal of the National Cancer Institute*, 102/8 (2010), 529–37.

4. Houchins J. A. et al., ›Effects of fruit and vegetable, consumed in solid vs. beverage forms, on acute and chronic appetitive responses in lean and obese adults‹, *International Journal of Obesity* (London) (20 Nov 2012).

5. Stookey J. D. et al., ›Drinking water is associated with weight loss in overweight dieting women independent of diet and activity‹, *Obesity* (Silver Spring), 16/11 (2008), 2481–2488.

6. Flood-Obbagy J. E. et al., ›The effect of fruit in different forms on energy intake and satiety at a meal‹, *Appetite*, 52/2 (2009), 416–422.

7. Backhed F., ›Host responses to the human microbiome‹, *Nutrition Reviews*, 70 Suppl 1 (2012), S14–S17.

8. Bundesinstitut für Risikoforschung, ›Blutdrucksenkung durch weniger Salz in Lebensmitteln‹, (2011) http://www.bfr.bund. de/cm/343/blutdrucksenkung-durch-weniger-salz-in-lebens-mitteln.pdf

9. Aune D., ›Soft drinks, aspartame and the risk of cancer and cardiovascular disease‹, *The American Journal of Clinical Nutrition*, 96/6 (2012), 1249–51.

10. Chapman C. D., et al., ›Lifestyle determinants of the drive to eat: a meta-analysis‹, *The American Journal of Clinical Nutrition*, 96/3 (2012), 492–7.

11. Chobanian A. V., et al., ›Seventh report of the Joint National Committee on Prevention, Detection, Evaluation, and Treatment of High Blood Pressure‹, *Hypertension*, 42/6 (2003), 1206–1252.

12. Nawrot P. et al., ›Effects of caffeine on human health‹, Food Addititves and Contaminants, 20/1 (2003), 1–30.

13. Almoosawi S., et al., ›The effect of polyphenol-rich dark cho-

colate on fasting capillary whole blood glucose, total choleste-
rol, blood pressure and glucocorticoids in healthy overweight
and obese subjects‹, *British Journal of Nutrition*, 103/6 (2010),
842–850.

5. Die 2-Tage-Diät erfolgreich gestalten

1. Wansink B., ›Environmental factors that unknowingly influence the consumption and intake of consumers‹, *Annual Review of Nutrition*, 24 (2004), 455–479.
2. Dennis E. A., et al., ›Water consumption increases weight loss
   during a hypocaloric diet intervention in middle-aged and
   older adults‹, *Obesity* (Silver Spring), 18/2 (2010), 300–7.
3. Rolls B. J. et al., ›The effect of large portion sizes on energy intake is sustained for 11 days‹, *Obesity*, 15/6 (2007), 1535–43.
4. Rolls B. J. et al., ›Reductions in portion size and energy density
   of foods are additive and lead to sustained decreases in energy
   intake‹, *The American Journal of Clinical Nutrition*, 83/1 (2006),
   11–7. 2 Day Diet rev1(vermilion).indd 345 24/01/2013 22:00
5. Bellisle F., ›Cognitive restraint can be offset by distraction, lea-
   ding to increased meal intake in women‹, *The American Journal of Clinical Nutrition*, 74/2 (2001), 197–200.
6. Hirsch, A. R. et al., ›Effect of Television Viewing on Sensory-
   Specific Satiety: Are Leno and Letterman Obesogenic?‹, 89th
   Annual Meeting Endocrine Society (Abstract) (2007).
7. Byrne N. M. et al., ›Does metabolic compensation explain
   the majority of less-than-expected weight loss in obese adults
   during a short-term severe diet and exercise intervention?‹ *International Journal of Obesity*, 36/11 (2012), 1472–1478.
8. Bellisle F. et al., ›Meal frequency and energy balance‹, *British
   Journal of Nutrition*, 77/1 (1997), S57–70.
9. Holmback U. et al., ›The human body may buffer small diffe-
   rences in meal size and timing during a 24-hour wake period
   provided energy balance is maintained‹, *Journal of Nutrition*,
   133/9 (2003), 2748–55.

10. Nedeltcheva, A. V. et al., ›Sleep curtailment is accompanied by increased intake of calories from snacks‹, *The American Journal of Clinical Nutrition*, 89 (2009), 126–133.

11. Buxton O. M. et al., ›Adverse metabolic consequences in humans of prolonged sleep restriction combined with circadian disruption‹, Science Translational Medicine, 4/129 (2012), 12.

12. Morgan P. J. et al., ›Efficacy of a workplace-based weight loss program for overweight male shift workers: the Workplace POWER (Preventing Obesity Without Eating like a Rabbit) randomized controlled trial. *Preventive Medicine*, 52/5 (2011), 317–25.

13. Halsey L. G. et al., ›Does consuming breakfast influence activity levels? An experiment into the effect of breakfast consumption on eating habits and energy expenditure‹, *Public Health Nutrition*, 15/2 (2012), 238–245.

14. Ratliff J., et al., ›Consuming eggs for breakfast influences plasma glucose and ghrelin, while reducing energy intake during the next 24 hours in adult men‹, *Nutrition Research*, 30/2 (2010), 96–1003.

15. Mason C., et al., ›History of weight cycling does not impede future weight loss or metabolic improvements in postmenopausal women‹, *Metabolism*, 62/1 (2013), 127–36.

16. Smeets A. J. et al., ›Acute effects on metabolism and appetite profile of one meal difference in the lower range of meal frequency‹, *British Journal of Nutrition*, 99/6 (2008), 1316–1321.

17. Wing R. R., et al., ›Prescribed »breaks« as a means to disrupt weight control efforts‹, *Obesity Research*, 11/2 (2003), 287–291.

18. May et al., ›Elaborated Intrusion Theory: A Cognitive-Emotional Theory of Food Craving‹, *Current Obesity Reports*, 1 (2012), 114–121. 2 Day Diet rev1(vermilion).indd 346 24/01/2013 22:00

19. Campagne D. M., ›The premenstrual syndrome revisited‹, *European Journal of Obstetrics & Gynecology and Reproductive Biology*, 130/1 (2007), 4–17.

6. Werden Sie aktiv!

1. Redman L. M. et al., ›Metabolic and behavioral compensations in response to caloric restriction: implications for the maintenance of weight loss‹, *PLoS One* 4, e4377 (2009).

2. Garrow J. S. et al., ›Meta-analysis: effect of exercise, with or without dieting, on the body composition of overweight subjects‹, *European Journal of Clinical Nutrition*, 49 (1995), 1–10.

3. Gill J. M. et al., ›Exercise and postprandial lipid metabolism: an update on potential mechanisms and interactions with high-carbohydrate diets (review)‹. *The Journal of Nutritional Biochemistry*, 14/3 (2003), 122–32.

4. Byberg L. et al., ›Total mortality after changes in leisure time physical activity in 50 year old men: 35 year follow-up of population based cohort‹, *BMJ* 338 (2009), b688.

5. Canadian Society for Exercise Physiology PAR-Q, www.csep.ca

6. Wilmot E. G. et al., ›Sedentary time in adults and the association with diabetes, cardiovascular disease and death: systematic review and metaanalysis‹, *Diabetologia* 55 (2012), 2895–2905.

7. Dunstan D. W. et al., ›Breaking up prolonged sitting reduces postprandial glucose and insulin responses‹, *Diabetes Care*, 35/5 (2012), 976–83.

8. O'Donovan et al., ›The ABC of Physical Activity for Health: a statement from the British Association of Sport and Exercise Sciences‹, *Journal of Sports Sciences*, 28/6 (2010), 573–91.

9. King N. A. et al., ›Individual variability following 12 weeks of supervised exercise: identification and characterization of compensation for exercise-induced weight loss‹. *International Journal of Obesity*, 32 (2008), 177–184.

10. Ainsworth B. E. et al., ›2011 Compendium of Physical Activities: a second update of codes and MET values‹, *Medicine and Science in Sports and Exercise*, 43/8 (2011), 1575–1581.

11. Ismail I. et al., ›A systematic review and meta-analysis of the effect of aerobic vs. resistance exercise training on visceral fat‹, *Obesity Reviews*, 13/1 (2012), 68–91.

12. Brinkworth G. D. et al., ›Effects of a low carbohydrate weight loss diet on exercise capacity and tolerance in obese subjects‹. *Obesity* (Silver Spring), 17/10 (2009), 1916–1923.
13. Farah N. M. et al., ›Effects of exercise before or after meal ingestion on fat balance and postprandial metabolism in overweight men‹, *British Journal of Nutrition* (26 Oct 2012) 1–11. 2 Day Diet rev1(vermilion).indd 347 24/01/2013 22:00

7. Wie Sie schlank bleiben

1. Sumithran Pet al., ›Long-term persistence of hormonal adaptations to weight loss‹, *The New England Journal of Medicine*, 365/17 (2011), 1597–1604.
2. Baldwin K. M. et al., ›Effects of weight loss and leptin on skeletal muscle in human subjects‹, *The American Journal of Physiology – Regulatory, Integrative and Comparative Physiology*, 301/5 (2011), R1259–R1266.
3. Hall K. D. et al., ›Quantification of the effect of energy imbalance on bodyweight‹, *The Lancet*, 378/9793 (2011), 826–837.

Anhänge

1. Gomez-Ambrosi J., Silva C., Catalan V., Rodriguez A., Galofre J. C., Escalada J. et al., ›Clinical usefulness of a new equation for estimating body fat‹, *Diabetes Care*, 35/2 (2012), 383–388.
2. Shea J. L., King M. T., Yi Y., Gulliver W., Sun G., ›Body fat percentage is associated with cardiometabolic dysregulation in BMI-defined normal weight subjects‹, *Nutrition, Metabolism & Cardiovascular Diseases*, 229 (2012), 741–747.
3. Henry, C. J. K., ›Basal metabolic rate studies in humans: measurement and development of new equations‹, *Public Health Nutrition*, 8/7a (2005), 1133–1152.
4. Krieger J. W. et al., ›Effects of variation in protein and carbohydrate intake on body mass and composition during energy restriction: a meta-regression‹ *The American Journal of Clinical Nutrition* 83/2 (2006), 260–274.

5. http://huhs.harvard.edu/assets/file/ourservices/service_nutri-tion_fiber.pdf

6. *Plant Fiber in Foods* (2nd ed., 1990) (HCF Nutrition Research Foundation Inc., PO Box 22124, Lexington, KY 40522).

Dank

Einen großen Dank an Anne Montague, Jo Godfrey und Mary Pegington für das Redigieren des Manuskripts; an Kate Santon und Emily Jonzen für das Kreieren der Rezepte; Paula Stavrinos für ihre Rezeptideen und Kath Sellers für die Analyse und das Anpassen der Rezepte an dieses Buch. Danke auch an Debbie McMullan und Rebecca Dodd-Chandler für ihren Rat und ihre Expertise beim Kapitel zu Bewegung und Sport und ebenso an den Illustrator dieses Kapitels, Stephen Dew.

Dieses Buch hat sich aus unserer bis heute andauernden Forschung über Diäten mit Diätunterbrechungen entwickelt, die eine Gewichtsreduzierung und gleichzeitige Verminderung des Krebsrisikos zum Ziel haben. Wir danken daher unseren Mitarbeitern und Kollegen, die diese Arbeit ermöglicht haben; zuallererst Mark Mattson vom National Institute on Ageing, Baltimore, und Margot Cleary von der University of Minnesota dafür, dass sie die Erkenntnisse aus ihrer Forschung mit uns teilten und uns so zu unseren Diätstudien inspirierten; dann dem Team aus Wissenschaftlern und Forschern, die uns beim Durchführen unserer Untersuchungen halfen: Gareth Evans, Claire Wright, Ellen Mitchell, Helen Summer, Rosemary Greenhalgh, Jenny Affen und Jayne Beesley von Nightingale Centre und Genesis Breast Cancer Prevention. Dankbar sind wir auch dem Rest von Mark Mattsons Team, darunter Bronwen Martin und Roy Cutler, Jan Frystyk und Alan Flyvjerg (Arhus University Hospital, Dänemark), Roy Goodacre, Andrew Vaughan, Will Allwood, Robert Clarke, Kath Spence (alle University of Manchester), Andy Sims (University of Edinburgh), Wendy Russell (Rowett Institute), die alle geholfen haben, den Einfluss der Diäten auf den Körper und das Krankheitsrisiko zu bestimmen. Danke auch an die folgenden Einzelpersonen für ihren unschätzbaren Rat: Susan Jebb (Gewichts-Management), Julie Morris (Statistik) und Louise Donnelly (Gesundheitspsychologie und Diätverhalten).

Unser größter Dank gebührt Lester Barr, Pam Glass und den Treuhändern der Genesis Breast Cancer Prevention, die unsere Diätforschung in den vergangenen elf Jahren beständig unterstützt haben; ebenso Nikki Hoffman, Michelle Cohen, dem Büroteam von Genesis und den Genesis-Ehrenamtlichen, die uns ihre Zeit widmen, um uns im Büro zu helfen und Forschungskliniken zu führen – insbesondere Jane Eaton, Susan Roe, Pauline Sadler, Philippa Quirk, Louise Blacklock, Alison Rees und Angela Foster.

Wir danken den zahlreichen Diäthaltenden, die mit uns an den Untersuchungen der letzten elf Jahre gearbeitet haben und ohne die keine unserer Untersuchungen möglich gewesen wäre, und den Mitarbeitern von Nightingale Centre and Genesis Breast Cancer Prevention, die erfolgreich unsere 2-Tage-Diät durchführten und uns inspiriert haben, dieses Buch zu schreiben.

Schließlich möchten wir noch Susanna Abbott und Catherin Knight von Ebury für ihre Geduld und ihre harte Arbeit bei der Herstellung dieses Buches danken.

Sachregister

Rezeptregister

Rezepte für die zwei eingeschränkten Tage

Rezepte für die nicht eingeschränkten Tage

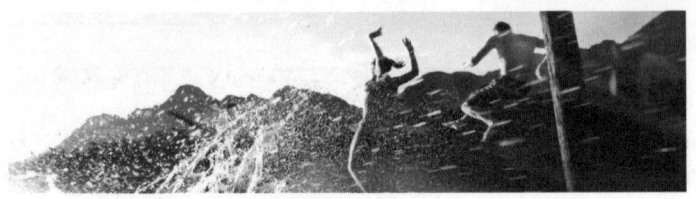
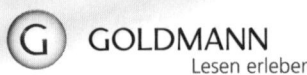